Petra Kühne
Ratgeber Ernährung

Petra Kühne

Ratgeber Ernährung

Grundlagen einer
gesunden Lebensführung

Ernährung heute
Lebensmittelqualität
Rhythmus, Temperamente
Richtige Ernährung
Formen der Fehlernährung
Heilkost

Seehamer Verlag

Zur Autorin
Dr. sc agr. Petra Kühne, geb. 1953 in Berlin, verheiratet, drei Kinder, wohnhaft in Frankfurt a.M., Studium der Trophologie (Ernährungswissenschaften) in Kiel, Diplom und Promotion im Fachbereich Agrarwissenschaften. Von 1980–1986 wissenschaftliche Mitarbeiterin im Arbeitskreis für Ernährungsforschung in Bad Liebenzell. Seit 1986 freie Mitarbeiterin in Fachzeitschriften, Vortrags- und Kurstätigkeit.

Lizenzausgabe 1997 für
Seehamer Verlag GmbH, Weyarn
© Verlag Urachhaus GmbH, Stuttgart
Alle Rechte vorbehalten.
Umschlaggestaltung: Bine Cordes, Weyarn
Printed in Austria
ISBN 3-932131-16-9

Inhalt

Einleitung 11

I. Grundlagen

1. Wie ernähren wir uns heute? 15
   Warum müssen wir uns ernähren? 18
2. Die Ernährung früher und heute 24
   Urferne Zeiten 26
   Altertum und Mittelalter 28
   Neuzeit mit naturwissenschaftlich orientierter Ernährung 28
   Reformernährung 30
   Vollwerternährung 32
   Weitere alternative Ernährungsformen 33
   Anthroposophisch orientierte Ernährung 34
3. Lebensmittelqualität 39
   3.1. Biologische Qualität 40
   3.2. Anbauqualität 44
   3.3. Verarbeitungsqualität 46
      Notwendige und entbehrliche Verarbeitung 49
      Verarbeitung und Gesundheitsverträglichkeit 51
      Verarbeitung und Umweltverträglichkeit 53
   3.4. Zubereitung der Lebensmittel 54
      Vorbereiten: Putzen und Zurichten 55
      Garen 55
      Garen von tierischen und pflanzlichen Lebensmitteln 57

Inhalt

Die einzelnen Garverfahren 58
Garen mit Wasser 59
Garen mit Fett 64
Garen mit Luft 67
Garen mit Strahlen 69
Wirkung der Garverfahren auf den Menschen 71

3.5. Rohkost 75
Was ist Rohkost 76
Wirkung der Rohkost auf den Menschen 78
Auswahl der rohen Lebensmittel 79
Zubereitung der Rohkost 80

3.6. Natürliche Konservierung 81
*Konservierung von tierischen und pflanzlichen
Lebensmitteln* 82
Lagerung 87
Säuern 88
Konservieren mit Luft und Wärme 88
Konservieren mit Wasser und Wärme 89
Konservieren mit Süßungsmittel und Wärme 90
Wirkung der konservierten Lebensmittel 92

4. Zusammensetzung der Nahrung 94

4.1. Eiweiß 95
Dynamisches, statisches und Speichereiweiß 95
Wirkung der einzelnen Eiweißarten 97
Biologische Wertigkeit 100

4.2. Fette 103
Aufgaben des Fettes im menschlichen Organismus 104
Dynamisches und statisches Fett 106
Gesättigte und ungesättigte Fettsäuren 106
Tierische und pflanzliche Fette 107
Cholesterin 109

4.3. Kohlenhydrate 110
Kohlenhydratentstehung in der Pflanze 111
Stärke und Zucker 112

Inhalt

	Stärkearten	113
	Zucker	115
	Zuckerarten	116
	Zellulose	119
4.4.	Ballaststoffe	121
4.5.	Mineralstoffe und Spurenelemente	123
	Mineralische Ernährung	123
	Aspekte zur Entwicklung von Erde und Mensch	124
	Wesen und Wirken der Minerale	125
	Versorgung von Mineralstoffen	126
4.6.	Säure-Basen-Haushalt	134
	Säuren und Basen im lebendigen Organismus	135
	Säuren und Basen in Verdauung und Stoffwechsel	138
	Regulation der Säuren und Basenwerte	138
4.7.	Vitamine	144
	Vitaminwirkung und Krankheiten	146
	Die einzelnen Vitamine	149
4.8.	Geschmacks-, Aroma- und Farbstoffe	152
4.9.	Unerwünschte Begleiter: Rückstände und Schadstoffe	160
4.10.	Natürliche Giftstoffe in Lebensmitteln	163
	Gifte durch Schimmelpilze und Bakterien	165
4.11.	Zusatzstoffe	167
5.	**Die einzelnen Lebensmittel**	170
5.1.	Getreide	170
	Die Verträglichkeit von Getreide	172
	Die einzelnen Getreide	173
	Weizen	173
	Dinkel und Grünkern	178
	Reis	180
	Gerste	181
	Hirse	183
	Roggen	185
	Hafer	186

Inhalt

	Mais	188
	Getreideähnliche Samen	190
	Buchweizen	190
	Amaranth	191
	Quinoa	192
	Brot	193
	Vollkornbrot oder Mischbrot?	194
5.2	Gemüse und Obst	196
	Gemüse	196
	Kartoffeln	198
	Hülsenfrüchte	201
	Die einzelnen Hülsenfrüchte	204
	Obst	207
	Welche Obstarten soll man verwenden?	209
	Brauchen wir Südfrüchte und Exoten?	209
	Obst- und Fruchtsäfte	211
5.3.	Milch und Milchprodukte	214
	Geschichte der Milch	214
	Milchqualität	215
	Milchverarbeitung und Milchsorten	216
	Inhaltsstoffe der Milch	217
	Bedeutung der Milch für die menschliche Ernährung	217
	Milchallergien und Milchunverträglichkeiten	218
	Milchprodukte	219
	Käse	220
5.4.	Ölsaaten	222
	Nüsse und Mandeln	225
5.5.	Süßungsmittel	231
5.6.	Getränke	235
	Wasser	236
	Kräuter- und Früchtetee	238
	Gemüsesäfte	241
	Milchsaure Getränke	242
	Getränke aus Getreide	243
	Kaffee-Ersatz	243

Inhalt

Genußmittel	243
Zuckerhaltige Erfrischungsgetränke	245
5.7. Kräuter und Gewürze	246
Was unterscheidet Kräuter und Gewürze von anderen Lebensmitteln?	246
Einzelne Gewürze	248
Salz	251
5.8. Fleisch, Fisch und Eier	253
Fleisch als Lebensmittel	254
Fisch	256
Eier	257

II. Allgemeine Ernährungsempfehlungen

1. Die Bedeutung des Rhythmus	261
Kosmische Rhythmen	261
Jahreszeitenrhythmus	261
Tag- und Nachtrhythmus	263
Wochen- und Monatsrhythmus	264
Rhythmen im menschlichen Leben	267
Organrhythmen	267
Rhythmen in der Verdauung	271
Mahlzeitenrhythmus	271
Im Rhythmus der christlichen Jahresfeste	275
Ernährung zu Ostern	275
Ernährung zu Pfingsten	277
Ernährung zu Johanni	279
Ernährung zur Michaelizeit	281
Weihnachtsessen	282
2. Die Bedeutung der Temperamente	284
Was sind Temperamente?	285
Die einzelnen Temperamente	287
Umgang mit den einzelnen Temperamenten	290
3. Die gemeinsame Mahlzeit	295
Tischsitten	295
Tischgestaltung	296

Inhalt

    Tischspruch und Tischgebet 296
    Tischgespräche 299
    Die Imbißkultur – Fast Food 299

III. Besondere Empfehlungen

1. Ernährung in Schwangerschaft und Stillzeit 305
2. Ernährung von Säuglingen 309
3. Ernährung von Kindern und Jugendlichen 315
4. Ernährung des älteren Menschen 320
5. Ernährung von Männern und Frauen 324
6. Ernährung bei Berufstätigkeit 326

IV. Formen der Fehlernährung

Unterernährung und Magersucht 331
Überernährung und Fettsucht 332
Bulemie 333
Fehlernährung 334

V. Ernährung als Heilkost

1. Ernährung und Zahngesundheit 337
2. Stärkung der Abwehrkräfte – Ernährung und Immunität . 339
3. Frühjahrskur 345
4. Fasten 347

Ausklang 352

Anhang 353

Register 354

Einleitung

Ernährung gehört zu den Grundbedürfnissen des Menschen, sie erhält unseren Organismus, ohne Nahrung könnten wir nicht überleben. Auf der anderen Seite gibt uns die Nahrung über das Minimum hinaus Freude und Genuß, vermittelt Muße und Entspannung.

In früheren Zeiten bei uns und heute noch in weiten Teilen der Erde stehen zu wenige Nahrungsmittel zur Verfügung. Die Menschen müssen mit dürftigster Nahrung auskommen, Hunger und Mangelerscheinungen sind häufig. In Industrieländern wie bei uns taucht bei der Ernährung ein gänzlich anderes Problem auf: Wir haben zuviel zu essen! Der Überfluß an Nahrungsmitteln und das Fehlen von bindenden religiösen oder traditionellen Ernährungsvorschriften führt zur Verunsicherung und Fehlernährung. Was soll man essen? Wie ernährt man sich und seine Familie gesund? Mit neuen Lebensweisen entstehen moderne Ernährungsformen mit Schnell- und Fertiggerichten. Zahlreiche Ernährungsweisen und Diäten, teilweise mit extremer Lebensmittelauswahl, versprechen Gesundheit und langes Leben. Die Umweltverschmutzung führt zu Schadstoffen und Rückständen in Lebensmitteln, so daß die Menschen verunsichert sind. Was kann man noch essen? Welche Lebensmittel sind »giftig«?

Wie findet der suchende Verbraucher heute Orientierung? Wo sind die Grundlagen, die zu einer individuell verträglichen und menschengemäßen Ernährung führen? All diese Fragen sind eng verknüpft mit unserer Lebensführung, unserer Einstellung zur Ernährung und Umwelt. Daher muß jede Art von Ernährungslehre, jede Ernährungsweise am Menschen orientiert sein.

Wie wird der Mensch und sein Organismus gesehen? Es ist ein

Einleitung

Unterschied, ob nur Substanzen, Nährstoffe beachtet werden oder ob das Wechselwirken der Stoffe, der Stoffwechsel, die Kräftestruktur mitberücksichtigt wird. Gefühle und Bedürfnisse spielen ebenso eine wichtige Rolle wie auch das Denken des Menschen, das ihn befähigt seine Ernährung zu beurteilen und eigenverantwortlich zu gestalten.

In diesem Buch wird die Ernährung auf der Grundlage der anthroposophisch orienterten Ernährungslehre dargestellt. Neben der Betrachtung der Nährstoffe sind Beziehungen zwischen Pflanzen, Tieren und Kosmos wichtig. Sie werden in ihrer Wirkung auf den Menschen angeschaut.

1. Grundlagen

1. Wie ernähren wir uns heute?

Noch nie konnten Menschen so viele verschiedene Lebensmittel in so großer Menge zu so wenig Geld erwerben wie heute in den Industrieländern. Allein die Auswahl in einem Lebensmittelgeschäft ist enorm: Man denke an die vielen neuen Obst- und Gemüsesorten der letzten Jahre, an neue verarbeitete Produkte oder betrachte sich einmal die Süßwarenregale.

Dazu tritt, daß die Lebensmittel relativ billig geworden sind. Wurden etwa um 1950 noch 45 % des Einkommens für Ernährung aufgewendet, so sind dies heute nur 19–24 %. Um wie vieles vielfältiger ist dabei die Kost geworden!

Ein dritter, wichtiger Faktor sorgt ebenfalls für große Veränderungen in der Ernährung: Die Menschen sind frei von Vorschriften und Traditionen. Es gilt heutzutage geradezu als falsch, so zu kochen wie früher, da die Kost unserer Vorfahren zu gehaltvoll, zu fett und zu ballaststoffreich war und nicht mehr zu unserer Lebensweise paßt.

Religiöse Ernährungsvorschriften gibt es im Christentum fast nicht wie in anderen Religionen, beispielsweise im Islam oder Judentum. Der fleischlose Freitag spielt nur noch bei wenigen Familien eine Rolle. Staatliche Ernährungsvorgaben wie ein monatlicher »Eintopfsonntag« im Dritten Reich oder das Kaffeeverbot unter Friedrich dem Großen in Preußen erscheinen uns heute als unvorstellbar und undurchsetzbar. So hat der Mensch volle Entscheidungsfreiheit in der Gestaltung seiner Ernährung.

Schaut man sich Statistiken und Berichte über die Ernährungssituation an, so ist leicht zu erkennen, daß die praktizierte Ernährung vom Ideal weit entfernt ist. Die Deutschen essen »zu viel, zu fett, zu süß und zu ballaststoffarm« lautet das Fazit. Zu sehr wird auf Genußaspekte, Äußerlichkeiten und bequeme Zubereitung Wert gelegt. Es werden zuviel Fleisch, Eier, Süßigkeiten, Zucker, Produkte aus hellem Mehl, Fette und Kochsalz verzehrt. Es werden zuviel alkoholische, koffeinhaltige und gesüßte Produkte getrunken. Daneben werden zuwenig Vollkornprodukte, Gemüse, Salat und Obst gegessen.[1] Die Lebensmittelqualität, geschaffen durch Landwirtschaft (Anbau und Tierhaltung), Verarbeitung und Zubereitung wird kritisiert und viele Praktiken werden in Frage gestellt.

Untersuchungen haben ergeben, daß falsche Ernährung mit an der Entstehung von Krankheiten beteiligt ist.[2] Als Vorstufe von Krankheiten treten Mangelsituationen auf, die sich in Befindlichkeitsstörungen oder abnehmender Leistungsfähigkeit körperlicher, seelischer oder geistiger Art äußern können. Nahezu 35 % aller Krebserkrankungen werden auf falsche oder sehr einseitige Ernährung zurückgeführt. 3 % auf zuviel Alkohol und weniger als 1 % auf Nahrungszusätze und Haushaltschemikalien.[3]

Die Entscheidungsfreiheit hat dem Menschen viele Probleme mit seiner Ernährung eingebracht. Aber jede freiheitliche Entscheidung setzt Wahlmöglichkeiten voraus und beim mündigen Verbraucher nachvollziehbare Gründe für seine Ernährungswahl. Solch bewußtes Verhalten erfordert Information und Wissen, denn es gibt viele Möglichkeiten, sich zu ernähren – von Fast Food bis zur Rohkostkur. Da die althergebrachten Ernährungsformen nur noch eingeschränkt gelten, müssen neue erlernt und erübt werden. Dies setzt voraus:

---

[1] Deutsche Gesellschaft für Ernährung: »Vollwerternährung« – Eine Stellungnahme der Deutschen Gesellschaft für Ernährung. »Ernährungs-Umschau« (34)9, 1987. S. 308–310.
[2] A. Spreitling u. a.: Die Kosten ernährungsbedingter Krankheiten. »Ernährungs-Umschau«(35)4, 1988. S. 107–115
[3] H. Schuh: Suche nach den Krebsursachen. »Die Zeit« (Nr. 38) 12. 9. 91. S. 81

a) Aneignen von Ernährungswissen
b) das übende Umsetzen in die Ernährungspraxis (Erlernen der Zubereitung)
c) tägliche Anwendung in der Ernährung

Das erfordert a) Denken, b) Phantasie, Einfühlung c) Willen, Durchsetzungskraft. Jeder, der schon seine Ernährung verändern wollte oder bereits veändert hat, weiß, wie schwierig diese einzelnen Stufen sind. Die denkerische Durchdringung der Ernährungstheorie ist der erste Schritt, wobei man sich häufig durch verschiedenste, teilweise widersprüchliche Ernährungsbücher hindurcharbeitet. Die phantasievolle Umsetzung in die eigene individuelle oder familiäre Ernährung bis hin zu verzehrsfertigen Speisen stößt auf Schwierigkeiten, weil einerseits die Erfahrung fehlt und andererseits die Zubereitung nach Rezepten nicht immer gelingt. Eine Ernährungsumstelllung ist in vielen Familien ein Problem. Das weist auf den dritten Schritt. Jede Umstellung hat nur Sinn, wenn sie auf Dauer, auf einen längeren Zeitraum hin angelegt ist. Bei einer Diät genügt meist eine begrenzte Spanne von Tagen bis Wochen, die Umstellung auf eine neue Ernährungsweise wie beispielsweise die Vollwerternährung ist dagegen nur auf längere Sicht sinnvoll. Hier braucht man Ausdauer, Energie und starken Willen, um nicht wieder in die alten Gewohnheiten zurückzufallen, die noch leichter zu praktizieren sind. Bewußte Ernährung ist auch ein Willenstraining. So fordert eine bewußt gehandhabte Ernährung den ganzen Menschen in seinem Denken, Fühlen und Wollen.

Eine bewußte Ernährung, die sich auf eigener Entscheidung gründet, ist kein fertiges Produkt, das man sich ohne Schwierigkeiten aneignen kann. Es ist ein Ziel, und die meisten Menschen sind auf dem Weg dorthin, legen öfter »Zwischenstationen« ein oder machen Umwege. Da Ernährung grundsätzlich individuell auszurichten ist – das heißt aber nicht willkürlich –, gibt es auch verschiedene Ernährungsformen, die dem einzelnen Menschen entsprechen.

Die heutige Ernährung weist Mängel auf. Änderungen im Ernährungsverhalten sind wünschenswert und notwenig, um dem Menschen eine wichtige Grundlage für seine Konstitution zu geben und damit seine seelisch-geistige Entwicklung zu erleichtern.

Warum müssen wir uns ernähren?

Um die Bedeutung der Ernährung zu verstehen, muß das Wesen der Ernährung angeschaut werden.

Wurde früher gesagt, daß der Mensch sich ernähren müsse, um seinen Körper gesund und leistungsfähig zu halten, so wird heutzutage ergänzt, daß auch das psychische Wohlbefinden durch geeignete Kost gesteigert wird und daher bei der Ernährung berücksichtigt werden sollte. Dazu tritt unser Denken, mit dem die Ernährung bewußt angeschaut und teilweise danach ausgerichtet wird. Eine Kost, die im Gegensatz zu unseren psychischen und geistigen Bedürfnissen oder Erwartungen steht, befriedigt nicht vollständig, auch wenn rein analytisch die Nährstoffzufuhr stimmt. Insofern ist eine Ernährung geeignet, wenn sie den Menschen in seinen körperlichen, seelischen (psychischen) und geistigen Bedürfnissen zufriedenstellt.

Körperliche Bedürfnisse

Der Mensch gliedert sich in mehrere Bereiche, auch Wesensglieder genannt. Einer davon ist sein Körper, der aus Organen, Muskeln, Blut usw. besteht. Diese Strukturen weisen als Bausteine eine Vielzahl von Substanzen auf wie beispielsweise Calciumverbindungen im Knochen, Eisen im Blut oder Aminosäuren im Eiweiß. Diese Stoffansammlung unterliegt einer ständigen Veränderung, dem Stoff*wechsel*. Dadurch erst erfolgt der Aufbau oder Abbau bestimmter Substanzen, Ausscheidung oder Anreicherung. Die dafür notwendige Dynamik kommt nicht von den Substanzen selber, dann würden physikalische oder chemische Gesetze ihrer Stoffgruppe wirksam sein. Diese Dynamik, die jedem lebenden Organismus eigen ist, der eigentliche Baumeister, der die Bausteine ordnet und strukturiert, beruht auf einem eigenständigen Kräftegefüge. Diese Kräfte werden als »Bildekräfte« bezeichnet, weil sie bildend und formend im lebendigen Organismus wirken. Man nennt sie auch »Ätherkräfte«. Sie wirken in der Bewegung und in der Flüssigkeit und werden – wie an jedem biologischen System, beispielsweise einem Muskel, zu erkennen ist – durch Betätigung, durch Anforderung gekräftigt. Für die Ernährung ist es daher von Bedeutung, daß die Kost solche Anforderung für die menschlichen Bildekräfte, für die Kräftigung der lebendigen Strukturen leisten muß. Daneben spielt die Zufuhr von Substanzen, Nährstoffen eine Rolle. In der herkömmlichen Ernährungsbetrachtung wird ausschließlich die Stoffzufuhr betrachtet. Daher ist die Beachtung dieser Kräftestrukturen eine Ergänzung.

Seelische Bedürfnisse

Der Mensch lebt mit seinen Gefühlen wie Sympathie und Antipathie, Empfindungen, Leidenschaften und Trieben. Auch dieser Bereich muß eigenständig gesehen werden. Er wird als seelischer Bereich (Astralleib) bezeichnet.

Die Ernährung wird vom Menschen mit seinen Gefühlen verbunden, die sich vom Genuß über die Sucht bis zum Ekel steigern können. Wie bedeutsam dieser Einfluß ist, zeigt sich beispielsweise daran, daß die Werbung vielfach die Gefühle der Verbraucher anspricht und damit große Verkaufserfolge bei Lebensmitteln erzielt. Das Prestige und Image von Lebensmitteln werden oftmals höher bewertet als ein überlegtes Urteil. Verschiedene Kampagnien zur Verbreitung gesunder Ernährung scheiterten oftmals daran, daß die Gefühle der Menschen ausgeklammert wurden. Jeder weiß, daß ein Essen, welches wenig ansprechend ist, ungern gegessen und oftmals auch schlechter verdaut wird.

Der Genuß darf allerdings nicht um seiner selbst willen vorherrschen. Der Genuß hilft uns, das Äußere, die Nahrung in ihrer Reichhaltigkeit zu erleben. Allerdings liegt die Gefahr, sich im Genuß, den Gefühlen bis hin zu Begierden zu verlieren und damit sein Ich, seine Persönlichkeit der Seele unterzuordnen. Dies ist dem Tier gemäß, aber nicht dem Menschen. So wird der Genuß erst voll befriedigend, wenn rechtzeitig auf weiteren Genuß verzichtet und die Nahrung erst verdaut, dem Organismus einverleibt wird. Wer kennt nicht die positiven Erinnerungen an eine seltene Speise! Solcher Genuß tritt nicht mehr auf, wenn dieses Gericht alltäglich wird. Deutlich wird dies bei Süßigkeiten. Das erste Stück Schokolade mag ein Genuß sein, die restliche Tafel wird aus Begierde, »Gelüsten« gegessen und diese Handlung oftmals deutlich als eigene Willensschwäche erlebt.

So ist der Genuß ein wichtiges seelisches Empfinden, das uns die Ernährung intensiv und sympathisch erleben läßt. Dieses seelische Erlebnis erfordert aber die Begrenzung, den Verzicht durch unseren bewußten Willen, um sich nicht zu verlieren und seine Gesundheit durch falsche Ernährung zu schwächen.

Es ist aber noch ein anderer Bezug zum seelischen Bereich des Menschen zu sehen. Aus der Medizin ist bekannt, daß starke Medikamente wie Psychopharmaka auf das seelische Verhalten des Menschen wirken. Auch bei Genußmitteln kennt man solch anregende Wirkung. Nun ist der seelische Bereich zwar ein eigenes Wesensglied des Menschen, aber seine Wirkung ist an die körperlichen Strukturen und Substanzen gebunden. Daher kann ein Mangel an Nährstoffen wie durch Fehlernährung oder ein stofflicher Überschuß durch zu große Zufuhr Auswirkungen auf seelische Empfindungen haben. Diese Auswirkungen werden heutzutage viel untersucht und oftmals mit übertriebenen Schlagworten wie »kriminell durch Fehlernährung« verbreitet. Beachtet werden muß dabei, daß hier eine Beziehung zwischen Substanzen und seelischem Erleben besteht.

Von der anderen Seite her betrachtet muß davon ausgegangen

werden, daß seelische Empfindungen auch ihre stoffliche Auswirkung aufweisen. So weiß man, daß beispielsweise Streß zu Adrenalinausschüttung und vermehrter Milchsäurebildung führt. So kann man bei tierischen Lebensmittel erwarten, daß sie eine Art »seelische Qualität« enthalten, die sich in stofflichen Formen niedergeschlagen hat. Diese »Abdrücke« nimmt der Mensch beim Verzehr tierischer Lebensmittel auf und erfährt damit etwas Spezifisches der Tierart wie Schwein oder Rind, aber auch von dem Tier selber, was sich erhalten hat als stofflicher Abdruck von seinen seelischen Empfindungen während seines Lebens.

Geistige Bedürfnisse

Der Mensch verfügt im Gegensatz zu den Tieren über ein Selbstbewußtsein, er ist eine eigenständige Persönlichkeit, eine Individualität. Er vermag zu denken und sich bewußt Wissen anzueignen, Erfahrungen auszuwerten und zu urteilen. So kann er auch seine Ernährung frei wählen – wenn äußere Einflüsse dies zulassen – und sich einer bestimmten Ernährungsform anschließen oder Verzicht üben. Diese geistige Einstellung des Menschen zu seiner Ernährung bestimmt sein Verhalten, er vermag sich über seine seelischen Bedürfnisse zu stellen, auch wenn dies im konkreten Einzelfall nicht immer gelingt.

Wie beim Seelischen wirkt das Geistige des Menschen über das Körperliche, steht in Wechselwirkung zu allen anderen Wesensgliedern des Menschen. Im substantiellen Bereich wirkt es vor allem über Wärmeprozesse.

Gibt es nun ähnlich wie beim Seelischen auch eine Wirkung von der Substanz auf das Geistige? Schon relativ bald haben Wissenschaftler festgestellt, daß man sich nicht klüger essen kann, als man ist. Allerdings kann man sein Gehirn und seine Nerven als körperliche Grundlage des Denkens durch richtige Ernährung gesund und leistungsfähig erhalten. Auch Genußmittel wie Kaffee oder Tee wirken anregend auf Gehirn und Nerven, was sich auf Konzentration und Leistungsfähigkeit positiv auswirken, bei zu hoher Dosierung jedoch auch zu negativen Ergebnissen führen kann.

Ein Mangel an bestimmten Nährstoffen, seltener ein Zuviel, wirkt sich negativ auf den Gehirnstoffwechsel aus, beim Kind teilweise sogar auf die Gehirnentwicklung.[4] Da man nun selten einzelne Nährstoffe zu sich nimmt, spielen Lebensmittel, die diese Nährstoffe enthalten, eine wichtige Rolle bei der Gehirn- oder Nervenernährung. Solch ein Einfluß kann auch über die dargestellten Bildekräfte erfolgen, wie später noch erläutert wird (s. S. 40 f.). Ist eine Ernährungsform oder eine regionale Küche nun reich an bestimmten Lebensmitteln, so kann dies zu einer körperlichen Grundlage führen, die einer speziellen Geisteshaltung förderlich ist. Dies wußten die Stifter großer Religionen, die fast alle Ernährungsvorschriften herausgaben, um die geistigen Anstrengungen der Gläubigen in rechter Weise zu unterstützen. Solche Wirkungen zeigen sich natürlich nicht bei einmaligem Verzehr, sondern bei häufiger und langandauernder Zufuhr. Auch tritt hierbei eine Wechselwirkung zwischen stofflicher Wirkung und geistiger Betätigung auf. So kann man sich nicht »in den Himmel essen«, wohl aber durch geeignete Ernährung sich bestimmte geistige Tätigkeiten erleichtern oder durch falsche Ernährung seine Energie und innere Regsamkeit blockieren und damit sich die geistige Betätigung erschweren. Dies gilt sowohl für das alltägliche Denken, um vieles mehr für spirituelle Tätigkeiten. Hinzu tritt, daß der Mensch mit Geist und Seele auf seinen Körper angewiesen ist. Daraus erwächst jedem einzelnen eine Verantwortung: sich so zu ernähren, daß man gesund bleibt. Dies erscheint selbstverständlich, wird aber in der Realität von vielen mißachtet, wie der Blick auf die Ernährungsstatistiken zeigt. Rudolf Steiner weist darauf hin, daß die Förderung der körperlichen Gesundheit eine Bedingung (Voraussetzung) für die geistige Schulung, die spirituelle Weiterentwicklung ist.[5]

[4] B. und R. Morgan: Geistig fit durch richtige Ernährung. Stuttgart 1988
[5] R. Steiner: Wie erlangt man Erkenntnisse höherer Welten. Dornach 1975. S. 76

Geistige Bedürfnisse

Der Mensch besteht so aus folgenden Bereichen oder Wesensgliedern:

körperlich (stofflich)
lebendig (ätherisch)
seelisch
geistig

Diese Bereiche durchdringen sich und stehen in Wechselwirkung zueinander. Eine Ernährung, die den Menschen vollwertig ernähren will, muß auf dieser Grundlage gestaltet sein.

2. Die Ernährung früher und heute

Wie sah die Ernährung der Menschen früher aus? Waren die Menschen gesünder und leistungsfähiger, als sie noch einfacher und naturnäher aßen? Wäre eine alte, verlorengegangene Ernährungsweise heute geeigneter als unsere Zivilisationskost? Die Ernährung des Menschen war und ist nie gleichartig und gleichbleibend, sie war in stetigem Wandel begriffen. Auch heute finden wir beträchtliche Unterschiede zwischen den Völkern.

So kann ein sehr festgelegtes Ernährungskonzept niemals für die gesamte Menschheit gelten. Die Völker leben verschieden, entwickeln sich unterschiedlich und machen andere Bewußtseinsprozesse durch. So kann man grob drei Kulturen unterscheiden:[1]

a) den amerikanischen Kontinent mit starkem Bezug zum Diesseits, was sich unter anderem in Betonung der körperlichen Gesundheit äußert. Nirgendwo entstanden mehr Diäten zur Gesundheit, zum Abnehmen und zur »Fitneß« als in Amerika (USA). Die indianische Religion ist spirituell, aber mit intensivem Bezug zur Erde und den physischen Gegebenheiten.

b) die asiatischen Völker mit dem Bezug zum Jenseits. Diese Religionen wollen den Menschen zur Überwindung seines Leibes, seiner Erdenschwere führen; das Seelisch-Geistige dominiert.

c) die europäischen Völker, die eine Position der Mitte, des Ausgleichs einnehmen.

---

[1] G. Schmidt: Die Ernährungsaufgabe des mitteleuropäischen Menschen zwischen Ost und West. »Ernährungsrundbrief« Nr. 41 (1982) S. 11–17

Die Unterschiede lassen sich in der Ernährung zum einen bei einzelnen Lebensmitteln, zum anderen bei der Ernährungsform erkennen. So stammt der massive, erdverbundene Mais ebenso wie die nährende, aber belastende Kartoffel (s. S. 199 f.) aus Amerika. Überhaupt stammen fast alle Nachtschattengewächse mit Ausnahme der Aubergine aus der Neuen Welt. In Asien dominierte als Getreide dagegen der leichtverdauliche Reis. Schon am Äußern sieht man die Unterschiede: der stämmige Mais mit dem kompakten Kolben, der zarte Reis mit der luftumspielten Rispe. In Europa sind die Getreide Weizen, Roggen, Hafer und Gerste verbreitet, die wiederum eine Mittelstellung zwischen den anderen einnehmen (s. S. 171).

Als Ernährungsform findet man in Amerika, besonders den USA, viele Rohkostformen (Atkinsdiät, Hollywood-Diät, Ernährung der Natural Hygiene), Vitamine spielen eine große Rolle, ebenso Mineralstoffzusätze, eventuell sogar als Tabletten, um gesund und vital zu sein oder zu bleiben. Selbst der kalorienreiche, belastende »Hamburger« (Brötchen mit Frikadelle) wird noch mit einem Salatblatt und Tomatenscheibe als Vitaminspender ausgestattet.

In Asien findet man eine leichte Küche, die aber fast nur gegarte Speisen beinhaltet. Asiatische Ernährungsformen wie Ayurveda (Indien) oder die Makrobiotik empfehlen gekochte Kost.

westliche	Anschauung	östliche
Schwere		Leichtigkeit
Gesundheit des Leibes		Gesundheit der Seele
Diäten		traditionelles Essen
Nährstoffanalyse		z. B: Yin-Yang-Prinzip
Mais		Reis
Fleisch		Soja
Kaffee		Tee
Nachtschattengewächse		

Europa sollte auch hier in der Mitte liegen. Nicht die einseitige, der Verdauung viel abverlangende Rohkost, nicht die stärker innere

Kräfte freisetzende Kochkost sollen dominieren, sondern beide Tendenzen haben hier ihre Berechtigung. Der stärker im Physischen verhaftete amerikanische Mensch löst sich durch die Vitalität der Rohkost, der mehr am Kosmischen orientierte Asiat vertieft seine inneren Kräfte durch mehr gekochte Nahrung.

Es kann aber durchaus vorkommen, daß beispielsweise ein Europäer sich von anderen Ernährungsformen angezogen fühlt. Wenn diese Hinwendung einhergeht mit spirituellem und seelischem Verständnis, liegt hier sicherlich eine Harmonie vor. Die bloße intellektuelle Annahme einer Mode-Ernährungsrichtung führt jedoch nicht zu einer ganzheitlichen Einheit von Körper, Seele und Geist, sondern zum Ungleichgewicht.

Urferne Zeiten

Rudolf Steiner, der Begründer der Anthroposophie, hat früheste Formen der Ernährung beschrieben. Es handelt sich um Zeiten, in denen unsere Erde noch nicht das uns vertraute Aussehen und die stoffliche Ausprägung hatte. Zu dieser Zeit gab es Ernährungsformen, die weit entfernt von heutiger Kost waren. Auch als später vergleichbare Lebensmittel gegessen wurden, unterschieden sie sich von heutigen, waren weicher, weniger verdichtet und anders zusammengesetzt. Näheres hierzu kann in entsprechender Literatur nachgelesen werden.[2] Auch Mythen alter Völker erlauben Einblicke in solch ferne Zeiten. Forschungen zeigen, daß unsere Umwelt nicht unverändert existiert: Pflanzen und Tiere und damit unsere Lebensmittel unterliegen ebenso wie der Mensch einer Ent-

---

[2] R. Steiner: Ernährung und Bewußtsein: Themen aus den Gesamtwerk. Bd. 7 »Ernährung und Bewußtsein« Kap. »Die Entwicklung der Ernährungsformen« Stuttgart 1981 S. 25–35 – G. Schmidt: Dynamische Ernährungslehre. St. Gallen 1975. Bd. 1 13. Kapitel. S. 258–263

wicklung. Ein einfacher Rückschluß auf frühere Ernährungsformen ist fragwürdig. Auch der Hinweis auf die damals »gesunde« Naturkost berücksichtigt nicht die Weiterentwicklung alles Lebendigen und auch nicht die Veränderung des Menschen in seinen Denkgewohnheiten, seinen sozialen Fähigkeiten und seiner allgemeiner Lebensweise. Ganz einfach läßt sich dies daran erkennen, daß die meisten unserer viel verwendeten Lebensmittel relativ jungen Ursprungs sind: Sie kamen erst in der Neuzeit zu uns wie Bohnen, Tomaten, Kartoffel, Paprika, Zucker und viele Gewürze.

Archäologische und historische Quellen erfassen erste physische Spuren alter Ernährungsweisen. Daraus resultieren folgende Darstellungen:[3]

a) Sammler

Zuerst wurden überwiegend Blätter gesammelt. Später kamen Beeren, Früchte und Wurzeln hinzu.

b) Sammler und Jäger

In dieser Zeit existierten verschiedene Ernährungsformen nebeneinander. So gab es weiterhin überwiegend vegetarisch lebende »Sammler«, aber auch Sammler und Jäger, die sich neben den Pflanzen zusätzlich von Tieren ernährten.

Die große Wende setzte mit der Entdeckung des Feuers ein, wodurch Pflanzen, aber auch Fleisch von größeren Tieren gebraten und verzehrt werden konnte. Diese Kost wird heute als reich an Eiweiß, Kohlenhydraten, Vitaminen und Ballaststoffen angesehen. Sie enthielt kaum Zucker (nur von Früchten und wenig Wildhonig), wenig Fett, keinen Alkohol.

---

[3] Von Koerber, Männle, Leitzmann: Vollwert-Ernährung. Grundlagen einer vernünftigen Ernährungsweise. 3. Nachdruck Heidelberg 1991. S. 27 f.

Die Ernährung früher und heute

Altertum und Mittelalter

Vor ca. 10 000–40 000 Jahren entstand die Ackerbaukultur und Viehzucht. Der Mensch machte sich die Natur nutzbar und errang so die ersten Stufen der Unabhängigkeit. Voraussetzung war es, daß die Menschengruppen seßhaft wurden, also ihre Lebensweise umstellten. Die Ernährung änderte sich darauf grundlegend: Getreide wurde zum Grundnahrungsmittel, ein kohlenhydratreiches Lebensmittel, ergänzt durch einige Gemüse, Wildpflanzen, wenig Früchte, Milch und Fleisch. Diese Lebensmittel wurden bald in vielfältiger Weise zubereitet: Eine neue Eßkultur bildete sich aus. Die Seßhaftigkeit erforderte haltbare Lebensmittel für den Winter – so entstanden die Konservierungsverfahren wie Einlagern, Säuern, Salzen oder Trocknen.

Wurden solche Tätigkeiten zunächst in jeder Familie oder zusammenlebender Gemeinschaften ausgeführt, so zeigte sich allmählich, daß einige Menschen dafür besondere Fähigkeiten hatten: Es entstand das Lebensmittelhandwerk mit Bäckern, Fleischern oder Käseherstellern. Diese handwerkliche Produktion ist bereits von den alten sumerisch-persischen Kulturen überliefert. Sie erreichte ihren Höhepunkte im Altertum und baute sich seit dem Spätmittelalter langsam ab.

Neuzeit mit naturwissenschaftlich orientierter Ernährung

In der Neuzeit begann eine neue Phase. Zunächst fanden die Änderungen im Denken statt. Die Naturwissenschaft begann sich zu entfalten und mit ihr die Technik. Im 18./19. Jahrhundert griff die Neuzeit auch auf die Ernährung über: Es begann die maschinelle Verarbeitung von Lebensmitteln. Zum einen wurde es möglich, ganz neue Produkte wie beispielsweise den weißen Zucker, Konserven oder Fruchtsäfte herzustellen, zum anderen konnten bekannte Lebensmittel wie Brot in großen Mengen auf einmal verarbeitet werden. Dies begünstigte die Städtebildung, denn dort mußten viele Menschen auf engem Raum versorgt werden. Durch die Einführung der Maschinen in die Landwirtschaft wurde es möglich, daß nur noch wenige Menschen für die anderen die Lebensmittel anbauten. Während um 1900 ein Landwirt 5 Bürger mit Nahrungsmitteln versorgte, lag diese Zahl 1987 bei 67 Menschen. Dies erlaubte die Entstehung neuer Berufe, den Einsatz neuer Technik und die Entwicklung neuer Wirtschaftszweige und Industrien.

1900 ernährt 1 Landwirt 5 Menschen
1987 ernährt 1 Landwirt 67 Menschen

Der Preis dafür war eine andere Qualität der Lebensmittel, aber auch eine größere Auswahl an Produkten und eine Vorfertigung vieler Speisen. Man mag den Verlust des Alten beklagen und berechtigt verschiedene Aspekte dieser Entwicklung ablehnen, aber sie folgt aus unseren veränderten Denkansätzen und Lebensweisen.

Die Entstehung von Ernährungsformen erfolgt nicht selbstständig ohne Bezug zu anderen Entwicklungen. So ist deutlich zu sehen, daß beispielsweise die Verbreitung der Nahrungsberufe voraussetzt, daß eine Menschengemeinschaft außer der leiblichen Versorgung weitergehende kulturelle, politische oder religiöse Aufgaben wahrnimmt, die dem einzelnen nicht mehr erlauben, die Nahrungszubereitung selber zu erledigen. Dadurch, daß einzelne hauptberuflich Brot backten, Bier brauten oder Käse herstellten, daß also Arbeitsteilung entstand, hatten andere die Möglichkeit, neue Aufgabenfelder zu erschließen. Unsere heutige Industrieproduktion, unsere Dienstleistungsberufe, unser Kulturleben wären undenkbar, wenn nicht das Grundbedürfnis nach Nahrung durch die Arbeit von wenigen Menschen befriedigt werden könnte. Bevor aber eine Änderung der Ernährungswirtschaft eintrat, muß ein Wissen und eine Vorstellung von den anderen gewünschten Tätigkeiten dagewesen sein. So sind unsere heutigen »Fast Food« Produkte nicht die Erfindung von raffinierten Werbestrategen, die den Menschen aufgezwungen werden, sondern diese Produkte erfüllen ein meist unbewußtes Bedürfnis, passen zu einer geänderten Lebensweise für Menschen, die unter Zeitnot leiden und kein Verständnis für Eßformen aufbringen.

Die naturwissenschaftlich orientierte Ernährung der Neuzeit zeichnet sich somit aus durch:

- großen Anteil verarbeiteter Produkte bis zu Fertiggerichten
- industrielle Landwirtschaft
- industrielle Lebensmittelverarbeitung
- gezielte Veränderung der Lebensmittel durch Zusätze wie Farb-, Konservierungs- oder Aromastoffe
- große Lebensmittelauswahl in einigen Regionen
- billige Lebensmittel

Dies führte zunächst zu einer guten Versorgung der Bevölkerung mit Lebensmitteln, aber nachfolgend zu der erwähnten Fehlernährung mit Gesundheitsproblemen. Diese Situation bewog schon im 19. Jahrhundert einige Menschen, solche Lebensweise und Ernährung zu kritisieren. Ebenso wurde die Art der wissenschaftlichen Methode, die Dominanz der Analyse, die Betonung der Substanz, abgelehnt. Es entstand die Lebensreformbewegung.

Reformernährung

Einer der wichtigsten Ernährungsreformer war Maximilian Bircher-Benner (1867–1939), der als Arzt die Bedeutung der bis dahin verkannten Rohkost entdeckte und eine Ernährungstherapie aufstellte. Neben einer gezielten Reformernährung wurden andere Lebensbereiche neu gestaltet. So wurde der körperlichen Bewegung durch Gymnastik, Turnen und Spazierengehen und dem seelischen Ausgleich, der Muße, um nur einige zu nennen, große Bedeutung beigemessen. Ernährung gilt als Teilgebiet der Lebensweise.

Die Reformernährung soll möglichst naturbelassene, gering verarbeitete Lebensmittel verwenden. Rohkost soll täglich in nicht zu geringer Menge gegessen werden. Das Getreide wird als Vollkorn verzehrt, Zucker und Auszugsmehle werden gemieden. Der Eiweißbedarf wird aus pflanzlicher Nahrung sowie Milch und Milchprodukten und Eiern gedeckt. Da damals vollwertige Lebensmittel nicht immer erhältlich waren, wurden eigene Geschäfte und Betriebe, die die Lebensmittel nach Reformkriterien verarbeiteten, gegründet.

Weitere bekannte Reformer waren Heinrich Lahmann (1860–1905), Ragnar Berg (1873–1956), Are Waerland (1876–1955) oder Mikkel Hinhede (1862–1945). Werner Kollath (1892–1972) baute mit zahlreichen Forschungen die wissenschaftliche Ernährungslehre aus und gilt als Begründer der Vollwertkost.

Die Reformernährung wurde vor allem von den damaligen konventionellen Wissenschaftlern belächelt, wenn nicht sogar angefeindet. Damals wurde das tierische Eiweiß als unverzichtbarer Bestandteil der Nahrung angesehen. Als notwendige Eiweißmenge wurde nach dem Voith'schen Kostmaß – aufgestellt von Carl Voith, einem Physiologen im 19. Jahrhundert – etwa $1,5 \times$ soviel Eiweiß wie heute empfohlen (118 g bei 3000 kcal Energie). Da mußten die Empfehlungen der Reformernährung (50–60 g Eiweiß) auf Ablehnung stoßen. Der dänische Arzt Hinhede hatte in Selbstversuchen bestätigt, daß der Mensch wesentlich weniger Eiweiß als von Voith angegeben benötigte. Er veränderte im Ersten Weltkrieg in Dänemark als staatlich Beauftragter die Volksernährung nach einigen reformerischen Grundsätzen, indem er Vollkornbrot verordnete und das Fleischangebot erheblich reduzierte. Er hatte damit Erfolg, indem die Versorgungslage recht stabil und die Bevölkerung bei guter Gesundheit blieb.[4] Die Anerkennung dafür erfolgte jedoch erst Jahre später. Die Reformernährung ist heute ein wichtiger Zweig unter den alternativen Ernährungsweisen.

[4] Ralph Bircher: Geheimarchiv der Ernährungslehre. 2. Aufl. Bad Homburg 1988

Vollwerternährung

Neben der Reformernährung entwickelte sich die Vollwerternährung. Als Wegbereiter wird vor allem Werner Kollath genannt. Er beurteilte die Lebensmittel nach ihrem Verarbeitungsgrad und schuf »Wertstufen«. Dieses System sollte eine andere Bewertungsgrundlage bilden als die Nährstoffanalysen. Das zugrundeliegende Kriterium der Naturbelassenheit und geringer und schonender Bearbeitung stieß und stößt bis heute auf Widerstand in der konventionellen Ernährungswissenschaft, da dem Aspekt der Lebendigkeit und Natürlichkeit dort kaum Beachtung geschenkt wird. Kollath führte den Frischkornbrei, das unerhitzte Müsli aus Getreideschrot ein, da er dem rohen Getreide einen höheren Stellenwert einräumte als den Flocken. Beim Bircher-Müsli wurden Haferflocken verwendet.

Die Weiterentwicklung der Arbeiten Kollaths erfolgten in den sechziger Jahren durch den Zahnarzt J. G. Schnitzer und den Arzt M. O. Bruker. Sie verhalfen der Vollwerternährung zu größerer Bedeutung und Bekanntheit. Beide Ärzte hatten an ihren Patienten gesehen, welchen Einfluß eine vernüftige, vollwertige Ernährung auf die Gesundheit oder für die Gesundung haben kann. Bruker nannte seine Ernährung *Vollwertkost*, sie basiert auf ärztlicher Erfahrung. Daneben wurden die Arbeiten von W. Kollath von ernährungswissenschaftlicher Seite in den siebziger und achtziger Jahren aufgegriffen von C. Leitzmann, K. v. Koerber und Th. Männle. Diese *Vollwerternährung* betont neben dem gesundheitlichen Aspekten die Umwelt- und Sozialverträglichkeit, bezieht also neben dem Kriterium der lebendigen, naturbelassenen Nahrung auch ökologische und soziale Aspekte wie Dritte-Welt-Handel und sozialverträgliche Wirtschaftsformen mit ein.

Es ist eine überwiegend vegetarische Ernährung mit Milch, Milchprodukten und Eiern (ovo-lacto-vegetabile Kost). Die Lebensmittel sollen möglichst aus ökologischem Anbau stammen und gering verarbeitet sein. Isolierte Nahrungsmittel wie Weißmehl oder Zucker sowie raffinierte Lebensmittel sollen vermieden werden. Die Vollwerternährung hat sich verbreitet und wird von vielen Menschen praktiziert.

Weitere alternative Ernährungsformen

Die *Haysche Trennkost* wurde von dem amerikanischen Arzt Howard Hay (1866–1939) begründet.[5] Sie basiert auf einem getrennten Verzehr von Eiweiß und Kohlenhydraten. Daraus entwickelte sich die Ernährung der »Natural Hygiene«, die durch Diamond[6], Shelton, Fry und einen deutschen Vorgänger Ehret[7] vertreten wird. Dabei wird ebenso wie in der Trennkost zwischen konzentrierten, neutralen und wasserhaltigen Lebensmitteln unterschieden. Bekannt geworden ist diese Ernährungsform vor allem durch den morgendlichen Obstverzehr. Die beiden genannten Richtungen wie auch die Ernährungslehre der *Kinesiologie* (nach da Silva[8]), die auf amerikanische Quellen zurückgeht, zeichnen sich durch eine Beachtung von Körperrhythmen aus (s. S. 267). So werden Ernährungsempfehlungen gemäß verschiedener Organrhythmen gegeben, die sich jedoch bei den einzelnen Richtungen unterscheiden. Viele Menschen entbehren heutzutage einer rhythmischen Lebensweise. Möglicherweise erklärt sich hieraus auch die Hinwendung zu solchen Ernährungskonzepten und die gute Verträglichkeit. Problematisch bei den genannten Richtungen sind verallgemeinernde Aussagen. So ist eben nicht für *jeden* Menschen beispielsweise eine Trennkost geeignet, durchaus aber für einige.

[5] L. Walb u. a.: Original Hay'sche Trenn-Kost. 42. erw. Aufl. Heidelberg 1991
[6] H. und M. Diamond: Fit für's Leben. 12. Aufl. Ritterhude 1991
[7] A. Ehret: Die Ursachen aller Krankheiten. Ritterhude 1987
[8] Kim da Silva: Richtig essen zur richtigen Zeit. Ernährung und Kinesiologie. München 1990

Die Ernährung früher und heute

Eine weitere Gruppe wird als *spirituelle Ernährungsformen* bezeichnet. Sie unterscheiden sich von den anderen genannten, weil sie auf anderen Grundlagen als der Naturwissenschaft basieren und somit auf ein anderes Menschenbild gründen. Hierzu zählen vor allem die Ayurveda-Ernährungslehre, die Mazdaznan-Ernährung, die Makrobiotik und auch die anthroposophisch orientierte Ernährungslehre. Eine neuere Variante stellt die »Harmonische Ernährung« nach D.O.Weise[9] dar, die verschiedenste esoterische Impulse und auch Erkenntnisse der Trennkost einbezieht.

Anthroposophisch orientierte Ernährung

Rudolf Steiner (1865–1925), der Begründer der Anthroposophie, hat in seinem Lebenswerk die Grundlage für die Neubeurteilung verschiedenster Lebensbereiche gegeben. Dabei finden sich Ausführungen zur Ernährung. Diese Ernährungsform kann nicht ohne die Anthroposophie gesehen werden. Jede Ernährungslehre und jede andere Fachwissenschaft basiert auf einer gedanklichen Grundlage über die menschliche Erkenntnisfähigkeit, einer Welt-Anschauung. Bei der konventionellen Ernährungswissenschaft ist dies die Naturwissenschaft, die wiederum auf den Erkenntnissen Descartes fußt, daher oft als cartesianische Erkenntnismethode bezeichnet wird.

Sehr vielen Menschen ist solch eine Grundlage nicht bewußt, weil man durch Schule und Berufsbildung wie selbstverständlich darauf aufbaute, ohne sich des geistigen Fundaments klarzuwerden. Die anthroposophisch orientierte Ernährungslehre basiert auf der Anthroposophie. Sie ist eine Ernährungslehre aus anthroposophischer Erkenntnis oder aus anthroposophischer Betrachtungsweise. Die konventionelle Ernährungswissenschaft basiert auf der klassischen

---

[9] D. O. Weise: Harmonische Ernährung. München 1990

Naturwissenschaft, ist also eine naturwissenschaftlich orientierte Ernährungslehre oder -wissenschaft. Damit wird der gedankliche Hintergrund der Ernährungslehre schon im Namen deutlich.

Schon bei der Darstellung des Menschenbildes (s. S. 18 f.) trat der Unterschied zu anderen Denkrichtungen auf. Während die konventionelle Ernährungswissenschaft im wesentlichen den physischen, stofflichen Bereich untersucht, erweiterte die Reform- und Vollwerternährung diese Betrachtung um den Begriff des lebendigen, natürlichen Lebensmittels. Darunter wird aber nicht ein eigenständiges Kräftegefüge wie die Ätherkräfte verstanden, sondern zunächst unbekannte Nahrungssubstanzen wie bei Kollath die Auxone, bei anderen die Vitalstoffe. Das Zusammenwirken der bekannten und unbekannten Nährstoffe gilt als Verursacher des lebendigen Prozesses. Der Begriff der Lebendigkeit wird somit reduziert auf die Substanzen und deren Wechselwirkung. Seelische und geistige Einflüsse als eigenständige Wirkungen werden nicht gesehen. Allerdings sind Auswirkungen von seelischer oder geistger Betätigung auf den Organismus bekannt. Diese Bereiche werden in der anthroposophisch orientierten Ernährungslehre ausführlich beachtet. Sie wurde von Rudolf Hauschka (1891–1969), Gerhard Schmidt und Udo Renzenbrink weiterentwickelt. Es entstand eine Ernährungspraxis: die Vollwertkost auf Getreidegrundlage. Es handelt sich um eine überwiegend lacto-vegetabile Kost mit dem Schwerpunkt auf dem Grundnahrungsmittel Getreide. Es ist heute für viele schon selbstverständlich, die einzelnen Getreidearten zu kennen oder auch selbst zu verwenden. Noch in den siebziger Jahren war es eine Pionierarbeit, das Getreide bekannt zu machen und vor allem Rezepte zu entwickeln, die in unsere heutige Zeit paßten. Besonders wichtig ist die Lebensmittelqualität. So werden Lebensmittel aus der *Biologisch-Dynamischen Wirtschaftsweise* empfohlen, die unter dem Namen *Demeter* verkauft werden. Auch die Verarbeitung soll schonend erfolgen, wofür es Richtlinien des Demeter-Bundes gibt.

Grundprinzip dieser Ernährung ist die freie Entscheidung des

Menschen. Es gibt keine verbotenen oder erlaubten Lebensmittel. Es wird die Wirkung der Lebensmittel dargestellt und jeder Mensch muß für sich entscheiden, was für ihn zuträglich ist oder nicht.

Rudolf Steiner führte dazu in einem Vortrag aus: »Nicht wahr, die Leute kommen und sagen: Ist es besser keinen Alkohol zu trinken oder ist es besser Alkohol zu trinken! Ist es besser Vegetarier zu sein oder Fleisch zu essen! Ich sage überhaupt niemals einem Menschen, ob er den Alkoholgenuß unterlassen soll oder ob er den Alkohol trinken soll, ob er Pflanzen essen oder Fleisch essen soll, sondern ich sage zu dem Menschen: der Alkohol wirkt so und so. Ich stelle ihm einfach dar, wie er wirkt, dann mag er sich entschließen zu trinken oder nicht. Und so mache ich es schließlich auch beim Pflanzen- und Fleischessen. Ich sage: so wirkt das Fleisch, so wirken die Pflanzen. Und die Folge davon ist, daß der Mensch sich selber entschließen kann. Das ist das, was man vor allen Dingen in der Wissenschaft haben muß: Respekt vor der menschlichen Freiheit.«[10]

Daran ist zu sehen, daß die anthroposophisch orientierte Ernährungslehre Tatsachen beschreibt und darstellt, aber keine Dogmen und Verbote aufstellt. Sie will den Menschen eine Richtschnur an die Hand geben, ohne ihn zu binden oder einzuengen.

Die Geschichte der Ernährung zeigt die Entwicklung, die im Laufe der Zeit eingetreten ist. Genauere Studien machen deutlich, daß es Perioden gab, in denen beispielsweise Fleisch, und andere, in denen weniger Fleisch gegessen wurde. In jüngster Zeit kennen wir einen solchen Umschwung bei der Rohkost und dem frischen Obst. Noch Ende letzten Jahrhunderts galten rohes Gemüse und Obst als krankmachend, besonders für Kinder. Dies lag teilweise an hygienischer Belastung durch Bakterien und Wurmeier. Heute können wir uns eine Ernährung ohne frisches Obst, Salate und Gemüse nicht mehr vorstellen und fürchten sofort einen Vitaminmangel. Die Bedürfnisse des Menschen haben sich verändert hin zu einer bildekräftereichen Nahrung. Wie sehr sich die Lebensweise geändert hat, ist

---

[10] wie 2 S. 142 f.

bekannt. Damit einher ging die Entfremdung zur Natur durch Wohnen und Arbeiten in Städten, Arbeit fern von Landwirtschaft, weniger Laufen in der Natur usw. Es ist, als wenn die Nahrung dasjenige erbringen soll, was durch geänderte Lebensweise verlorenging.

Ernährungsumstellungen sind die Folge geänderten Denkens und anderer Lebensweise. Daher treten sie auch fast immer nach diesen Veränderungen auf. So klagen Ernährungswissenschaftler heute, daß viele Menschen so gehaltvoll und fett essen, als wenn sie noch die körperliche Schwerstarbeit ihrer Großeltern vollbringen müßten. Ihre Lebensweise ist längst eine andere, die Ernährung hinkt hinterher. Allerdings versuchen die meisten Menschen, einen Einklang herzustellen zwischen Lebensweise und Ernährung. Sie spüren, was sie benötigen. Dies führt nicht unbedingt zu gesunder Ernährung, da auch die Lebensweise oft nicht der Gesundheit dient. Wer streßvoll lebt, wünscht anregende Genußmittel, wer sich ständig gedanklich konzentrieren muß, ißt mehr Süßes als ein körperlich arbeitender Mensch. Als Konsequenz folgt daraus auch, daß eine Änderung von falschen Ernährungsgewohnheiten ohne Änderung anderer Lebensverhältnisse selten auf Dauer Erfolg hat. Die Ernährung spiegelt im Grunde auch die seelisch-geistige Einstellung des Menschen wider. Daher »paßt« eine Ernährung zu ihrer Zeit, auch wenn sie nicht optimal ist. Der moderne Freizeitmensch sieht die Ernährung beispielsweise unter Genußaspekten, wenn er Zeit hat, und unter dem Aspekt, daß es schnell und ohne großen Aufwand gehen soll, wenn er andere Aktivitäten plant.

Wir haben also die Schritte:

- neue Erkenntnisse, Denkformen
- veränderte Lebensweise
- Ernährungsumstellung

Diese Entwicklungsschritte finden sich sowohl bei einem Volk, lassen sich aber auch beim einzelnen erkennen.

Die Ernährung früher und heute

Der historische Rückblick zeigt so den Zusammenhang zwischen menschlicher Entwicklungsweise und seiner Ernährung. Es gibt somit keine universell gültige Ernährung, sondern sie unterliegt der menschlichen Entwicklung, verändert sich mit den Menschen, mit dem einzelnen Menschen. Insofern erlaubt eine Analyse von Ernährungsgewohnheiten oftmals Rückschlüssse auf menschliche Lebensweisen, ebenso wie Ernährungsgewohnheiten nicht nur die Folge vom Denken und Lebensgefühl darstellen, sondern auch in eine Wechselwirkung treten, also geradezu eine psychische und geistige Komponente aufweisen.

3. Lebensmittelqualität

Jede Ernährung setzt sich zusammen aus den verfügbaren Lebensmitteln und deren Qualität. Daher ist einmal das Angebot und die Auswahl der Lebensmittel wichtig, also die Quantität und die Qualität dieser Produkte. In Mangelzeiten wird überwiegend auf die Quantität geschaut, da die Menschen überhaupt etwas essen müssen. Oft findet man in solchen Zeiten minderwertigere Qualitäten und sogar Verfälschungen von Produkten. Bei ausreichendem Angebot steigt jedoch das Bedürfnis des Verbrauchers nach höherwertiger Qualität. So wundert es nicht, daß augenblicklich bei uns Lebensmittelqualität ein wichtiges Thema ist.

Qualität bedeutet Güte, Beschaffenheit einer Ware. Es handelt sich also um eine Eigenschaft der Produkte. Der Begriff »Qualität« umfaßt jedoch viele Aspekte. Gesetzliche Vorschriften gelten vor allem äußeren Merkmalen wie Aussehen oder Größe. Diese Beurteilung reicht bei weitem nicht aus. Dazu treten ökologische Aspekte von Anbau und Verarbeitung, gesundheitliche Aspekte wie Vorhandensein erwünschter oder gar unerwünschter Stoffe oder Vitalität der Lebensmittel. Ferner wird der Genußwert der Nahrung berücksichtigt. Auch wirtschaftliche und soziale Aspekte spielen zunehmend eine Rolle, etwa wenn man bewußt auf Dritte-Welt-Produkte verzichtet, die die dortige Landwirtschaft negativ verändern, oder wenn man bevorzugt heimische Produkte kauft, um die regionale Landwirtschaft zu unterstützen.

Beurteilt man die Qualität einzelner Lebensmittel, so ist es für den Verbraucher hilfreich, auf die Entstehung des Lebensmittels zu schauen. Es lassen sich dann die Stufen unterscheiden: Biologie – Anbau – Verarbeitung – Zubereitung

3.1. Biologische Qualität

Die biologische Qualität bestimmt sich durch die Pflanzenfamilie oder Tierart. Die Qualität einer Möhre im Vergleich zum Rettich wird durch Merkmale der Familie der Doldenblütler bzw. Kreuzblütler bestimmt. Beim Fleisch wäre es die Tierart wie z.B. Rind oder Schaf. Man ißt nun nicht die ganze Pflanze oder das ganze Tier, sondern nur Teile davon wie Früchte oder Wurzeln bzw. Innereien oder Muskelfleisch. Um diese biologischen Einflüsse bei den Pflanzen zu gliedern, entwickelte bereits Goethe anhand seiner Urpflanze folgende Ordnung: die Dreigliederung der Pflanzen.

So wächst aus einem Samen eine *Wurzel*. Die Wurzeln lieben das Kühle und die Dunkelheit. Sie sind starr im Vergleich zu den vom Wind bewegten Blättern und Blüten. Ihre Spitzen wirken jedoch als Sinne der Pflanzen, mit denen sie gezielt Nährstoffe aus dem Boden aufnehmen können. Sie dienen also als eine Art »Wahrnehmungsorgan«. Wurzeln sind dauerhaft, überwintern oft als einziger Bereich der Pflanze.

Aus dem Keim wächst der Sproß, sich verzweigend und *Blätter* bildend. Sie lassen sich leicht von der Wurzel unterscheiden, da sie ergrünen. Dies liegt an dem Farbstoff Chlorophyll. Die Blätter sind das vermittelnde Organ der Pflanze, leiten die Säfteströme, regulieren den Flüssigkeitshaushalt der Pflanze, transportieren Nähr- und Speicherstoffe an die dafür bestimmten Orte. Der Stengel/Blattbereich benötigt etwas Wärme und Feuchtigkeit, er vermehrt sich vegetativ.

Aus dem oberen Stengelbereich entwickelt sich die *Blüte*, aus der nach einer Befruchtung Frucht und Samen gebildet werden. Dieser Bereich gibt an die Umwelt Duft ab, im Gegensatz zur Wurzel, die nur aufnimmt. Hier findet die generative Vermehrung, die eigentliche Fortpflanzung statt. Außerdem entfaltet die Pflanze regen Stoffwechsel, konzentriert Stoffe im Frucht/Samenbereich, gestaltet und bildet Farben und Formen. Zu diesen Prozessen benötigt sie viel Wärme aus der Umwelt.

Biologische Qualität

Dreigliederung der Pflanze

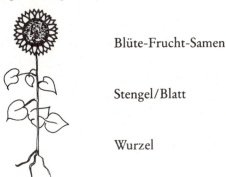

Blüte-Frucht-Samen

Stengel/Blatt

Wurzel

Die Kräfte, die hier ihre Wirksamkeit entfalten, sind ätherischer Natur (s. S. 19). Sie wirken in der Pflanze formend und gestaltend. Daher kann man erwarten, daß der Verzehr eines Pflanzenteil eine Wirkung auf spezielle Ätherkräfte des Menschen ausübt. Rudolf Steiner entwickelte beim Menschen eine Dreigliederung, die sich in Beziehung zur Pflanze setzen läßt.

So gliedert sich der Mensch grob in Kopf, Brust und Bauchraum. Der Kopfbereich wird im erweiterten Sinne als *Nerven-Sinnes-System* bezeichnet. Er enthält fast alle Sinnesorgane des Menschen, ist das Wahrnehmungsorgan. Er braucht Kühle, ist verhärtet (Schädel), bis auf die Sinnesorgane.

Der Brustraum wird als *Rhythmisches System* bezeichnet und umfaßt Blutkreislauf mit dem Herzen sowie die Atmungsorgane. Das rhythmische Element findet sich im Atmen und dem Puls. Das Blut transportiert Nährstoffe zu den Organen, sein Farbstoff Hämoglobin ist dem Chlorophyll bis auf das Zentralatom chemisch gleich. Beim Hämoglobin ist es Eisen, beim Chlorophyll Magnesium. Der Brustraum ist *rhythmisch* gegliedert aufgebaut: die feste Wirbelsäule mit den Rippen, die den Brustkorb bilden.

Der Bauchraum beeinhaltet Verdauung, Stoffwechsel und Fortpflanzung. Man rechnet noch die Gliedmaßen hinzu, nicht etwa aus Verlegenheit, sondern weil diesem *Stoffwechsel-Gliedmaßen-Be-*

reich die Bewegung zugehört. Dabei handelt es sich bei den Armen und Beinen um eine bewußte, willkürliche Bewegung und bei den inneren Organen um unbewußte Bewegungen wie beispielsweise bei der Darmperistaltik. Im Stoffwechsel-Gliedmaßen-System dominiert im Gegensatz zum Kopf die Wärme. Bei der Verdauung findet ein Abbau, eine Art Auflösung der Verbindungen statt. Beim Aufbau menschlicher Substanz konzentrieren sich die Substanzen erneut zu Nährstoffen wie Fett oder Eiweiß.

Dreigliederung des Menschen

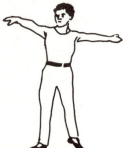

Kopf – Nerven-Sinnes-System

Brust – Rhythmisches System

Bauch – Stoffwechsel-Gliedmaßen-System

Stellt man diese beschriebenen Eigenschaften (s. Übersicht) der dreigegliederten Pflanze gegenüber, so lassen sich Analogien finden. Sie führen dazu, daß man Wirksamkeiten der umgekehrten Pflanze im Menschen sieht.

Für den Menschen bedeutet dies, daß ein Wurzelgemüse wie Sellerie oder Rettich besonders anregend auf das Nerven-Sinnes-System wirken, Blattgemüse wie Kohl oder Salat sowie Stengelgemüse wie Spargel oder Bleichsellerie auf das Rhythmische System, Fruchtgemüse wie Gurken, Tomaten oder Obst und Nüsse sowie die Samen auf das Stoffwechsel-Gliedmaßen-System. Diese Wirksamkeit erfolgt nicht in *stofflicher* Hinsicht, sondern im Bereich der vitalen, ätherischen Kräfte.

Biologische Qualität

Wurzel	Blatt/Stengel	Blüte/Frucht/Samen
Verhärtendes Wahrnehmungsorgan zur Umwelt Mineralstoffe, Salze Kühle	Vermittelndes Säftestrom Flüssigkeit Assimilation Chlorophyll Blattatmung	Verströmendes/Konzentrierendes, Duft, Aroma, Farben, Stoffwechsel Stoffspeicherung Fortpflanzung Innenraumbildung
Nerven-Sinnes-System	Rhythmisches System	Stoffwechsel-Gliedmaßen-System
Verhärtendes (Schädel) Sinnesorgane (Wahrnehmung der Umwelt) Verarbeitung der Sinneseindrücke Kühle Starre	Vermittelndes Atmung Blutkreislauf Hämoglobin Rhythmus (Puls, Atmung)	Verströmendes, sich auflösendes (Verdauung) Konzentrierung (Aufbau) Stoffwechsel Fortpflanzung Wärmeprozesse Beweglichkeit

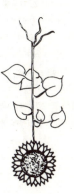

Kopf – Wurzel
Nerven-Sinnes-System

Brust – Blatt/Stengel
Rhythmisches System

Bauch – Blüte/Frucht/Samen
Stoffwechsel-Gliedmaßen-System

Diese idealtypische Zuordnung wird modifiziert durch die Pflanzenfamilie und die spezifische Ausprägung der Pflanzenart.

Grundsätzlich kann empfohlen werden, täglich von allen drei Bereichen Wurzel, Blatt und Frucht/Samen zu essen, da dann eine harmonische Ganzheit erreicht wird und der Mensch ebenfalls in seinen drei Bereichen angesprochen wird. Dies geschieht beim Frucht/Samen-Bereich durch Obst, Getreide, Gemüsefrüchte wie Gurken oder Tomaten, beim Blattbereich durch Salat oder Kohlgerichte, beim Wurzelbereich durch Gemüse wie Möhren, Sellerie, Schwarzwurzeln, roten Beten oder Topinambur. Bei spezieller Belastung einzelner Bereiche, wie das heute oft beim Nerven-Sinnes-System der Fall ist (der »kopfmäßig« tätige Mensch, der sich wenig bewegt, seine Sinne stark fordert durch Teilnahme am Straßenverkehr, Medien usw.), kann eine wurzelreiche Kost ausgleichend wirken, da sie die verbrauchten Kräfte wieder anregt. Hier hilft die rohe Möhre oder andere Wurzelgemüse.

3.2. Anbauqualität

Die erste Stufe der Qualitätsentwicklung beginnt beim Ackerbau. Je nach Art der Landwirtschaft erhalten die Pflanzen eine Qualitätsausprägung. Sie ist unter anderem abhängig vom Saatgut, dem Boden, von der Witterung und den Kulturmaßnahmen des Landwirtes. Unter Aspekten der Umwelt und der Gesundheit muß hier dem ökologischem (kontrolliert biologischem) Anbau der Vorzug gegeben werden. Mineralische, aber auch zu intensive organische Düngung führt einerseits zu einer Belastung der Umwelt wie Boden und Wasser, andererseits zu einem massigen Wachstum der Feldfrüchte und der teilweisen Zunahme unerwünschter Inhaltsstoffe wie beispielsweise Nitrat oder Abnahme von erwünschten Substanzen wie Vitamin C. Auch der Energieverbrauch bei der Herstellung der Mineraldünger ist negativ zu sehen. Der Einsatz von Bioziden wie Schädlings-, Unkraut- oder Pilzbekämpfungsmitteln belastet vor allem Luft, Wasser und Boden und führt zu einer Verarmung an Pflanzen- und Tierarten wie Insekten, Reptilien und Amphibien bis zu Greifvögeln und mindert die Nahrungsqualität durch Rückstände. Ebenso muß der Energieverbrauch und die Umweltbelastung bei der Herstellung der Biozide gesehen werden.

Die Nahrungs- und Futterpflanzen des konventionellen Anbaus können auch von dem lebendigen, ätherischen Bereich her angeschaut werden. Hier sind zwischen konventionellem und ökologischem Anbau Unterschiede zu erwarten, die sich am besten durch ein Bild verdeutlichen lassen: Eine Pflanze erhält ihre Nahrung (Minerale) ohne Mühe durch intensive Düngung im Übermaß zugeführt, sie muß sich wenig gegen Angriffe von außen schützen (wie Schädlinge oder Konkurrenten wie Unkräutern), da ihr diese Arbeit von fremder Hilfe (Bioziden) weitgehend abgenommen wird. Was passiert? Sie wird »faul und behäbig«, da jedes biologische System erst durch Anstrengung gekräftigt wird.

Eine andere Pflanze muß sich ihre Nahrung durch Anstrengung ihrer Wurzelgefäße suchen. Sie erhält Hilfen, um gesund und kräftig zu werden (biologische Pflegemaßnahmen), damit sie sich gegen Schädlinge und Pflanzenkonkurrenz zur Wehr setzen kann. Diese Pflanze kann ihr Kräftegefüge intensiver entwickeln, es ist eine »fleißige und kraftvolle« Pflanze geworden. Dieses einfache Bild vermittelt eine Vorstellung vom Unterschied im ätherischen Bereich. Für den Menschen bedeutet dies, daß ihm beim Verzehr einer »fleißigen« Pflanze differenzierte Ätherkräfte zugeführt werden.

Der soziale Aspekt beim ökologischen Anbau liegt u. a. darin, daß kleine und mittlere Betriebe mit angepaßter Technik und größerem Arbeitseinsatz gefördert werden. Dies trägt zur Schaffung oder Erhaltung von Arbeitsplätzen bei, während die Großbetriebe der industriellen Landwirtschaft immer mehr die menschliche Arbeitskraft durch Maschinen ersetzen.[1]

---

[1] K. v. Koerber, C. Leitzmann: Vollwert-Ernährung. Eine Dar- und Klarstellung. »AID«-Sonderheft. Bonn 1989. S. 10–14

In der ökologischen Landwirtschaft gibt es verschiedene Anbaurichtungen. Die »Biologisch-Dynamische Wirtschaftsweise« arbeitet auf der Grundlage der Anthroposophie. Sie wurde bereits 1924 begründet. Der Bauernhof wird als »Individualität«, als Hoforganismus angesehen, der vielfältig bewirtschaftet wird. Dies steht im Gegensatz zu den spezialisierten Betrieben der industriellen Landwirtschaft. Für die Düngerbereitung, den Kompost, ist tierischer Dünger erforderlich, was eine umfassende Tierhaltung voraussetzt. Diese Art der Düngung soll nicht primär Mehrertrag bringen, sondern den Boden verlebendigen, die Bodenfruchtbarkeit fördern. Bei den Pflegemaßnahmen gibt es die größten Unterschiede zu den anderen ökologischen Anbauverfahren. Hier werden die biologisch-dynamischen Präparate, eine Art von »Heilmittel« angewendet, die in feinstofflicher Verteilung, einer großen Verdünnung, zur Pflege und Gesundung der Pflanzen und des Bodens ausgebracht werden. Hierdurch werden besonders die lebenskräftigenden, aufbauenden Prozesse angeregt.[2]

Die so erzeugten Produkte werden unter dem Namen »Demeter« verkauft. Sie werden hier besonders empfohlen, um höchste Anbauqualität zu erhalten.

3.3. Verarbeitungsqualität

Nur einige Lebensmittel werden roh, also in dem Zustand gekauft, indem sie vom Landwirt produziert wurden. Dazu gehören Eier, Obst und Gemüse, Rohmilch und einige Getreide. Aber auch von diesen Lebensmittelgruppen werden kleinere oder größere Anteile weiterverarbeitet. So werden Eier zu Nudeln oder Mayonnaise, Obst zu Saft oder Marmelade, Gemüse zu Konserven oder Tief-

---

[2] A. v. Wistinghausen: Ernährung und Landwirtschaft. Bad Liebenzell 1985

kühlkost sowie Getreide zu Nährmitteln oder Brot verarbeitet, um nur einige Beispiele zu nennen. Manche Veränderungen sind notwendig, um das Lebensmittel überhaupt eßbar zu machen wie das Entspelzen von Getreide. Darüber hinaus werden viele Verarbeitungen vorgenommen, um neue Produkte herzustellen wie die Teigbereitung für Brot. Diese gezielte Verarbeitung ist eine menschliche Fähigkeit, denn nur der Mensch verändert die Natur-Lebensmittel, er entwickelt eine Kunst der Verarbeitung und des Kochens. Es eröffnen sich Möglichkeiten, die Nahrung nach den eigenen Bedürfnissen zu gestalten, wie sie die Natur nicht kennt.

Damit ist die Gefahr des Mißbrauchs und Irrtums verbunden. Letzeres wird in heutiger Zeit oft empfunden, wenn man beispielsweise an gefärbte und aromatisierte Süßigkeiten denkt. Es ist aber falsch, durch solche Beispiele die Verarbeitung insgesamt in Frage zu stellen, denn Verarbeitung ist eine schöpferische Tat des Menschen. Es muß allerdings die Wirkung verarbeiteter Produkte auf den Menschen erkannt werden, um zu einer Beurteilung einzelner Verarbeitungsmethoden oder Produkte zu kommen. Nur so kann der Begriff der »Verarbeitungsqualität« mit Leben erfüllt werden.

Beispiele für Lebensmittelverarbeitung

Ziel der Verarbeitung	verschiedene Verarbeitungsverfahren
Verbesserung der Haltbarkeit (Konservierung)	Trocknen, Kühlen, Einsäuern, Pasteurisieren, Sterilisieren, Begasen
Reinigen	Waschen, Sieben, Schälen, Entsteinen, Filtrieren
Zerkleinern	Schneiden, Mahlen, Schroten
Konzentrieren	Eindampfen, Trocknen, Auspressen, Extrahieren, Destillieren
Kombinieren zu neuen Produkten	Mischen, Kneten, Beschichten, Füllen, Bestreuen
Portionieren zum Verkauf	Dosieren, Schneiden, Abfüllen, Verpacken, Verschließen

Lebensmittelqualität

Das Problem der Lebensmittelverarbeitung ist, daß die wenigsten Verbraucher über die technischen Abläufe informiert sind. Welcher Käufer von Fischstäbchen vermag sich vorstellen, welchen Weg diese vom lebendigen Fisch bis zum Fischstäbchen gegangen sind? Beim Zucker weiß man, daß der Weg von der Zuckerrübe bis zum weißen Raffinadeprodukt mit Qualitätseinbußen einhergeht, aber wie ist es beim Fertiggericht, bei der Konservenware?

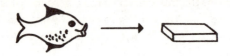

Natürlich soll es keinen Rückschritt zu vor-technischen Zeiten geben, aber die Verarbeitungswege müßten für Handel und Verbraucher erkennbar und nachvollziehbar sein. Dies verlangt vom Hersteller die Angabe der Verarbeitungsprozesse und vom Verbraucher das Bemühen um solche Information. Bei den Naturkostherstellern wird dies teilweise praktiziert, aber es ist grundsätzlich zu fordern.

Hierbei bestehen Ängste der Hersteller, gerade wenn umstrittene Verfahren eingesetzt werden wie beispielsweise die Begasung tropischer Gewürze als Vorratsschutz. Bewußte Verbraucher lehnen solche Produkte dann ab. Ähnlich sieht es beispielsweise mit der in einigen Ländern erlaubten Lebensmittelbestrahlung aus: Die Anwender fürchten, daß die deutlich gekennzeichneten, radioaktiv bestrahlten Waren keine Abnehmer mehr fänden. Wenn solche Befürchtungen zutreffen, warum werden dann solche Verfahren eingesetzt? Wer hat denn Vorteile davon? In unserer Zeit, wo es immer notwendiger ist, daß jeder seine Ernährung bewußt gestaltet, muß eine Klarheit auch bezüglich der Verarbeitung bestehen. Daher kann man folgende Forderungen aufstellen:

– Förderung notwendiger und Vermeidung unnötiger Verarbeitung

– Vermeidung von Verarbeitung, deren Gesundheitsverträglichkeit nicht vollständig geklärt oder umstritten ist
– Bevorzugung von Verfahren, die die Umwelt nicht oder nur gering belasten

Notwendige und entbehrliche Verarbeitung

Nicht alle Lebensmittel müssen verarbeitet werden. Man kann unterscheiden:

– unveränderte, zubereitungs- oder verzehrsfertige Lebensmittel
– notwendige Verarbeitungen
– Verarbeitungen zur Erzielung eines zusätzlichen Nutzens

Lebensmittel, die vom Verbraucher direkt roh gegessen werden können wie Obst, Salate oder Milch oder die durch Zubereitung in der Küche verzehrsfertig werden wie Gemüse, Getreide oder Eier gehören zur ersten Gruppe.

In die zweite Gruppe gehören alle unverzichtbaren Verarbeitungen wie Entspelzen und Reinigen von Getreide, Trocknen von tropischen Gewürzen und andere, aber auch Verfahren, die zu Lebensmitteln des alltäglichen Bedarfs führen wie Brotbacken, Nährmittelherstellung, Käsebereitung, Butterherstellung, Trocknen von Kräutern.

Die dritte Gruppe enthält alle Lebensmittel, deren Herstellung nicht für den alltäglichen Gebrauch notwendig ist, die aber bestimmten Vorteil für den Verbraucher haben wie Zeitersparnis bei Fertiggerichten, lange Haltbarkeit (H-Milch, Konserven), besonderer Geschmack (Süßigkeiten, aromatisierte Produkte), zusätzlicher Genuß oder ähnliches.

An dieser Einteilung ist zu sehen, daß die ersten beiden Gruppen notwendig sind. Bei der dritten Gruppe liegen entbehrliche Verarbeitungen vor. Es liegt am einzelnen Verbraucher, ob er diese Produkte verwendet. Sie sind ersetzbar durch ähnliche Produkte oder eigene Arbeit. Allerdings muß bei der Entscheidung der Nachteil

Lebensmittelqualität

dieser »entbehrlichen« Verfahren bedacht werden. Vieles was so zunächst praktisch und bequem erscheint, geht oft auf Kosten der Qualität.

Verarbeitungsvorgänge können schonend oder intensiv durchgeführt werden. Mit Zunahme der Intensität nimmt die Vollwertigkeit der Lebensmittel ab. Hierzu einige Beispiele zu Ölen, Getreide und Milch.

Man kann daran sehen, daß die Vollwertigkeit abnimmt, je intensiver die Verarbeitungsprozsse werden. Beim Mahlen des Getreides mit geringer Ausmahlung sinkt der Gehalt an wertvollen Inhaltsstoffen wie Mineralen, Vitaminen und Ballaststoffen, das Mehl wird teil- oder minderwertig und das Kräftegefüge des Korns zerrissen. Dasselbe gilt für Brote, die aus Mehlen unterschiedlicher Ausmahlungsgrade hergestellt werden. Dies bedeutet nicht, daß ausschließlich Vollkornmehle sinnvoll für eine gesunde Ernährung sind. Auch Graumehle können für bestimmte Produkte notwendig und hilfreich sein (s. S. 174). Bei Ölen tritt eine Minderung durch Druck und Hitze bei der Pressung und eventuell nachfolgender Teil- und Vollraffination ein. Bei der Milch intensiviert sich die Verarbeitung mit steigender Wärme, Fetthomogenisierung und der Anwendung weiterer Verfahren wie der Trocknung. Die extrem haltbaren Milchsorten können dann zwar nicht verderben, und man braucht sie nur selten einzukaufen, sie erfüllen aber nicht mehr den Anspruch an ein vollwertiges, natürliches Lebensmittel. Sie wären unnötig für eine ganzheitlich orientierte Ernährung.

Zu den entbehrlichen Verarbeitungen zählen ferner viele Fertigprodukte, bestimmte Süßigkeiten und Konserven, weil sie durch schonendere, geringer verarbeitete und dabei vollwertigere Produkte ersetzt werden können.

Einschränkung der Vollwertigkeit durch Verarbeitung

Milch	Vollwertigkeit	
Rohmilch, Vorzugsmilch	groß	
pasteurisierte Milch		
pasteurisierte, homogenisierte Milch	▼	
H-Milch		
Sterilmilch, Kondensmilch		
Trockenmilch	klein	

Öl	Vollwertigkeit	Grad der Verarbeitung
Ölfrucht	groß	klein
kaltgepreßtes Öl, Jungfernöl	▼	▲
wärmer gepreßtes Öl, raffiniert		
extrahiertes Öl, raffiniert	klein	groß

Getreide	Vollwertigkeit	Grad der Verarbeitung
ganzes Korn	groß	klein
Vollkornmehl	▼	▲
Grütze/Grieß		
Mehl Type 1050		
Mehl Type 405	klein	groß

Verarbeitung und Gesundheitsverträglichkeit

Bei bestimmten Verfahren gibt es unterschiedliche Bewertungen über deren Wirkung auf die menschliche Gesundheit. Dazu zählen Verfahren der Lebensmittelindustrie, die den Einsatz von Zusatzstoffen oder technischen Hilfsstoffen erfordern. So ist für automatisiertes Backen eine immer gleiche Teigqualität erforderlich. Da die Rohstoffe, das Getreide, unterschiedlich in Feuchtigkeitsgehalt, Eiweißbeschaffenheit usw. sein können, »standardisiert« man sie mit Backhilfsmitteln, paßt also das Lebensmittel der Technik an. Solche Verfahren sind abzulehnen, denn die Technik sollte an der Verschiedenartigkeit des Lebensmittels orientiert sein. Ein Brot müßte also ohne solche Zusätze hergestellt werden, was ja durchaus möglich ist und generell im Naturwarenbereich gemacht wird.

Ebenso sollte auf Verfahren verzichtet werden, durch die nachträglich Zusätze erforderlich werden. Dies trifft beispielsweise auf die Erhitzung bestimmter Obstsorten zu, bei der diese ihre Farbe verlieren und nun durch Farbstoffe »verschönert« werden müssen, oder Vitaminzusatz bei raffinierten Ölen, weil sie durch die Herstellung ihre natürlichen Schutzvitamine eingebüßt haben. Insgesamt sind Zusatzstoffe abzulehnen, da sie gesundheitlich umstritten sind und oft aus kosmetischen, wirtschaftlichen oder technologischen Gründen zugesetzt werden. So ist eine Rezeptur, die Aromastoffe erfordert, ungenügend, weil mit solch einem Zusatz eine Art »Illusion« für die Sinne hervorgerufen wird. Richtig wäre es, eine Rezeptur zu verwenden, die durch natürliche Rohstoffe so gut schmeckt, daß keinerlei Zusatz erforderlich ist (s. S. 152 f.).

Ferner sollte auf umstrittene Verfahren verzichtet werden, die keine eindeutige gesundheitliche Unbedenklichkeit aufweisen. So muß die Lebensmittelbestrahlung und Einsatz von Mikrowellen in der Verarbeitung[3] abgelehnt werden. Auch Begasung (Behandlung mit giftigen Gasen) als Vorratsschutz bei Nüssen, Getreide oder Gewürzen gehört dazu. Solche Verfahren mindern die Qualität. Die Anbauverbände ökologischer Produkte wie auch der Reformhandel haben deshalb eigene Verarbeitungsrichtlinien, die auf sol-

---

[3] Als Anwendungsbereiche für Mikrowellen in der Verarbeitung gelten: Herstellung von Instantpulver für Tee, Kaffee, Trocknung von Kräutern, Hefe oder Pilzen, Endtrocknung von Kartoffelchips. aus: A. Kühne: Mikrowellen – Hinweis für Gesundheitsgefährdungen. Verden 1987. S. 16

che Verfahren verzichten. In der EG-Bioverordnung wird solcher Verzicht für Naturkostprodukte festgeschrieben. Der Demeter-Bund kontrolliert die Waren aus biologisch-dynamischer Wirtschaftsweise.

Mit zur Verarbeitung gehört die Verpackung der fertigen Lebensmittel. Die Verpackungsmaterialien müssen gesundheitlich unbedenklich sein. Dies traf früher bei Konservendosen und PVC-Folie für fettreiche Lebensmittel nicht ausreichend zu. Daher ist Zurückhaltung bei neuen Materialien nicht überflüssig. Kaum ein Verkäufer ist heute beispielsweise in der Lage, die verschiedenen Kunststoffolien zu unterscheiden und darüber Auskunft zu geben.

Abzulehnende Verfahren

– Verwendung von Zusatzstoffen
– Mikrowellen
– Begasung
– Bestrahlung
– Verfahren, in denen wichtige Bestandteile des Lebensmittels entfernt werden (Schälen von Reis, Raffinieren von Ölen)

Verarbeitung und Umweltverträglichkeit

Es sollen Verfahren bevorzugt werden, die die Umwelt wenig oder gering belasten. Diese Forderung wird in heutiger Zeit immer unverzichtbarer. Häufig deckt sie sich mit den Voraussetzungen der Gesundheitsverträglichkeit und dem Verzicht auf »unnötige« Verarbeitung. Umweltverträglich ist

– geringer Energieverbrauch bei der Herstellung der Verarbeitungsmaschinen und der laufenden Produktion des Lebensmittels
– umweltfreundliche Verpackung möglichst aus Naturwaren wie Papier, Pappe oder Glas
– Produktion mit geringem Transport- und Verkehrsaufwand

Lebensmittelqualität

Letzteres ist nur möglich durch kurze Wege vom Erzeuger und geringer Konzentrierung der Lebensmittelverarbeiter. Hier gibt es leider einen gegenläufigen Trend, denn immer mehr kleinere Verarbeiter weichen größeren Betrieben. Aus Verantwortung gegenüber der Natur und den Menschen muß aber in Frage gestellt werden, ob eine Zunahme des Verkehrs noch sinnvoll ist.

Umweltverträgliche Verarbeitung erfordert regionale Schwerpunkte und sanfte technische Verfahren. Hierbei muß auch an Importwaren gedacht werden. Massenimporte tropischer Gemüse oder Früchte sind ökologisch bedenklich, meist auch für die Landwirtschaft der Erzeugerländer fraglich und aus ernährungspysiologischen Gründen für Menschen in Industrieländern überflüssig.

Eine hochwertige Verarbeitung wird somit erreicht durch

– schonende Verfahren
– Verzicht auf Zusatzstoffe und intensive Methoden
– Berücksichtigung natürlicher Beschaffenheit der Lebensmittel
– umweltfreundliche Verarbeitung, Verpackung und Transport

3.4. Zubereitung der Lebensmittel

Die Zubereitung umfaßt die Prozesse in der Küche, die die Lebensmittel erst verzehrsfertig machen. Dadurch wird der Nahrung eine neue Qualität hinzugefügt. Die Zubereitung soll *schonend* erfolgen und muß sich an den Lebensmitteln ausrichten. So muß mit einem Salat anders umgegangen werden als mit einem Samen wie dem Getreide.

Die Zubereitung umfaßt folgende Prozesse:

– Vorbereiten wie Putzen und Zurichten
– Garen
– Aufbereiten wie Anrichten und Portionieren

Während bei Rohkost nur der erste und eventuell dritte Prozeß durchgeführt wird, werden viele Speisen gegart, also einem Wärmeverfahren unterzogen. Selbstverständlich erhält man dadurch eine *andere* Qualität als bei rohen Gerichten.

Vorbereiten: Putzen und Zurichten

Das Putzen und Zurichten dient zum einen der Sauberkeit, zum anderen der Entfernung von unverdaulichen oder unbekömmlichen Teilen wie beim Schälen. Dies ist die erste Stufe des Abbaus der Nahrung. In der Vollwerternährung wird vorsichtig geschält, da häufig diese äußeren Teile wertvoll sein können. Entfernte, nicht verdorbene oder verschmutzte Gemüseteile wie Strünke oder Blätter können für eine basenreiche Gemüsebrühe ausgekocht werden.

Das Putzen und Zerkleinern geschieht möglichst direkt vor dem Verzehr oder der Weiterverarbeitung. Jede Zerkleinerung zerstört das Gefüge und beschleunigt Abbauprozesse, die besonders bei Kontakt mit Luft auftreten. Daher werden zerkleinerte Gemüse oder Salate gleich mit Zitronensaft beträufelt, mit einer Salatsauce angemacht oder zumindest abgedeckt. Zerkleinerte Gemüse garen schneller, laugen aber auch mehr aus. Daher wird immer die Gemüsebrühe mitverwendet. Das Kochen im Ganzen wie beispielsweise Blumenkohl, Rote Bete oder Schwarzwurzeln bringt dagegen das arteigene Aroma stärker hervor, dauert aber auch etwas länger. Das Schälen und Zerkleinern erfolgt dann erst nach dem Garen.

Garen

Seit dem Beherrschen des Feuers ist der Mensch in der Lage, selber Wärme zu erzeugen und sie der Nahrung zuzuführen. Dadurch kann er die Lebensmittel in Konsistenz, Aroma und Verdaulichkeit verändern. Er wird damit selbst schöpferisch tätig und führt die Naturprozesse fort, wie es schon bei der Verarbeitung der Fall war. Man spricht nicht umsonst von Back- und Koch*kunst*. Aber die

Wärmeanwendung kann auch zu intensiv sein. Dann wird das Lebensmittel nicht aufgeschlossen, sondern in seinem Wert gemindert durch »Totkochen« oder Anbrennen. Ist eine Erwärmung, ein Garen überhaupt notwendig? Gehen dabei nicht zu viele Inhaltsstoffe wie Vitamine, Aromen und Farbstoffe verloren?

Wärme wird als vierter Aggregatzustand nach dem Festen, Flüssigen und Gasförmigen bezeichnet. Keine Pflanze wächst ohne Wärme heran. Erst wenn die Winterkälte weicht, beginnen die Keime hervorzukommen. Wärme ist neben der Erde mit ihren Mineralen, neben Wasser, Licht und Luft eines der unabdingbaren Elemente für das Wachstum des Lebendigen. Immer ist die *Reife* mit der Wärme verbunden. Kälte führt zum Wachstumsstillstand oder bei tieferen Temperaturen zur Zerstörung.

Wenn eine Frucht ausgereift ist, hat sie ihre beste Komposition von Stoffen und Kräften erreicht. Nur kann dieser optimale Zustand oft nicht eintreten, weil beispielsweise die Umweltbedingungen nicht gut waren oder die Produkte zu früh geerntet wurden. Außerdem ist eine Vollreife der Pflanze nicht unbedingt auch die richtige für den Menschen. Bei einigen Pflanzen ist es ganz deutlich, daß der Mensch sie aufschließen muß, damit sie »nachreifen«. Dies gilt für Hülsenfrüchte, Getreide und einige Wurzelgemüse. Unstrittig ist dies bei Pflanzen, die im rohen Zustand giftige und unbekömmliche Stoffe für den Menschen enthalten, die erst durch Wärme zerstört werden wie bei allen Bohnen.

Betrachtet man den Reifeverlauf, so sieht man, daß die Reifung einem Höhepunkt zustrebt, an dem Geschmack und Aroma voll entfaltet sind. Danach findet ein Abbau statt, der sich zunächst in der Überreife, dann dem Verderb äußert. Führt der Mensch mit einem Wärmeverfahren eine Nachreifung durch, also gart oder bäckt er, so will er Aroma und Geschmack zur vollen Entfaltung führen und die Konsistenz verändern. Hier die richtige Methode zu finden, bedarf der Erfahrung und fordert die Sinne: Man riecht und schmeckt, man tastet und fühlt, wann die Speise gar ist.

Garen bedeutet also Nachreifen. Was aber ist mit dem Verlust von Vitaminen und Vitalstoffen, der Auslaugung von Mineralen? Man darf nicht nur auf den Verlust schauen, sondern muß auch den Gewinn sehen. So bilden sich bei dem Garen vor allem Aromen. Sie führen erst dazu, daß die gegarte Speise schmeckt, also gern gegessen wird. Ferner findet eine Lockerung des Gefüges statt, verschiedene Inhaltsstoffe werden verändert wie beispielsweise die Verkleisterung der Stärke, die die Bekömmlichkeit und Verdaulichkeit verbessern. Daher spricht man auch vom Garen als einer Art »Vorverdauung«. Gegarte Lebensmittel verlieren so zwar bestimmte Stoffe, gewinnen aber andere Werte hinzu. Sie weisen somit eine andere Qualität als rohe Lebensmittel auf. Das Lebensmittel nimmt an »innerer Wärme« zu, entwickelt Kräfte, die speziell den Wärmeorganismus des Menschen anregen.

Daher wird bewußt ein Teil der Nahrung gegart verzehrt neben einem Anteil an Rohkost in der Nahrung.

Garen von tierischen und pflanzlichen Produkten

Tierische Produkte enthalten mehr Eiweiß und kaum Kohlenhydrate darunter keine Stärke. Bei den pflanzlichen Produkten unterscheidet man zwischen dem zellulosereichen Gemüse und Obst und den stärkereichen Samen und Knollen. Die tierischen Produkte weisen durch ihr Eiweiß und die Gemüse durch die Zellulose eine Formung auf. Sie muß beim Garen bewahrt werden, weshalb Garverfahren mit viel Wasser und Hitze wie das Kochen nicht geeignet sind. Bei den stärkereichen Getreiden soll dagegen eine Quellung stattfinden, so daß gerade das Garen mit Wasser bevorzugt wird. So kommt es zu einer Stärkeverkleisterung wie beim Getreidebrei. Eiweiß verliert dagegen oft an Wasser – besonders deutlich bei minderwertigem Fleisch in der Pfanne erkennbar. Daher ist das Garen im Wasser für Fleisch wenig empfehlenswert, da es dann zu Auslaugung und Geschmacksverlust kommt. Lediglich beim Kochfleisch für Suppen oder Eintöpfe will man dies erreichen.

Pflanzliche Lebensmittel garen am besten mit Wasser. Die stärke-

Lebensmittelqualität

reichen mit viel Wasser und die Gemüse mit wenig wie beim Dämpfen oder Dünsten. Backen und Braten sind für pflanzliche Lebensmittel erst günstig, wenn durch ein Vorgaren in Wasser eine Lockerung des Gefüges eingetreten ist oder wenn sie – dies gilt für die stärkereichen wie Getreide – zu einem Teig verarbeitet sind. Tierische Produkte eignen sich gut zum Backen und Braten.

tierische Lebensmittel   – Garen mit Fett
                                  – Garen in Luft
pflanzliche Lebensmittel – Garen mit Wasser

Milch als erste Erdennahrung des Jungtieres ist ein fertiges Nahrungsmittel. Sie verträgt Wärme schlecht und sollte kaum erhitzt werden. Ihre natürliche Zubereitung ist die Säuerung. Anders sieht es bei fertigen Milchprodukten wie Käse oder Quark aus, bei denen das geformte Eiweiß überwiegt wie bei anderen tierischen Produkten. Sie vertragen Wärme wie Quark beim Backen im Teig oder als Käsekuchenbelag. Käse kann sogar gebraten werden wie Camembert und beim Überbacken auf Aufläufen.

Die einzelnen Garverfahren

Gegart wird mit Wärme. Die Wärme kann über unterschiedliche Medien zugeführt werden. Danach richtet sich die Schnelligkeit und Intensität der Erwärmung und bestimmt die Qualitätsausprägung der gegarten Speisen.

Es lassen sich vier Verfahren unterscheiden:

Garen mit Wasser
Kochen (Sieden), Köcheln, Pochieren (Garziehen), Dünsten, Dämpfen, Blanchieren, Garen im Wasserbad

Garen mit Fett
Braten, Fritieren, (Schmoren mit Fett und Wasser)

Garen mit Luft
Backen, Rösten, Darren, Gratinieren (Überbacken)

Garen mit Strahlen

Jedes dieser Garverfahren hat bestimmte Wirkungen auf das Lebensmittel und damit auf den Menschen. Pauschal kann man kein Verfahren ablehnen, allerdings werden einige wenig empfohlen, da sie recht belastend wirken können.

Garen mit Wasser

Kochen oder Sieden

Das Lebensmittel wird mit reichlich Wasser in einem Topf aufgesetzt und das Wasser zum Kochen gebracht. Die Gartemperatur liegt bei 100°C. Zunächst löst das Wasser Stoffe heraus, dann quillt die Stärke auf und verkleistert. Beim langsamen Erhitzen bis zum Kochen platzen Zellwände und innere Stoffe gehen ins Wasser über. Dies gilt insbesondere für empfindliche Lebensmittel wie Gemüse oder Obst, während Getreide und Hülsenfrüchte als Samen recht stabil sind. Daher wird Kochen bei Gemüse abgelehnt, weil dabei empfindliche Inhaltsstoffe teilweise zerstört werden und Minerale ins Wasser auslaugen. Kochen wird vor allem für Getreide und Hülsenfrüchte angewandt.

Kochen in siedendem Wasser

Hierbei wird das Wasser erst zum Kochen gebracht, dann werden die Lebensmittel hineingegeben. Die plötzliche Hitze wirkt wie ein Schock: das Eiweiß gerinnt, die Stärke quillt rascher und verkleistert nicht so stark. Die Auslaugung ist geringer, da aus den nun abgeschlossenen Zellenteilen weniger Stoffe austreten können. Es findet eine Art Hautbildung, eine dünne, weiche Krustenbildung, statt. Nach dem Hineingeben der Lebensmittel wird weiter geköchelt. Dieses Verfahren wendet man an bei allen Lebensmitteln, bei denen es auf eine Formerhaltung neben der Quellung ankommt wie bei Hirse oder Grütze. Für Gemüse wird es nicht angewendet, da die Qualität durch diese Hitze gemindert werden würde.

Lebensmittelqualität

Pochieren oder Garziehen

Die formempfindlichen, aber leicht zerfallenden Speisen wie Klöße, Fisch, Eier oder Teigwaren werden ebenfalls in siedendes Wasser gegeben, ziehen dann aber bei niedrigeren Temperaturen um 75–80 °C gar. Ein weiteres Sieden würde ihr Äußeres zerstören.

Lebensmittel, die in Wasser garen sollen, kann man unterscheiden:

Hülsenfrüchte und ganze Getreidekörner, wie auch Schrot gibt man in kaltes bzw. lauwarmes Wasser und erhitzt dann erst. Formempfindliche Produkte werden dagegen gleich in heißes Wasser gegeben, stabile werden weiter gekocht (Hirse, Grütze), empfindliche dagegen pochiert (Teigwaren, Klöße).

Blanchieren

Die Lebensmittel werden hierbei bis zu drei Minuten in kochendes Wasser gelegt. Man blanchiert, um unerwünschte, bitter oder herb schmeckende Stoffe zu entfernen oder die Strukturen zu lockern. So blanchiert man Hirse gerade für Kinder, um bittere Stoffe herauszulösen. Eine Strukturlockerung ist erwünscht, wenn beispielsweise das Gemüse nicht mehr gegart wird wie Kohl für Rohkostsalate oder wenn es weiterverarbeitet wird wie Kohlblätter bei Kohlrouladen. Auch vor dem Tiefgefrieren werden viele Gemüse blanchiert.

Blanchieren führt zu erheblichen Auslaugverlusten vor allem bei Gemüse und sollte daher in der Vollwertküche kaum angewendet werden.

Dünsten

Das Lebensmittel wird mit sehr geringem Wasserzusatz gegart, so daß der obere Teil von Dampf umgeben ist. Man spricht vom »Garen im eigenen Saft« und benutzt dazu Töpfe mit dicht (aber nicht luftdicht) schließendem Deckel. Das Dünsten eignet sich vor allem für Gemüse und Obst, aber auch Fisch und Fleisch, die wasserreich sind. Oftmals gibt man auch etwas Fett als Schutz vor Überhitzung zu. Die Temperaturen liegen bei 85–98 °C.

Dämpfen

Hierbei werden die Lebensmittel wie Gemüse von Dampf umhüllt. Das weniger empfehlenswerte Verfahren ist, daß sich unten siedendes Wasser befindet, welches als Dampf aufsteigt. Das Lebensmittel liegt darüber auf einem Gemüsedämpfer. Dabei tritt Auslaugung auf, da die Inhaltsstoffe herausgelöst werden und in das Wasser gelangen. Dieses Dämpfen eignet sich gut für festere Lebensmittel wie Reis oder Grützen, nicht aber für Gemüse. Dafür ist es besser, wenn der Dampf indirekt einwirkt. Das Gemüse liegt dann in einer separaten Schale, die nun vom Dampf umschlossen wird. Die Luft wird erhitzt, das Lebensmittel gart im eigenen Saft wie beim Dünsten. Man nennt dieses Dämpfen auch Luftkochen. Es wird für Gemüse, Fisch, Kartoffeln und Pasteten angewendet. Die Temperaturen liegen im ersten Fall um 100 °C, im zweiten um 75–95 °C.

Wird im festgeschlossenen Topf gedämpft, so treten höhere Temperaturen auf, weil der Druck ansteigt wie im Dampfdruck- oder Schnellkochtopf. Dadurch geht das Garen schneller, aber Druck und Temperatur liegen bei 0,3–0,8 atü (= 1,3–1,8 Atmosphären) und 104–118 °C. Solche Verhältnisse finden sich nicht auf der Erde. Unter üblichen Bedingungen steigt der Luftdruck in der Natur nie über eine Atmosphäre, er ist höchstens geringer, wenn man sich in größerer Höhe befindet. Höherer Druck tritt nur unterirdisch auf wie unter Wasser oder im Gestein, aber nicht in der Luft. Von daher ist das Druckdämpfen ein Verfahren, welches ein abgeschlossenes System voraussetzt, das es in der Natur nicht gibt. Dort gibt es nur offene Systeme, die ein Regulativ zu der Umgebung haben, wie es der Fall beim einfachen Dünsten und Dämpfen ist. Daher wird das Dampfdruckverfahren in der Vollwertküche nicht empfohlen. Dazu kommt, daß jede Entwicklung im Lebendigen Zeit benötigt. Beschleunigungen führen aber fast immer zu minderwertigerer Qualität.

Garen im Wasserbad

Dies ist eine spezielle Form des Dünstens. Das Gargut, meist sind es Puddings, Soßen, Aufläufe, wird in einem eigenen Gefäß – oftmals mit einem Deckel verschlossen – in einen Topf mit Wasser gestellt. Die Wärme wird indirekt über das Wasser auf das innere Gefäß übertragen. So erfolgt die Erwärmung besonders langsam und schonend, weshalb dieses Verfahren für empfindliche Speisen gut geeignet ist wie für Eier- oder Milchgerichte. Das Aroma entfaltet sich schonend im inneren Gefäß, ohne durch äußere Luft beeinflußt zu werden. Die Speisen werden locker, leicht und aromatisch. Das Garen im Wasserbad entspricht einem Dünsten im eigenen Saft. Inzwischen gibt es auch Töpfe, die eine doppelte Wand haben, wo Wasser dazwischen gefüllt wird, so daß wie im Wasserbad gegart wird.

Schmoren

Diese Garmethode ist eine Kombination von Kochen bzw. Dünsten und Braten. Sie wird benutzt, um dem Gargut durch hohe Anbrattemperatur zunächst eine Kruste, eine äußere Hülle, zu geben, und es anschließend im Garprozeß zu lockern. Dazu verwendet man häufig etwas Fett zum Anbraten, löscht dann mit Wasser ab, um die Temperatur zu erniedrigen, und kocht danach. Besonders verbreitet ist das Schmoren von Fleisch, aber auch bei Getreide wie Risotto wird es gemacht. Selbst Weißkohl wird in einigen Gegenden Deutschlands auf diese Art zubereitet. Durch das Anbraten erfolgt eine intensive Aromabildung, wie sie durch die feuchte Wärme nicht erzielt werden kann. Das verleiht den Speisen einen eigenen Geschmack.

Garen in feuchter Wärme

Verfahren	Temperatur °C	Zeitdauer	Prozeß	geeignete Lebensmittel (wird angewandt bei)	Art der Wärmevermittlung
Kochen (Sieden) Köcheln	100	Min.–Std.	Lösen, Quellen	Getreide, Fleisch, Knochen	viel Wasser
Kochen in siedendem Wasser	100	Minuten	Formen, Quellen	Grütze, Teigwaren	viel Wasser
Garziehen (Pochieren)	85–98	Min.–1 Std.	Quellen, Lockern	Klöße, Fisch, Eier, Getreide, Grütze	viel Wasser
Blanchieren	100	3 Min.	Lösen, Auslaugen	Gemüse, Obst	Wasser
Dünsten	85–98	Min.–45 Min.	Lösen, Lockern, Quellen	Gemüse, Obst, Fleisch, Fisch, Kartoffeln	Garen in eigenem Saft, wenig Wasserdampf
Dämpfen	75–98	Min.–45 Min.	Lösen, Lockern, Quellen	wie Dünsten	Wasserdampf, heiße Luft
Druckdämpfen	104–118	Minuten	Lösen, Lockern, Quellen	wie Dämpfen	Wasserdampf unter Überdruck
Garen im Wasserbad	85–98	Min.–Std.	Lösen, Lockern, Quellen	Puddings, Soßen, Eier, Milchspeisen	Wasser durch Topfwand
Schmoren (Dünsten oder Kochen nach Anbraten	200–90	Stunden	Aromatisieren, Formen, Lösen, Quellen	Fleisch, Kohl, Getreide	Fett, (viel Wasser

Alle Garverfahren mit Wasser lösen, lockern und quellen. Dadurch wird ein Aufschluß und eine leichte Aromaentfaltung möglich. Diese Speisen sind sehr gut verdaulich und auch für empfindliche bekömmlich. Da ihre Aromabildung im Gegensatz zu den anderen Garverfahren wie Braten nur gering ist, empfinden viele Menschen diese Speisen manchmal als fade. Sie ernähren vor allem den Stoffwechselbereich, regen die Sinne aber nur leicht an. Diese Sinnesanregung wird dann gern durch Zusatz von Gewürzen verstärkt wie beispielsweise beim Getreidebrei.

Garen mit Fett

Hierunter versteht man Garverfahren, bei denen das Lebensmittel mit Fett gegart wird. Dies sind Braten, Anbraten und Fritieren. Die Temperaturen liegen hierbei höher als beim Garen mit Wasser. Wasser verdampft bei 100°C, die Temperatur steigt nicht weiter, es sei denn, das Wasser ist verbraucht. Fett verraucht dagegen bei viel höheren Temperaturen. Gebraten wird aber bei einer Temperatur, die unter dem Rauchpunkt liegt. Verraucht das Fett, so tritt immer eine Schädigung der Qualität ein, bei Ölen mit hochungesättigten Fettsäuren bilden sich sogar giftige Stoffe. Daher muß das Fett für das Braten geeignet sein. Dies trifft auf die kaltgepreßten Öle *nicht* zu. Lediglich Sonnenblumen- und Olivenöl eignen sich zum Kurzbraten mit nicht so hohen Pfannentemperaturen. Am stabilsten sind die festen Pflanzenfette wie Kokos- und Palmkernfett, nicht jedoch die tierischen Fette mit Ausnahme des Rindertalges. Ungeeignet ist Butter, da sie durch ihren Wassergehalt spritzt und ihr Milcheiweiß bräunt. Allerdings läßt sich ausgelassene Butter, das *Butterschmalz*, gut zum Braten verwenden.

Was geschieht beim Braten?

Man erhitzt zunächst das Fett in der Pfanne und gibt dann das Bratgut dazu. Ist das Lebensmittel stark wasserhaltig wie beispielsweise ein flüssiger Pfannkuchenteig, so verdampft zunächst die Flüssigkeit, es spritzt in der Pfanne, die Temperatur bleibt um 100 °C. Dann steigt die Temperatur an, die Außenseite des Bratgutes bildet eine Haut, eine Kruste. Aus Fett und Inhaltsstoffen des Bratgutes entstehen Aromastoffe. Hierbei handelt es sich um Abbauprozesse. Das Innere des Bratgutes gart jedoch, da der Wassergehalt die Temperatur nicht über 100 °C steigen läßt. So tritt beim Braten und Fritieren das Phänomen auf, daß wir ein Innen und Außen haben. Außen erfolgt die Aromabildung an der Kruste, das Innere wird gegart wie beim Kochen. Die Kruste schützt vor dem Austreten von Inhaltsstoffen und Feuchtigkeit. Fleisch wird angebraten, damit es nicht seinen Saft verliert. Gleiches gilt für einen Bratling, er soll seine Form behalten und im Inneren saftig bleiben.

Das Garen mit Fett führt so zu:

– Aromabildung
– starker Formung (Krustenbildung)
– Schutz vor Saftaustritt
– im Inneren: Lösen, Quellen, Garen

Beim *Anbraten* mit Fett will man vor allem die Aromabildung und Formung (Krustenbildung) erreichen. So werden Zwiebeln, Mehl oder Getreideschrot für Soßen, Reis für Risotto kurzfristig angebraten, dann aber mit Wasser abgelöscht und weitergekocht. Will man diesen Prozeß sehr schonend durchführen und legt weniger Wert auf die Krustenbildung, gibt man beim Anbraten etwas Wasser zum Fett, so daß die Temperatur niedrig bleibt. Wird ohne Fett angebraten, spricht man vom Rösten. Dies ergibt andere Aromen.

Kurzbraten wird bei schnell garenden Lebensmittel angewendet wie Eiern, dünnen Fleischstücken, Fisch, Plinsen oder Eierpfannkuchen. *Langbraten* ist die Methode bei dickeren oder stabileren Lebensmitteln wie Bratlingen. *Fritieren* ist eine Sonderform des Bratens. Hier wird das Lebensmittel in heißes Fett (um 180 °C) eingetaucht. So hat die Speise von allen Seiten Kontakt mit der Hitze, es bildet sich überall an der Oberfläche eine Kruste. Das Fritieren ermöglicht eine starke Aromabildung und wohl die intensivste Formung des Bratgutes. So gibt man auch Lebensmittel umhüllt mit Ausbackteig zum Fritieren, weil der Teig schnell in dem heißen Fett erstarrt, das Innere aber saftig oder locker bleibt wie bei Kroketten oder Faschingsgebäck. Eine Variante des Fritierens ist das Fondue, bei dem man Fleisch, Fisch, Gemüse oder Brotstückchen in heißes Fett taucht. Das Fritieren ist allerdings auch das umstrittenste Garverfahren, da das Fett besonders durch mehrmaliges Erhitzen in seiner Qualität gemindert wird und die fritierten Speisen recht fett sein können. Es sollte daher nur selten verwendet werden.

Aufgabe des Fettes

Warum nimmt man Fette beim Braten? Fette sind Nährstoffe, die Wärme durch ihre Entstehung verinnerlicht haben. Wir erhalten die Speiseöle und -fette überwiegend von Samen, die in der Sonne gereift sind. Bei Tieren sind das die Gewebe, die das Tier vor Wärmeverlust schützten wie der Speck beim Schwein. Es ist viel Wärme in das Fett hineinverstofflicht. Das Fett ist dazu recht reaktionsträge, so daß es zusätzlich viel äußere Wärme speichern kann, ohne sich zu verändern. Erhitzt man Eiweiß, so denaturiert es bereits ab 60–80°C, Kohlenhydrate wie Stärke quellen ab 40°C und verkleistern ab 55°C. Fett bleibt bei diesen Temperaturen in seiner Form und nimmt die Wärme in sich auf. Allenfalls schmilzt es. Strukturveränderungen treten erst ab 200–300°C (je nach Fettart) auf. Bis dahin speichert das Fett die zugeführte Wärme und gibt sie langsam an das Bratgut ab. Würde man einen Pfannkuchenteig ohne Fett in die heiße Pfanne geben, so würde er verkohlen. Fett schützt davor und hält auch die Eigenfeuchtigkeit des Bratgutes zurück. Diese trocknen kaum aus. Daneben reagiert es stofflich bei höheren Temperaturen mit dem Bratgut und bildet spezielle Aromen, die auf viele Menschen sehr appetitanregend wirken. Allerdings wird die Speise durch den Fettzusatz schwerer verdaulich.

Garen mit Fett

Garverfahren	Temperatur °C	Zeitdauer	Prozeß	geeignete Lebensmittel
Kurzbraten	120–250	wenige Minuten	Krusten-, Aromabildung	Fleisch, Eier, Fisch, Eier, Pfannkuchen
Langbraten	140–270	Min.–Std.	Formung, Aromabildung	Fleisch, Bratlinge, Kartoffeln
Anbraten	180	wenige Minuten	Aromabildung	Zwiebeln, Getreide, Reis
Anbraten mit Fett und Wasser	100	wenige Minuten	Aromabildung	Zwiebeln, Getreide, Reis
Fritieren	180	15–30 Minuten	Aromabildung, Formung	Fleisch, Fisch, Ausbackteige, Kartoffeln, Gebäck

Wie wirken gebratene Speisen auf den Menschen?

Die Krustenbildung, Formung und Aromabildung beim Braten zeigen die Tendenz: Es findet *einerseits* ein Abbau, Stoffauflösung in der Wärme statt. Das Beweglich-Vitale wird zurückgedrängt. Daher wirkt Gebratenes anregend auf die Sinne des Menschen (Geschmack), aber eher belastend auf die Verdauung. Viele Menschen essen gern Gebratenes, interessant ist es, daß dies besonders für Männer zutrifft.

Garen mit Luft

Hierzu gehören Backen und Überbacken. Dazu kommen Zubereitungsverfahren, die als Vorstufen eines folgenden Garprozesses anzusehen sind wie das Rösten und Darren. Beim *Backen* wird eine Speise in den heißen Backofen gegeben, wo die Hitze zu einer schnellen Krustenbildung führt. Dieser Prozeß ist vergleichbar mit dem Kontakt heißen Fettes beim Braten oder mit siedendem Wasser. Allerdings ist die Wirkung immer anders. Auch hier entsteht eine äußere Kruste, während das Innere der Speise gargedünstet wird. Im Gegensatz zum Braten ist die Aromabildung geringer, dagegen der Feuchtigkeitsentzug größer. Gibt man das Backgut in den ungeheizten Backofen, so steigt die Wärme langsam an. Die Krustenbildung erfolgt verzögert, und das Backgut kann leicht zerfallen wie man dies bei Backlingen erleben kann. Außerdem können Stoffe aus dem Innern des Backgutes herausfließen oder diffundieren.

Beim Backen wird die Oberfläche recht heiß, bis zu 250 °C im Haushaltsbackofen. Im Inneren des Gebäcks steigt die Temperatur wegen des Wassergehaltes wiederum nicht über 100 °C. Gebackene Speisen sind verträglicher als gebratene, weil das erhitzte Fett fehlt. Sie erreichen aber auch nicht die intensive Aromabildung des Bratens und verlieren mehr Feuchtigkeit als beim Braten und erst recht als beim Kochen. In der Vollwertküche wird dem Backen gern der Vorzug vor dem Braten gegeben. Das Backen liegt somit etwa zwischen der Wirkung des Kochens und des Bratens.

Eine Besonderheit des Backens ist das *Überbacken* oder Gratinieren. Hierbei wird eine gedünstete, fertig gegarte Speise noch aromatisiert, in dem sie kurze Zeit 20–30 Min. in den vorgeheizten Backofen gegeben wird. Oftmals belegt man sie noch mit Fett (Butter) oder Käse. Die Oberfläche wird so gebräunt, Aromastoffe entstehen. So kommt ein dem Braten ähnlicher Effekt zustande. Dadurch schmeckt die Speise intensiver, sie wird aber schwerer verdaulich als nur gedünstet.

Gedarrt wird vor allem Getreide im Backofen bei etwa 60–80 °C. Es handelt sich dabei um ein mildes Wärmeverfahren, welches einerseits das Getreide trocknen soll, andererseits eine leichte Aromabildung bewirkt und schließlich einen leichten Abbau der Kohlenhydrate zu Dextrinen, Vorstufen des Zuckers, bewirkt. Damit wird gedarrtes Getreide leichter verdaulich.

Von einer bestimmten Temperatur an steht die Aromatisierung

im Vordergrund. Jetzt spricht man vom *Rösten*. Der Stärkeabbau und Feuchtigkeitsverlust ist sekundär. Geröstet werden Getreidekörner für Malzkaffee, Risotto, Puffreis, Kaffeebohnen, Malzgetreide für dunkle Biere, Getreideflocken.

Garen mit Luft in trockener Wärme

Verfahren	Temperatur °C	Zeit	Prozeß	Lebensmittel
Darren	60–120	1–2 Std.	Wasserentzug, Aromabildung, stofflicher Abbau	Getreide
Rösten (ohne Fett)	180–200	Minuten	wie Darren	Reis (Risotto), Getreideschrot, Kaffee
Backen	150–250	Stunden	Aromabildung, Krustenbildung innen: Garen	Teige, Backlinge, Schnitten, Fleisch, Fisch
Überbacken (Gratinieren)	150–180	½ Std.	Aromabildung Krustenbildung	Aufläufe, Schnitten Toasts

Garen mit Strahlen

Während die bisher dargestellten Wärmemedien: Wasser, Fett und Luft eine stoffliche Grundlage haben und entweder flüssig (Wasser, Fett) oder gasförmig (Luft) sind, ist die Strahlung direkt eine Erscheinung der Wärme. Wärmestrahlen stammen von der Sonne oder werden durch Feuer erzeugt. Neuere Wärmequellen stammen von der Elektrizität wie beim Grill.

Das Grillen ist daher die wichtigste Garmethode mit Wärmestrahlen. Auch das Mikrowellengaren erfolgt durch Strahlen, die aber anderer Natur (Frequenz) als Wärmestrahlen sind und eine wesentlich andere Erwärmungsart darstellen.

Lebensmittelqualität

Grillen

Beim Infrarotgrillen werden Wärmestrahlen ausgesendet, die die Luft nicht erwärmen, sondern nur dichte Körper wie Flüssigkeiten und noch besser feste Produkte. Wärme wird vom Grillgut an der Oberfläche aufgenommen und breitet sich im Inneren aus. Die Wärme stammt direkt von der Strahlungsquelle. Infrarotstrahlen erwärmen die Oberfläche sehr stark (bis zu 350°C), dringen aber nicht in die Tiefe. Daher müssen dickere Lebensmittel wie Fleischstücke oder Geflügel gedreht werden, damit sie nicht an einer Seite verbrennen und an der anderen Seite nicht gar werden. Die Hitze an der Oberfläche ergibt eine intensive Bräunung und Aromabildung. Daher grillt man gern beim Überbacken wie bei Käsetoasts. Auch fettet man die Grilloberfläche ein, damit das Fett die auftreffende Wärme langsam ableitet und eine intensivere Aromatisierung stattfindet. Grillen kann man auch über Holzkohlen oder Holzfeuer.

Garen mit Strahlen

Verfahren	Temperatur °C	Zeit	Prozeß	Lebensmittel
Grillen am Spieß	130–160	Min.-Std.	Aromabildung Krustenbildung Geflügelockerung	Fleisch, Fisch
auf dem Rost	250–300	Min.-Std	wie Grillen	Toast, Fleisch, Fisch, Kartoffeln in Folie
Grillen (Infrarot)	–350	Min.-Std.	wie Grillen	wie oben
Mikrowellen		Sek.–Min.	Garen, Trocknen Erwärmen	Tiefkühlkost, Gemüse Fleisch

Mikrowellen dringen im Gegensatz zu Wärmestrahlen tief in das Lebensmittel ein und bringen dort die Moleküle (kleinste Teilchen) zur Schwingung. Dies verursacht eine wechselnde elektrische Ladung der Wassermoleküle (Dipole). Dadurch entsteht erst im Lebensmittel durch Reibung die Wärme. Es werden vor allem wasserreiche Lebensmittel erhitzt. Die Strahlung der Mikrowellen ist energiereicher als die Wärmezufuhr durch andere Medien. Mikrowellen vermögen nicht die Oberfläche zu bräunen und aromatisieren. Diese andere Art der Wärmeentstehung durch Mikrowellen wirkt zwar nicht stoffverändernd wie ionisierende Strahlen. Ihre Unbedenklichkeit ist nicht vollständig erwiesen. Sie zerstören Nährstoffe wie Vitamine genauso wie konventionelle Garverfahren. Ihre Wirkung auf lebendige Strukturen und die Ordnung der Bildekräfte wird negativ beurteilt. Da in ihrer Anwendung keine Vorteile gesehen werden, werden sie generell in der Vollwerternährung abgelehnt.[4]

Wirkung der Garverfahren auf den Menschen

Will man die Qualität bestimmen, die durch die jeweilige Art der Zubereitung geschaffen wurde, so muß man auf die Wirkung schauen.

Die Garverfahren mit Wasser oder Wasserdampf und Wärme vollziehen vor allem den Prozeß des Lösens und Quellens. Die Garverfahren mit Wärme und Luft führen zu leichter bis starker Trocknung, Aromabildung und leichtem Stoffabbau. Dies trifft auch für die Wirkung der Garverfahren mit Strahlen zu. Die Garverfahren mit Fett führen nicht zu solcher intensiven Quellung, aber sie schützen vor dem Verlust der Eigenfeuchtigkeit und erbringen eine starke Aromabildung.

Es lassen sich so mehrere Wirkungen des Garens feststellen:
a) Verfestigung, Formung (außen: Kruste), b) Quellung durch Wasseraufnahme c) Lockerung des Gefüges, Konsistenzverände-

---

[4] P. Kühne: Garen mit Mikrowellen- eine Alternative? in Merkblattmappe. Hrsg. Arbeitskreis für Ernährungsforschung e. V. Bad Liebenzell

rung, Durchlüftung (innen), d) Aromatisierung. Dies entspricht den Wirkungen der vier Elemente:

a) Verfestigung   Erde
b) Wasseraufnahme   Wasser
c) Lockerung   Luft
d) Aromabildung   Wärme, Feuer

Der Mensch trägt all diese Komponenten in sich. Die Garverfahren wirken somit anregend auf eine oder mehrere Ausprägungen dieser Komponenten. Sicher ist es nicht wünschenswert, daß nur eine Verfestigung oder nur eine Aromabildung vorliegt, da dies eine Einseitigkeit ist. Es sollte ein gewisses Gleichgewicht herrschen.

Je mehr eine Verfestigung eintritt, um so schwerer bekömmlich wird ein Lebensmittel, wirkt also belastender auf das Stoffwechsel-Gliedmaßen-System (s. S. 42). Je mehr Aroma gebildet worden ist, desto stärker wird das Nerven-Sinnes-System des Menschen angesprochen wie beim Rösten, meist sinkt die Bekömmlichkeit aber für das Stoffwechsel-Gliedmaßen-System. Das Backen liegt etwa in der Mitte, spricht durch sein Aroma das Nerven-Sinnes-System an, ist aber recht bekömmlich. Gerade beim Braten und Backen wird

Garverfahren	Bekömmlichkeit	Aromabildung
	groß	niedrig
Dämpfen, Dünsten, Garziehen, Garen im Wasserbad		
Kochen		
Darren		
Backen		
Schmoren, Anbraten		
Braten, Grillen, Fritieren		
Rösten		
	niedrig	groß

durch die Teigbereitung noch Wasser hinzugefügt, der Wasserprozeß also integriert. Dies ist beim Rösten und Darren nicht der Fall.

Um die Verfahren zu gliedern sind sie in obiger Tabelle etwa in ihrer Wirkung auf Bekömmlichkeit und Aromabildung angeordnet. Im weiteren wird eine Zuordnung zu den vier Wirkungen aufgeführt. Unter 1. ist eine starke Beziehung zwischen Garverfahren und Wirkung, unter 2. eine schwächere.

Quellung	1. Dünsten, Dämpfen, Pochieren, Garen im Wasserbad
	2. Kochen
Lockerung	1. Dünsten, Dämpfen, Pochieren, Garen im Wasserbad
	2. Backen, Braten
Verfestigung	1. Kochen in siedendem Wasser, Fritieren, Rösten, Grillen, Braten (äußere Verfestigung: Krustenbildung
	Mikrowellen (innere Verfestigung?)
Aromabildung	1. Braten, Grillen, Rösten, Fritieren
	2. Schmoren
	3. Dünsten, Dämpfen, Kochen

Diese Aufstellung muß nach Lebensmitteln differenziert werden. Gemüse ist nur für wenige Verfahren geeignet. Selbst bei Gemüse muß zwischen den einzelnen Arten wie Frucht-, Blatt- oder Wurzelgemüse unterschieden werden.

Die folgende Übersicht zeigt die häufigsten Verfahren, die für einzelne Lebensmittelgruppen geeignet sind.

Bei einigen Gruppen dominiert auch das unerhitzte Lebensmittel wie bei Obst. Obst wird nur selten der besseren Bekömmlichkeit wegen gedünstet. Getreide wird als Schrot und ganzes Korn eingeweicht und gekocht, eventuell zur leichteren Bekömmlichkeit und Aromatisierung gedarrt. Im Teig wird Getreide auch gebraten und gebacken. Hülsenfrüchte werden ähnlich wie Getreide zubereitet.

Lebensmittelqualität

Hier ist die Wärme oft notwendig, um giftige Stoffe abzubauen. Nüsse und Ölsaaten werden gern zur Aromabildung geröstet, bevor man sie weiterverwertet.

Eignung der Lebensmittel zu verschiedenen Garverfahren

Lebensmittel	Rohkost	Garverfahren
Gemüse	roh	Dünsten, Dämpfen Wurzelgemüse: Ausbacken in Teig
Obst	überwiegend roh	Dünsten
Getreide	eingeweicht	Kochen, Darren, Rösten
Getreide als Teig	–	Backen, Braten, (Grillen)
Hülsenfrüchte	gekeimt	Kochen
Hülsenfrüchte als Teig	–	Backen, Braten (Plinsen)
Nüsse, Ölsaaten	roh	Rösten
Milch	roh	Erwärmen
Käse	unerhitzt	Überbacken, Kurzbraten (Camembert)
Eier	selten roh	mit Schale: Kochen ohne Schale: Pochieren, Garen im Wasserbad, Kurzbraten
Fleisch	–	Braten, Backen, Grillen, Kochen
Fisch	–	Pochieren, Braten, Dünsten

Käse wird zur Aromabildung überbacken, da das Eiweiß sich leicht zu aromatischen Stoffen abbaut. Eier mit Schale vertragen Kochen, ohne Schale müssen sie in Wasser pochiert werden (verlorene Eier) oder in einer Masse im Wasserbad erstarren. Auch Kurzbraten mit rascher Formung ist möglich (Spiegelei, Rührei). Fleisch wird gebraten, gebacken und gegrillt. Für Suppen und Eintöpfe kocht man es auch, wobei es seine Stoffe an die Brühe abgibt. Fisch ist empfindlicher gegen Formverlust und wird vorsichtig im eigenen Saft gedünstet (Kochfisch), gebacken oder paniert gebraten.

3.5. Rohkost

Ein wichtiger Bestandteil der Ernährung ist die Rohkost. Sie erhält ihre Qualität durch die Art des Lebensmittels (Pflanzenfamilie, Pflanzensorte), durch den Anbau und die Zubereitung. Dabei ist die Zubereitung verglichen mit erhitzen Speisen einfach, aber wichtig. Wenn der Salat nicht schmeckt, bekommt er auch nicht. So spielt die Zusammenstellung, Art der Zerkleinerung und das Würzen eine Rolle.

Rohkost hat erst in jüngerer Zeit einen wichtigen Platz in der Ernährung eingenommen (s. S. 31). Noch Mitte bis Ende letzen Jahrhunderts wurde so gut wie keine Rohkost gegessen. Im Gegenteil, sie galt als ungesund, für Kinder und kranke Menschen als gefährlich bis lebensbedrohend. Wir mögen heute verwundert über solche Meinungen sein, aber so aus der Luft gegriffen waren die Befürchtungen gar nicht. Es war damals üblich, daß die Felder mit menschlichen Fäkalien gedüngt wurden. Dadurch ergaben sich teilweise mikrobielle Verunreinigungen wie Salmonellen und Parasiten oder Würmer. Da Bakterien noch unbekannt waren, schob man die Ursache für Erkrankungen auf die rohen, ungekochten Lebensmittel. Tatsächlich konnte eine solche verunreinigte Rohkost gerade für kleine Kinder oder geschwächte Personen eine lebensbedrohliche Infektion auslösen. Als einzige Lösung sah man das Erhitzen an. Mit diesem Hintergrund mutet es schon bahnbrechend an, daß der Schweizer Arzt Maximilian Bircher-Benner (1867–1939) ein konsequenter Antialkoholiker, Vegetarier und Lebensreformer, gerade Rohkost zur Grundlage seiner Ernährungstherapie machte.

Lebensmittelqualität

Während andere Ärzte den Kranken zur Stärkung beispielsweise Wein verordneten – es gab noch keine pasteurisierten, haltbaren Fruchtsäfte –, empfahl M. Bircher-Benner geriebene Gemüse oder frisch gepreßte Säfte! In dieser Situation wundert es wenig, daß er viel Ablehnung erntete und man ihn sogar bezichtigte, daß er seine Patienten krank machen würde. Wir wissen heute, daß genau das Gegenteil eintrat und viele Menschen durch Rohkost gesundeten. So können wir das Ende des 19. Jahrhundert als Beginn der Rohkosttherapie ansehen.

Was ist Rohkost?

Rohkost bedeutet rohe Kost, das heißt unerhitzte, ungekochte Lebensmittel. Sie umfaßt rohes Obst, Gemüse, Salate, Nüsse und Ölsaaten. Heute wird auch rohes, unerhitztes Getreide dazugezählt sowie gekeimte Samen und Roh- oder Vorzugsmilch. Auch unerhitzte Sauermilchprodukte wie Dickmilch zählen zur Rohkost. Manche Rohkostrichtungen empfehlen auch rohes Fleisch wie Tartar, aber dies sind eher Ausnahmen. In jüngerer Zeit wird anstelle von Rohkost auch der Begriff »Frischkost« benutzt.

Einige Lebensmittel können nicht roh verzehrt werden, da sie unerhitzt giftig oder unbekömmlich sind. Dazu zählen Bohnen aller Art wie auch die grünen Bohnen. Auch Kartoffeln sollten wegen ihrer schwer verdaulichen Stärke nicht roh verzehrt werden. Ebenso sind Pilze wegen ihres Eiweißes roh nicht sehr bekömmlich. Hülsenfrüchte wie Erbsen oder Linsen werden roh erst durch das Keimen genießbar. Bohnenkeime wie von Soja-, Mung- oder weißen Bohnen müssen zusätzlich noch wärmebehandelt werden, etwa durch Blanchieren oder Anbraten in der Pfanne, da durch die Keimung nur ein Teil ihrer giftigen, unbekömmlichen Stoffe abgebaut werden. Bohnenkeimlinge gelten deshalb nicht mehr als Rohkost.

Was ist Rohkost?

Welche Lebensmittel zählen zur Rohkost?

Lebensmittelgruppe	einzelne Lebensmittel (Beispiele)
frisches Obst	Beeren, Äpfel, Birnen, Kirschen, Trauben, Südfrüchte
frisches Gemüse	Spinat, Kohl, Tomaten, Gurken, Sellerie, Möhren
Salate	Eis-, Kopfsalat, Zuckerhut, Endivie, Radicchio, Lollo
Wildsalate	Brennessel, Schafgarbe
Gewürzkräuter	Petersilie, Kerbel, Schnittlauch, Thymian, Salbei
Nüsse	Hasel-, Wal-, Pekanüsse, Mandeln
Ölsaaten	Sonnenblumenkerne, Sesam, Pistazien, Leinsamen
Getreide	Weizen, Gerste, Hafer, Reis, Hirse u. a.
Obstsäfte	alle Obstarten
Gemüsesäfte	Tomaten-, Karottensaft
Milch	Roh-, Vorzugsmilch, Dickmilch, Sauermilch
Öle	kaltgepreßte Öle
Getränke	Mineralwasser, frische Säfte, Kräutertee
Keime	von Samen wie Ölsaaten, Getreide, Hülsenfrüchten

Seit Bircher-Benner ist bekannt, daß Rohkost den Organismus des Menschen in intensiverer Weise fördert als die übliche Kost.[5] Dem Verdauungssystem wird größerer Widerstand entgegengesetzt als bei gekochter Kost.

---

[5] Frischsäfte, Rohkost und Früchtespeisen. Bircher-Benner-Handbuch 6. 8. Aufl. Bad Homburg v. d. H. 1986

Lebensmittelqualität

Wirkung der Rohkost auf den Menschen

Um Nahrung zu verdauen, baut der Organismus zum einen Nährstoffe ab bis zu einfachen chemischen Verbindungen. Zum anderen wird die Nahrung ihrer Vitalität entkleidet. Dies geschieht durch die Tätigkeit unserer Bilde- oder Ätherkräfte. Je mächtiger und vielfältiger die fremden pflanzlichen, weniger tierischen Bildekräfte sind, um so umfassender und bereichernder ist die Anregung für unseren vitalen Bereich, wenn wir die Abbauarbeit leisten können. Diese Wirkung der Nahrung sollte genauer betrachtet werden. So unterscheidet man in unserem Organismus:

1. Stoffwechsel-Pol: das Innere des Menschen mit seinem Stoffwechsel, der Verdauung und Fortpflanzung
2. Nerven-Sinnes-Bereich: das Äußere des Menschen mit Haut, Sinnesorganen, Nerven und Gehirn.

Der Stoffwechselpol verändert die aufgenommene Nahrung, zerstört das Fremde der Lebensmittel und baut sich seine eigene Substanz auf. Der Nerven-Sinnes-Pol nimmt dagegen wahr, verändert nicht, sondern erlebt die Natur und den Kosmos.

Ißt man eine gegarte Kost, so setzt sie der Verdauung geringere Widerstandskraft entgegen als Rohkost, da ihre Vitalität abgenommen hat. Kochen nimmt dem Organismus Arbeit ab, er muß sich weniger in seinem vitalen Bereich anstrengen. Nicht beanspruchte Kräfte stehen für innere Prozesse zur Verfügung.

Ganz anders dagegen die Rohkost. Sie benötigt viel Verdauungskraft. Ganz besonders notwendig ist selbsterzeugte Wärme, denn nur in Wärme und Feuchtigkeit gelingt der Abbau und Aufschluß der Nahrungssubstanzen. Der menschliche Organismus wird stark gefordert. Die Kräfteanregungen bleiben nicht wie bei der gegarten Kost im zentralen, inneren Bereich des Menschen stehen, sondern sind so mächtig, daß sie darüber hinaus bis in die Peripherie vordringen. Dies erklärt auch die positiven Auswirkungen einer Rohkostnahrung auf Haut und Haare. Brachliegende vitale Kräfte, Selbstheilungskräfte werden aktiviert.

Die Kräfte des peripheren Bereichs sind Form- und Gestaltungskräfte, während diejenigen des inneren Stoffwechselbereichs vor allem mit der Dynamik der Stoffverwandlung umgehen.

Rohkost aktiviert die Vitalität. Dazu muß man die notwendige Verdauungsarbeit leisten. Nicht jeder vermag dies, so fangen manche Menschen bei zuviel Rohkost an zu frieren, weil ihr Wärmehaushalt die erhöhten Anforderungen nicht bewältigt. Reine Rohkost ist keine Dauernahrung. Eine tägliche Rohkostzulage zur üblichen Nahrung wird aber von fast jedem vertragen. Sie sollte ¼ bis ⅓ der gesamten gewichtsmäßigen Nahrungsmenge ausmachen. Sie wird unzerkleinert oder fein zerkleinert (geraspelt, gerafelt) gegessen.

Auswahl der rohen Lebensmittel

Darüber hinaus ist die Auswahl der rohen Lebensmittel wichtig. Es sollen die drei Bereiche der Pflanze berücksichtigt werden: Wurzel, Blatt/Stengel, Frucht/Same. Nach Bircher-Benner ist es empfehlenswert, diese drei Elemente in *einer* Mahlzeit zu vereinen. Zumindest sollten sie aber an einem *Tage* alle in der Kost enthalten sein. Diese Pflanzenorgane besitzen eine bestimmte Beziehung zu Bereichen des Menschen: die Wurzel zum Nerven-Sinnes-System, das Blatt zum mittleren Menschen mit Herz und Lunge, Frucht und Samen zum Stoffwechsel-Bereich. Führt man sich alle drei Pflanzenteile zu, so erfährt man auch eine harmonische, ganzheitliche Anregung. Legt man einen Schwerpunkt auf einen Pflanzenbereich, kann man intensiver den entsprechenden menschlichen Bereich aktivieren, zum Beispiel durch vermehrte Wurzelgemüse die Haut, Sinne oder den Kopfbereich. Allerdings sollte man die anderen Pflanzenbereiche Blatt und Frucht nicht vernachlässigen, wohl aber den Schwerpunkt auf die gewünschte Ebene legen.

Bei den Rohkostspeisen sollte man die Vielheit nicht übertreiben, damit man sich nicht überlastet. Drei Arten von Gemüse oder Obst in einer Mahlzeit gelten als wünschenswert.

Wurzel	Möhren, Sellerie, Pastinaken, Schwarzwurzeln, Rote Bete, Rettich, Radieschen, Steckrübe, weiße Rübe, Mairübchen
Blatt/Stengel	Salate, Kohlarten, Kohlrabi, Mangold, Spinat, Chicoreé, Brennessel, Porree, Fenchel, Spargel, Zwiebel, Knoblauch
Frucht	grüne Erbsen, Tomaten, Gurken, Zucchini, Kürbis, Paprika, Aubergine, Zucchini, Peperoni, Melone
Same	Nüsse, Getreide, Sonnenblumenkerne, Leinsamen, Pistazien

Zubereitung von Rohkost

Rohkost sollte möglichst frisch geerntet oder eingekauft werden. Wenn sie gelagert werden muß, ist dies unter den besten Bedingungen zu tun: kühl, dunkel und nicht zu trocken. Gemüse und Obst sollten unzerkleinert gelagert werden.

Erst kurz vor dem Verzehr erfolgt die Zubereitung. Die Lebensmittel werden gründlich gewaschen. Kohl kann man zum Abtöten von eventuell vorhandenen Wurmeiern etwa 20–30 Minuten in kaltes Salzwasser legen. Die Reinigung erfolgt durch Bürsten oder Schaben bei Wurzelgemüse. Geschält wird Ware aus ökologischem Anbau selten, da dabei viele wertvolle Inhaltsstoffe direkt unter der Schale verlorengehen. Man zerkleinert schonend auf einer Raffel. Die zerkleinerte Rohkost wird möglichst rasch mit der Salatsoße gemischt, damit der Luftsauerstoff nicht abbauend auf die Inhaltsstoffe wie Vitamine einwirken kann. Saure Salatsoßen wie mit Zitronensaft, Molke oder Brottrunk wirken leicht antibakteriell.

- kurze Lagerung: kühl, dunkel, unzerkleinert, mittlere Feuchte
- Zubereitung erst kurz vor dem Verzehr
- gründliche Reinigung wie Waschen, evtl. Einlegen in Salzwasser, Bürsten, Schaben, Sparschälen
- schonende Zerkleinerung
- Zufügen der Salatsoße

3.6. Natürliche Konservierung

Die Gemüse und Früchte reifen im Jahreslauf, so daß im Sommer und Herbst die größte Ernte vorliegt. Um sie auch in den anderen Monaten des Jahres zu erhalten, müssen sie so aufbewahrt oder konserviert werden, daß sie vor Verderben geschützt sind. Tierische Produkte standen früher nur zu bestimmten Schlachtzeiten, meist im Winter, zur Verfügung. Daher gab es schon in früheren Zeiten Verfahren zur Erhaltung. Mit der modernen Technik und dem naturwissenschaftlichem Fortschritt wurden sie verändert und eine Reihe neuer Methoden entwickelt wie Vakuumtrocknung, Pasteurisierung, Sterilisierung bis hin zu chemischen und neuerdings Strahlenverfahren (s. Tabelle). Einige der Verfahren lassen sich nur industriell in großem Maßstab durchführen, andere sind auch für den Verbraucherhaushalt geeignet. Es ist nicht nur eine einzige Methoden zur Konservierung zu empfehlen, dafür sind die Lebensmittel zu verschieden.

Nicht alle Verfahren werden begrüßt, einige sind besonders in der Vollwerternährung umstritten, ihre gesundheitliche Unbedenklichkeit wird angezweifelt. Dazu gehören die chemischen (synthetischen) Konservierungsmittel. Ihre Bedeutung nimmt auch immer mehr ab, da viele Verbraucher sie nicht akzeptieren. Auch großtechnische Methoden wie die Lebensmittelbestrahlung mit radioaktiven (ionisierenden) Strahlen sind unerwünscht und zur Zeit gesetzlich in der Bundesrepublik Deutschland noch nicht zugelassen.

Lebensmittelqualität

Welche Verfahren genügen den Anforderungen an eine hochwertige Lebensmittelqualität? Welche Kriterien werden zugrunde gelegt?

Lebensmittel sollen durch die Konservierung vor Verderb geschützt werden. Die Reifequalität soll erhalten oder sogar positiv verändert werden. Wenn Pflanzen unter naturgemäßen Bedingungen eine hohe Qualität erlangt haben, will man diese bewahren, den Lebenszustand erhalten. Konservierung soll also auch »Leben bewahren«. Dies geschieht, wenn Verfahren gewählt werden, die den natürlichen Lebensbedingungen der Pflanzen (Gemüse, Obst, Kräuter) gerecht werden, also schonend und angepaßt an das jeweilige Lebensmittel sind. Diese Verfahren sollen umweltverträglich sein, geringen Energieverbrauch und geringe oder keine Umweltbelastung aufweisen.

Konservierung von tierischen und pflanzlichen Produkten

Um diese Kriterien zu erfüllen, hilft es, die Pflanzen gemäß ihrer Dreigliederung (s. S. 40 f.) in Wurzel, Blatt/Stengel, Blüte und der daraus sich entwickelnden Frucht und Samen anzuschauen. Bei den tierischen Produkten werden andere Kriterien zugrunde gelegt.

Die Wurzel ist ein verdicktes Organ, sie enthält viele Minerale und nährende Stoffe und im Vergleich zu anderen Pflanzenteilen wenig Wasser. Wurzeln sind sehr widerstandsfähig gegenüber Kälte im Winter. Auch Trockenheit überstehen sie in der Erde recht gut, während andere Teile der Pflanze dann welken und vergehen. Daher werden hier Konservierungsverfahren gewählt, wo die Wurzeln in Kühle und Dunkelheit lagern.

Die Konservierungsverfahren

	Konservierungs-/ Lagertemperatur in °C	Haltbarkeitszeit	Veränderte Umweltbedingungen
Physikalische Verfahren Kühlen und Gefrieren			
Kühllagerung			
a) Erdmiete	−5 bis 10	6–12 Monate	Kühle, Dunkelheit, Ruhe
b) Keller	0 bis 10	6–12 Monate	Kühle, Dunkelheit, Ruhe
c) Kühlschrank	2 bis 8	kurzfristig	Kühle, Dunkelheit
Gefrieren			
a) im Haushalt	−32/−18	3–12 Monate	Kälte
b) industriell	−50 bis −30/−18	3–12 Monate	Kälte, chemisches Kältemittel
c) Gefriertrocknung	−30 bis −5/20	Monate	Kälte, Vakuum
Trocknen			
Sprühtrocknung	50–55	Monate	Wärme, Trockenheit
Vakuumtrocknung	> 30	Monate	Wärme, Vakuum
Dörren	60–80	langfristig	Wärme, Trockenheit
Bestrahlung			
UV-Verfahren radioaktive Bestrahlung Mikrowellenbestrahlung	Kombinationsverfahren zur Entkeimung in der Bundesrepublik Deutschland noch nicht erlaubt teilweise, z. B. Trocknen von Kräutern		
Erhitzen			
a) Pasteurisieren	72–84	kurzfristig bis zu 12 Monaten	Wärme, Wasser, Luftentzug
b) Einkochen	70–95	bis zu 12 Monaten	Wärme, Luftentzug, Wasser
c) Sterilisieren	115–123	langfristig	Wärme, Luftentzug, Wasser

Lebensmittelqualität

	Konservierungs-/ Lagertemperatur in °C	Haltbarkeitszeit	Veränderte Umweltbedingungen
Chemische Verfahren Säuren			
a) Milchsäuern	18–22	1–2 Jahre	Ruhe, Gärung, Wasser
b) Einsäuern	18–22	1–2 Jahre	Säure wie Essig, Wasser
Salzen und Pökeln	20	kurz-/langfristig	Wärme, Salz, Nitrit, (Wasser)
Räuchern	bis 90	langfristig	(Wärme), Trockenheit, Rauchgase
Zuckern	20	Jahre	Zucker
chemische (synthetische) Konservierungsmittel	20	kurz- bis langfristig	chemisches Konservierungsmittel
Zusatz von Alkohol (mind. 15 %)	20	langfristig	Alkohol

Das *Blatt* ist ein viel empfindlicherer Teil der Pflanze als die Wurzel. Blätter erfrieren bei Kälte und welken bei Trockenheit. Sie benötigen viel Wasser, um die Nährsalze zu transportieren und zu lösen. Blätter sind auch nicht dauerhaft wie viele Wurzeln, sie vergehen im Herbst und unterliegen dem jahreszeitlichen Rhythmus. Daher ist es viel schwieriger, Blattgemüse zu konservieren als ein Wurzelgemüse. Da Blätter eine intensive Beziehung zum Wasser haben, auch zu Säuren und Salzlösungen, kommen hier Konservierungsverfahren in Betracht, die diese Beziehungen berücksichtigen. Da wäre das Säuern und die Einkochverfahren zu nennen.

Die *Blüte* ist mit der zarteste Teil der Pflanze. Schon während ihrer Entfaltung gibt sie mit dem Duft Aroma an die Umgebung ab. Sie verströmt und verblüht in die Luft. Feuchtigkeit führt meist zu einem Vergehen der Blüten. Diese Beziehung zur Luft wird beim Konservieren von Blüten oder blütenartigen Lebensmitteln beachtet. Es tritt die Trocknung in den Vordergrund.

In der *Frucht* konzentriert sich die Pflanze. Während die Blüte ganz im Äußeren wirkt und ihren Duft und Nektar an die Außenwelt abgibt, sammeln sich die Stoffe in der Frucht. Sie ist Umhüllung vieler Samen, oft Nahrung für den keimenden Samen sowie Lebensmittel für Mensch und Tier. Die meisten Früchte sind wasserreich und haben eine ähnliche Verbundenheit zu Lösungen und auch Säuren wie die Blätter und Blattgemüse. Bei vielen tritt allerdings ein weiterer Impuls auf, den man besonders beim Obst erleben kann: der süße Geschmack, den das Blattgemüse nicht hat. Die Süße bildet sich durch die Wärme, durch wärmende Sonnenstrahlen oder eine Nachreife in warmen Lagerräumen. So findet man hier eine Beziehung zur Flüssigkeit und zur Wärme. Diese Beziehungen beeinflussen wiederum die Wahl des Konservierungsverfahrens: Die Früchte werden mit Wasser und/oder Süße – haltbar gemacht.

Die *Samen* sind meist klein und mit einer festen Schale umgeben. Ihr Wassergehalt ist verglichen mit Frucht oder Blatt gering. In ihnen liegt der Keim für eine neue Pflanze. Samen enthalten in konzentrierter Form wertvolle Nährstoffe: Eiweiß, Fette oder Kohlenhydrate. Sie reifen wie die Früchte in der Wärme,

Feuchtigkeit ist aber nicht erwünscht, dadurch kommt es zu Verderb. Samen sind wie viele Wurzel Dauerformen der Pflanze, sie vertragen Wärme, Luft und Trockenheit, aber auch Kälte überstehen sie. Unerwünscht ist nur Feuchtigkeit, die sie entweder zum Auskeimen oder zum Verderb führt. Daher kommt auch bei ihnen die Lagerung in Frage, allerdings im Gegensatz zur Wurzel in Luft und wesentlich geringerer Feuchtigkeit.

Bei den tierischen Produkten führen die Unterschiede (s.S. 57) zu den pflanzlichen Lebensmitteln dazu, daß andere Verfahren angewendet werden. Der höhere Eiweißgehalt macht Fleisch und Fisch verderblicher. Beim Schlachten der Tiere findet ja ein Todesprozeß statt, die Seele des Tieres, sein Bewußtsein zieht sich zurück, die Lebensstrukturen beginnen von da an zu zerfallen, der Verderb durch Mikroorganismen setzt ein. Da beim Eiweißzerfall, das heißt beim Abbau durch Bakterien, häufig giftige Stoffe entste-

Lebensmittelqualität

hen – die kohlenhydratreichen pflanzlichen Lebensmittel gären beim Zerfall – müssen Fleisch und Fisch sofort verwertet werden. Es gibt nur eine kurze Reifung nach dem Schlachten (mürbewerden des Fleisches nach der Totenstarre). Zur kurzzeitigen Lagerung wird gekühlt, längere Lagerung erfordert Tiefkühlung, es wird gepökelt, gekocht, geräuchert und selten getrocknet. Meist kommen mehrere Verfahren zum Einsatz wie Pökeln und anschließendes Räuchern (s. S. 255).

Bei pflanzlichen Produkten hören im Gegensatz zu tierischen die Lebensprozesse nach der Ernte nicht auf. Es finden weiterhin Stoffwechseltätigkeiten statt, die zur Reifung gehören. Allerdings sind dies Abbauprozesse, die zunächst zu einer weiteren Aromabildung beitragen, dann nach Überschreiten der Vollreife ebenfalls zum Verderb führen.

Im folgenden werden Konservierungsverfahren für Pflanzen dargestellt.

Pflanzenteil	Bedingungen zur Entwicklung	Eigenschaften	Bedingungen für Konservierung	Beispiel
Samen	Trockenheit, Luft, Dunkel (in Frucht), Wärme	dauerhaft konzentriert	*Lagerung* in trockenen, warmen, gelüfteten Räumen, nicht hell	Getreide
Frucht	Feuchtigkeit, Luft, Licht, Wärme	relativ dauerhaft, aromatisch	*feuchte Wärme:* Einwecken, Einkochen, Pasteurisieren *Aromatisierung:* konzentrierte Süße, Muse, Marmelade	Pflaumen, Kirschen, Äpfel
Blüte	Trockenheit, Luft, Licht, Wärme	vergänglich	*trockene Wärme:* Trocknung in Luft	Kamille (Gewürze)

Pflanzenteil	Bedingungen zur Entwicklung	Eigenschaften	Bedingungen für Konservierung	Beispiel
Blatt/Stengel	Feuchtigkeit, Luft, Licht, mittlere Temperatur	vergänglich/ relativ dauerhaft	*Einlegen* mit milchsaurer Gärung	Weißkohl
Wurzel	Erde, Feuchte, Dunkelheit, Kühle	dauerhaft	*Lagerung:* feuchte, kühle, unbelüftete Räume in Erde, Laub	Möhren, Pastinaken

Lagerung

Die Wurzelgemüse sind fast immer zum Lagern geeignet, sie werden in Sand, Erde oder Torf aufbewahrt. In Frage kommen hierfür Mohrrüben, Rote Bete, Sellerie oder Pastinaken. Die Temperatur soll niedrig liegen, darf aber nicht unter den Nullpunkt absinken, da es sonst zu Frostschäden kommt. Ein Wert von 3–7 °C ist günstig. Die Luftfeuchtigkeit sollte 70–80 % betragen.

Auch andere Gemüse- und Obstarten, die nicht zu den Wurzelgemüsen zählen, eignen sich zum Kühllagern. Sie werden allerdings nicht in Erde gelegt, sondern bleiben in der Luft. Hierzu gehören Kohl wie Weiß-, Rot- und Wirsingkohl, Äpfel und kurzfristig auch Salate und andere Blattgemüse.

Die Lagerung läßt die Lebensmitteln »altern«, durch die niedrige Temperatur sind die Reifeprozesse zwar fast völlig gestoppt, aber ein langsamer Abbau, eine Verstärkung des Wurzelhaften findet statt. Für empfindliche Menschen sind daher länger gelagerte Gemüse oder Obstsorten nicht so gut roh verträglich, sie werden besser durch einen milden Garprozeß aufgeschlossen.[6]

---

[6] R. Hauschka: Ernährungslehre. 7. Aufl. 1979. S. 195–197

Säuern

Die dem Blatt und den wäßrigen oder blattartigen Früchten wie Gurken zugeordnete Konservierungsmethode ist das Säuern. Am bekanntesten ist das Einlegen in eine Säure wie Essig. Günstiger vom ernährungsphysiologischen und gesundheitlichen Standpunkt ist die Säuerung durch Milchsäuregärung. Sauerkraut wird auf diese Art und Weise hergestellt. Es eignen sich aber viele Gemüsearten für diese Methode: Gurken, Kürbis, Bohnen, Paprika, Möhren, Rüben, Sellerie, Rettich, Pilze und Zwiebeln wie auch Mischungen dieser Gemüsearten.

Das Verfahren ist einfach. Man braucht dazu einen Gärtopf, Weckgläser oder Gläser mit Schraubverschluß. Zum Säuern kann man etwas Molke oder Brottrunk zum Start zugeben. Ferner muß das zerkleinerte Gemüse gesalzen und mit Wasser versetzt werden. Die Säuerung durch die Milchsäurebakterien kann beginnen. Dabei bilden sich durch die Bakterientätigkeit neue Vitamine wie Vitamin C und andere wertvolle Nährstoffe. Gerade die Milchsäure gilt als stoffwechselanregend, so daß diese Produkte besonders empfehlenswert sind.

Nach Erreichen des günstigen Säuregrades (pH-Wertes) werden die Gemüse pasteurisiert und sind so gut haltbar.[7]

Konservieren mit Luft und Wärme (Trocknen)

Für blütenhafte Lebensmittel und Früchte bietet sich die Trocknung an. Sie ist besonders für Gewürzkräuter geeignet, die durch ihr Aroma viel Blütenhaftes haben.

Für das Trocknen spielt Zeit und Temperatur eine Rolle. Kräuter und wasserarmes Obst wie Äpfel können in der Luft getrocknet werden, allerdings darf kein direktes Sonnenlicht einwirken. Für Apfelringe oder Pilze gibt es spezielle Trockengestelle aus Holz.

---

[7] Annelies Schöneck: Sauer macht lustig. Stuttgart 1990

Früchte benötigen eine größere Wärmezufuhr, damit das Wasser verdampfen kann. Dafür hat man Trockner, die mit Wärme des Herdes oder des Backofens beheizt werden oder über eine eigene Heizquelle und einen Ventilator zum Abführen der Feuchtigkeit verfügen.

Beim Trocknen verliert die Pflanze ihre Feuchtigkeit bis auf einen Rest. Damit wird sie weitgehend vor mikrobiellem Verderb geschützt. Dies führt zu einer Konzentrierung der Inhaltsstoffe und ist der Samenbildung vergleichbar. Man kann daher die Trocknung als eine Nachreifung zum Samen hin ansehen. Bei den Früchten nimmt dann deutlich der Zuckergehalt (Süße) zu, bei den Gewürzen das Aroma. Das Trocknen von Früchten führt allerdings zu einem Verlust von Vitaminen, die wärmeempfindlich sind.

Gern trocknet man auch Fruchtmus (zerkleinertes, passiertes Obst) ausgestrichen auf einem Backblech. Dann erhält man die bei Kindern beliebten Fruchtschnitten, die nur natürliche Süße der Früchte enthalten. Fügt man noch Ölsaaten und Getreideflocken hinzu, kann man Fruchtriegel oder Gemüseriegel selber herstellen.

Konservieren mit Wasser und Wärme (Einkochen)

Für Obst und einige Gemüsefrüchte sind die Wärmeverfahren mit Wasser wie das Einkochen oder Einwecken geeignet. Es handelt sich dabei um eine Pasteurisierung.

Einwecken geschieht in speziell dafür vorgesehenen Gläsern und einem Kochtopf oder im Backofen bei Temperaturen um 70–80 °C. *Einkochen* gewinnt heute immer mehr an Bedeutung. Es erfolgt mit Gläsern mit Schraubverschluß (Twist off-Deckel). Dabei werden die Früchte gedünstet – je nach Belieben entsteint, ganz oder zerkleinert, bis sie die gewünschte Weichheit haben. Sie müssen nur im Innern die Pasteurisierungstemperatur von mindestens 72–74 °C erreicht haben. Gemüse benötigt höhere Temperaturen. Dann werden die Früchte in die gut gereinigten Gläser noch heiß eingefüllt und der Deckel verschlossen. Durch das heiße Einfüllgut entsteht im Glas nach dem Schließen ein Unterdruck, der eine Gärung verhindert. Aus Haltbarkeitsgründen ist kein Süßen erforderlich, gesüßt wird meist aus Geschmacksgründen.

Das Einkochen mit Schraubgläsern geht schneller als das Einwecken herkömmlicher Art und setzt sich immer mehr durch.

Neben Kompotten aus stückigem Obst und Musen aus breiigem Obst wie Apfelmus kann man auch Säfte durch Wärme konservieren. Frisch gepreßte Obstsäfte sind nur wenige Tage haltbar, dann gären die darin vorhandenen natürlichen Zucker, es entsteht Alkohol. Daher pasteurisiert man die Säfte. Fruchtsäfte werden bei 74–90 °C pasteurisiert, Gemüsesäfte mit etwas höheren Temperaturen bis zu 95 °C. Durch die Pasteurisierung werden Mikroorganismen abgetötet wie auch pflanzeneigene Enzyme, die beispielsweise zur Bräunung des Saftes oder Obstes führen können.

Konservieren mit Süßungsmittel und Wärme (Zuckern und Gelieren)

Bei der Herstellung von Fruchtmusen wird solange getrocknet, bis der Mus genügend Wasser verdampft hat, um haltbar zu sein. Will man diese intensive Wärmezufuhr vermeiden, so läßt man das Wasser nicht verdampfen wie bei der Trocknung, sondern bindet es mit einem gelierfähigen Stoff. Dadurch wird jedoch keine Haltbarkeit erreicht, so daß zusätzlich der Zuckergehalt erhöht werden muß. Zucker, auch der natürlich vorhandene, besitzt ab einer bestimmten Süßekonzentration konservierende Eigenschaften. Mikroorganismen wie Bakterien oder Pilze können sich dann durch die intensive Süße nicht mehr vermehren. Beim Trocknen steigt die Süßekonzentration durch die Wasserabgabe an, so daß Trockenfrüchte einen hohen natürlichen konservierenden Süßegrad aufweisen. Die durch Geliermittel gebundenen Muse oder Säfte haben dagegen einen üblichen Süßeanteil, da ja das Wasser nicht entfernt wurde. Daher wird durch Zusatz eines Süßungsmittels, meist ist es Zucker, nun die konservierende Wirkung erzielt.

Konservieren mit Süßungsmittel und Wärme (Zuckern und Gelieren)

Üblicherweise geschah dies früher nach dem Rezept »Pfund auf Pfund«, also auf ein Pfund Früchte kam ein Pfund Zucker und eine bestimmte Menge an Geliermittel wie Pektin. Dadurch können Marmeladen auch nach Öffnung der Gläser ungekühlt lange aufgewahrt werden.

Da heutzutage die Zuckermenge eingeschränkt werden soll, gibt es zunehmend Alternativen. So besteht die Möglichkeit, die Zuckermenge auf bis zu 40 % der Früchtemenge abzusenken, dabei den Geliermittelanteil etwas zu erhöhen. Diese Zuckerkonzentration reicht dann aber nicht mehr aus, um konservierend zu wirken. Diese Marmeladen sind haltbar durch die Hitzebehandlung, die Pasteurisierung. Öffnet man die Gläser, so müssen sie unbedingt kaltgestellt werden, da sonst Verderb auftritt, trotzdem sind sie nicht so lange haltbar.

Andere Alternativen süßen mit natürlichen Süßungsmitteln. Dabei werden beispielsweise Trockenfrüchte, Honig oder Birnendicksaft zum Süßen verwendet. Dies muß gut abgestimmt werden mit dem Obst, da die natürlichen Süßungsmittel im Gegensatz zum nur süßen Zucker ein eigenes Aroma mitbringen, welches mit dem jeweiligen Obst harmonisieren soll.

Wer jede mit Zucker zubereitete Marmelade ablehnt, sollte bedenken, daß täglich sehr wenig davon gegessen wird. Gerade, wenn eine Marmelade mit geringer Zuckermenge gekocht wurde und wenig davon gegessen wird, ist der aufgenommene Zuckeranteil sehr gering.

Als Geliermittel ist Apfelpektin sehr verbreitet. Daneben gibt es Agar-Agar, welches aus Algen gewonnen wird, und Johannisbrotkernmehl vom Johannisbrotbaum. Gelatine, die aus Knochen isoliert wird, spielt in der Vollwerternährung keine Rolle. Von Vegetariern wird sie abgelehnt.

Diese Konservierung mit Zusatz eines Süßungsmittels und eines Geliermittels eignet sich für halbstückige Früchte (Konfitüre), gemuste Früchte (Marmelade) oder Säfte (Gelee). Lebensmittelrechtlich sind Marmelade und Konfitüre dasselbe, der Begriff »Marmelade« ist der bitteren Orangenmarmelade, einer englischen Spezialität, vorbehalten.

Durch den Süßezusatz findet bei dieser Konservierung eine Aromasteigerung statt. Allerdings kommt sie nicht aus der Frucht selber wie bei der Trocknung, sondern durch Zusatz.

Wirkung der konservierten Lebensmittel

Jede Konservierung wirkt erstarrend, fixierend auf Lebensprozesse, damit ein Verderb verhindert wird. Dadurch ist immer eine Lähmung oder Beeinträchtigung der ursprünglichen Strukturen gegeben. Von daher ist es klar, daß ein frisches, unkonserviertes Lebensmittel vorzuziehen ist. Allerdings ist in vielen Fällen eine Konservierung unumgänglich, da sonst ein Verderb eintritt. Entscheidend ist hierbei, mit welchen Methoden haltbar gemacht wird. Danach richtet sich die Wirkung auf den Menschen. Kälte ist ein lebensfeindliches Element, in dem kein Wachstum stattfindet, alles zu Kristallen erstarrt. Kühle geht nicht bis zur Erstarrung, sondern lähmt oder verlangsamt die Lebensprozesse. Die Säuerung führt durch die Lebenstätigkeit der Bakterien schließlich zum Wachstumsstillstand – Leben überlagert Leben und stoppt die Aktivität durch einen Überschuß: die Säure. Hierbei werden Substanzen wie Vitamine und etwas Eiweiß neu gebildet. Die Trocknung führt durch Wasserentzug zum Wachstumsstillstand. Es konzentrieren sich die Substanzen, es kommt zur Verfestigung und zur Aromatisierung. Die Wärmekonservierung stoppt Wachstum durch Hitze, ebenfalls tritt hierbei Aroma, gleichzeitig eine Gefügelockerung der Lebensmittel durch die Feuchtigkeit auf. Die Wärmekonservierung mit Zusatz von Süßungsmittel kombiniert das Trocknen und Erhitzen.

So sind die vier Prozesse zu differenzieren:

a) Erstarrung
b) Verlebendigung durch Mikroorganismen – Säurebildung
c) Trocknung – Aromatisierung, Verfestigung
d) Hitze und Feuchtigkeit – Lockerung und Aromatisierung

Diese Veränderungen prägen das konservierte Lebensmittel, so daß der Mensch sich mit diesen Strukturen im kräftemäßigen und auch seelischen Bereich auseinandersetzen muß.

Der häufige Einwand, daß beispielsweise ein gefrorenes Lebensmittel beim Verzehr wieder aufgetaut ist, trifft insofern nicht, als sich die sogar stofflich niedergeschlagenen Veränderungen etwa in der Mineralbindung oder Eiweißstruktur nicht rückgängig machen lassen. Allerdings kann man eine Überlagerung von Wirkungen haben, wenn ein tiefgefrorenes Lebensmittel anschließend gegart wird.

Tendenziell lassen sich die Wirkungen der Konservierungsmethoden so zusammenfassen:

Wurzel	Kälte	Erstarrung, Mineralisierung	Erde
Blatt	Säurebildung	Bewegung, Aktivität	Wasser
Same	Trocknung	Verfestigung, Aromatisierung	Feuer
Frucht	Hitze	Lockerung, Aromatisierung	Luft

Wie bei den Garverfahren (s. S. 72) zeigen sich hierin die vier Elemente. Der Mensch hat eine Beziehung zu allen. Einseitig ist es, wenn eine Komponente zu stark betont wird, also etwa nur Kühlung oder im extrem Tiefkühlung. Sonst haben die dargestellten Konservierungsverfahren für die jeweiligen Lebensmittel ihre Berechtigung.

4. Zusammensetzung der Nahrung

In den letzten 100 Jahren wurden die »Bausteine« unserer Lebensmittel erforscht, die als Nährstoffe = Nahrungsstoffe in unterschiedlicher Zusammensetzung in den Lebensmitteln vorkommen. Dazu zählen die drei mengenmäßig bedeutenden Hauptnährstoffe Eiweiß, Fett und Kohlenhydrate sowie die Spurennährstoffe (auch Wirkstoffe genannt) Vitamine, Mineralstoffe, Spurenelemente, sekundären Pflanzenstoffe wie Farb- und Duftstoffe.

In einem Lebensmittel gibt es nicht nur einen Nährstoff, sondern immer mehrere. Allerdings kann ein Nährstoff fehlen oder in geringer Menge vorkommen wie Fett und Eiweiß im Obst. Ausgeblutetes Fleisch oder Fisch enthalten praktische keine Kohlenhydrate, da das einzige Kohlenhydrat, der Blutzucker, entfernt ist. Allerdings hat die moderne Lebensmittelverarbeitung solche »Ein Komponenten-Produkte« hervorgebracht, die man deshalb auch als isolierte Nahrungsmittel bezeichnet. Dazu zählt der weiße Zucker, der nur Kohlenhydrate enthält, raffinierte Öle die zu 99,9 % aus Fett bestehen, Eiweißisolate wie beispielsweise von Soja (Ausgangsprodukt für Fleischimitate aus Soja, die nur aus Eiweiß bestehen). Ein natürliches Süßungsmittel enthält zwar auch viel Zucker, aber auch Mineralstoffe, Vitamine, Farb- und Aromastoffe. Ein kaltgepreßtes Öl hat viel Fett, aber auch noch Mineralstoffe, Vitamine, Farb- und Aromastoffe. Ölsaaten als Ausgangspunkt der Öle sogar noch die anderen Nährstoffe wie Eiweiß und Kohlenhydrate.

So bestehen alle nicht isolierten Lebensmittel aus verschiedenen Nährstoffen. In folgenden werden die einzelnen Nährstoffe erläutert.

4.1. Eiweiß

Eiweiß oder Protein ist ein Hauptnährstoff neben Fett und Kohlenhydraten. Seinen Namen Protein erhielt es vom griechischen Meeresgott Proteus, dem Wandelbaren, dessen Name bedeutet »Das erstgeborene Wesen«. Der Name Eiweiß kam aufgrund seiner Entdeckung im Hühnerei. Es ist nicht identisch mit dem Hühner*eiklar*.

Dynamisches, statisches und Speichereiweiß

Alle Lebensstrukturen des Menschen, der Tiere und der Pflanzen beruhen auf Eiweißverbindungen. Mit der Photosynthese bildet die Pflanze aus Luft, Licht und Wasser als neue Substanz zwar ein Kohlenhydrat und *kein* Eiweiß, aber sie nutzt dafür als stoffliche Grundlage Eiweißverbindungen, die in speziellen Zellstrukturen vorhanden sind (Mitochondrien). Auch beim Tier und beim Menschen finden sich diese dynamischen Eiweißstrukuren, und zwar in jeder Zelle. Man nennt sie teilweise auch »lebende Makromoleküle«. Dieses Eiweiß ist häufig kombiniert mit anderen Verbindungen wie mit Kohlenhydraten (Glycoproteine), mit Metallen wie Eisen, Zink oder Kupfer (Metalloproteine). Daneben besteht der tierische und menschliche Organismus auch aus gestaltetem Eiweiß, beispielsweise der Haut oder dem Bindegewebe. Eiweiß tritt also in starrer, inaktiver Form als Stütz- oder Gerüststoff (Skleroproteine) wie auch in dynamischer, aktiver Form in den Zellen auf. Außerdem gibt es noch das raumfüllende Eiweiß, die globulären oder Sphäroproteine. Sie finden sich im Muskel als Myoglobin, bilden die eigentliche Eiweiß*substanz*, die Ausfüllung. Das gestaltete, statische und unlösliche Stützeiweiß ist in Sehnen, Knorpeln, Bindegewebe und der Haut vorhanden.

Der Pflanze ist Eiweiß als Stützsubstanz fremd, sie nutzt dafür Kohlenhydrate wie Zellulose. Zum Speichern, der Raumausfüllung dient wiederum ein Kohlenhydrat, die Stärke, und kein Eiweiß. Damit sind wesenhafte Unterschiede zwischen pflanzlichem und tierischem Organismus erkennbar. Die Pflanze baut sich aus Kohlenhydraten auf, das Tier und auch der Mensch aus Eiweiß. Allerdings gibt es Ausnahmen. So vermögen einige Pflanzen – jedoch nur im Samen – Eiweiß zu konzentrieren, zu speichern. Diese Eiweiße gehören zur Gruppe der raumfüllenden Eiweiße. Sie finden sich in Getreide, Nüssen, Ölsaaten und Hülsenfrüchten. Diese Eiweißbildung geht schon etwas über das pflanzlich-vegetative hinaus und ist berührt von der Sphäre des Tierisch-Astralen. Interessanterweise findet die Eiweißbildung auch nur im Samen, dem kosmischsten Teil der Pflanze statt.

Das Eiweiß in Pflanze und Tier

Eiweiß	Pflanze	Tier
aktive Prozesse dynamisches Eiweiß	Zelleiweiß Enzyme	Zelleiweiß Enzyme
Gerüststoffe, statisches Eiweiß	–	Eiweiß außen: Haut Eiweiß innen: Bindegewebe (Skleroproteine wie Kollagen)
Speicherstoffe raumfüllende Eiweiße	gering: Sameneiweiß	Fleisch Blutkörperchen (Globuläre Proteine)

Die Hülsenfrüchte weisen den höchsten Eiweißgehalt auf – führend ist dabei Soja mit fast 36%. Diese Pflanzenfamilie ergreift den Eiweißbildeprozeß aber nicht mehr vollständig, so daß sich Giftstoffe, quasi Nebenformen der Eiweiße, sogenannte Alkaloide, ausprägen.[1]

---

[1] P. Kühne: Lebensmittelqualität und bewußte Ernährung. Stuttgart 1985 S. 87 f.

Das dynamische Eiweiß in den Zellstrukturen wirkt anregend auf den Menschen, der dieses Lebensmittel verzehrt. Diese Tatsache erklärt, warum das pflanzliche Eiweiß von Obst und Gemüse, obwohl nur in ganz geringer Menge vorhanden – etwa 2 % – so wertvoll ist. Im Gegensatz zu dem trägen Speichereiweiß (raumfüllendes Eiweiß) ist es aktiv und lebendig. Auch im tierischen Lebensmittel findet sich natürlich das dynamische Eiweiß, nur verliert es an Bedeutung, weil es von dem statischen Stützeiweiß und raumfüllenden Gewebeeiweiß (Speichereiweiß) mengenmäßig bei weitem überlagert wird.

Aus diesen Unterschieden erklärt sich die andersartige Wirkung von tierischem und pflanzlichem Eiweiß in der menschlichen Ernährung. Die dynamischen Eiweiße vermitteln dem Menschen ihre Dynamik und regen somit Kräfte seines Stoffwechsels dazu an, selbst menschliches Eiweiß zu bilden. Sie dienen kaum dazu, den Bedarf an stofflichem, substantiellen Eiweiß zu decken. Dies tun vor allem die Speichereiweiße. So helfen also die dynamischen Eiweiße, die vor allem über Obst und Gemüse wirken, da dort andere Eiweiße fehlen, bei der Bildung von menschlichem Eiweiß. Die Speicher- und Gewebeeiweiße (raumfüllende Eiweiße) liefern dagegen die Substanz.

Wirkung der einzelnen Eiweißarten

Nun kann man sich vorstellen, daß der Mensch auf diese verschiedenen Eiweißformen in unterschiedlicher Weise reagiert. Erhält er überwiegend das träge Eiweiß, so fehlt ihm die Anregung seiner Stoffwechselkräfte, und der menschliche Eiweißbildeprozeß läuft langsamer. Verzehrt man dagegen mehr aktives Zelleiweiß, so wird auch die menschliche Substanzneubildung angeregt und geschieht schneller und effektiver. Fehlt aber Eiweißsubstanz, so kommt es zum Mangel. Ist dynamisches Eiweiß zuwenig, Eiweißsubstanz aber im Überschuß, so erfolgt eine Belastung des Stoffwechsels, und es kann zu Störungen wie Ablagerungen kommen.

Zusammensetzung der Nahrung

Aufgaben der Eiweiße im menschlichen Organismus

Eiweißart	Vorkommen	Aufgaben
Dynamisches Eiweiß	Enzyme Zellorgane Hormone Immunstoffe	Fördern von Stoffwechselabläufen Abwehrsystem des Organismus
Gerüsteiweiß	Haut, Haare Sehnen, Knorpel Bindegewebe, Nägel	Stütz- und Gerüstfunktion
Räumliche Eiweiß	Muskeln Blutkörperchen	Körperbildung Transportaufgaben (z. B. Sauerstoff, Substanzen)

Dazu tritt, daß die tierische Nahrung eine Komponente enthält, die die pflanzliche nicht hat. Die Seele des Tieres prägt natürlich dem Körper und dessen Substanzen seine Eigenart ein. Dies findet sich auch im Eiweiß wieder. Wird nun ein Tier geschlachtet, so zieht sich seine Seele aus dem Körper zurück, hinterläßt aber ihre substantiellen Abdrücke. Dies bedingt, daß das tierische Eiweiß viel irdischer, viel erdbezogener ist als das pflanzliche. Das Tier hat sich ja in ganz anderer Weise mit dem Leben, den Substanzen und seinen seelischen Empfindungen auseinandergesetzt. Deshalb ist das tierische Eiweiß meist leichter verdaulich für den Menschen als das Pflanzeneiweiß. Es ist quasi vom Tier vorgeformt, und das Tier steht dem Menschen näher als die Pflanze. Diese leichtere Verdaulichkeit ist jedoch für den gesunden Menschen kein besonderer Vorteil, denn sie bedeutet, daß der Mensch wenig Mühe mit dieser Nahrung hat, daß also seine Kräfte gering beansprucht und damit auch wenig gestärkt werden.

Tierische Nahrung und damit besonders deren Eiweiß führt zu einem mehr passiven, konservativen, aber realistischen Verhältnis zur Erde. Pflanzliche Nahrung führt eher zu einem aktiven, kosmischen, aber auch verträumteren Verhalten. Dabei muß man nach den einzelnen Eiweiß*arten* unterscheiden.

So ist das *Milch-Eiweiß* recht dynamisch, verglichen mit den anderen tierischen Eiweißarten. Es dient ja auch der Ernährung eines Jungtieres, ist kein Gerüsteiweiß, sondern eher dem beweglichen Bluteiweiß (Speichereiweiß) nahestehend. Auch das *Ei-Eiweiß* ist noch nicht träge und kompakt, da es ja nicht dem Tierfleisch entstammt, sondern sich erst ein Tier aus ihm bilden soll. Daher enthält es eine gewisse Dynamik, eine Bildefähigkeit.

Das *Fisch-Eiweiß* ist nun schon inaktiver, da es bereits Bestandteil eines lebendigen Tieres ist. Die Beweglichkeit des Fisches, sein Leben im Wasser, zeigen aber, daß auch das Fischeiweiß noch nicht ganz kompakt und träge ist.

Das *Eiweiß der Landtiere* ist dann das passivste und kompakteste. Hier kann man noch unterscheiden zwischen dem *Geflügel*, welches sich auch im Element der Luft bewegt, daher eine innere Beweglichkeit bewahrt haben muß, und beispielsweise dem *Rind*, welches nun ganz irdisch und massig ist. Dazwischen kann man *Schaf* und *Schwein* einordnen. Der häufige und übertriebene Fleischgenuß lähmt die körperliche, aber auch seelisch-geistige Beweglichkeit und Phantasie. Die Milch nimmt eine Mittelstellung zwischen tierischen und pflanzlichen Eiweißen ein. Rudolf Steiner formulierte das so, daß Milchgenuß den Menschen ernährt, ohne ihn an die Erde zu fesseln.[2]

---

[2] R. Steiner: Ernährung und Bewußtsein. Themen aus dem Gesamtwerk. Bd. 7. Stuttgart 1981. S. 53

Zusammensetzung der Nahrung

Biologische Wertigkeit

Diese Überlegungen machen deutlich, daß der menschliche Eiweißbedarf nicht ohne Berücksichtigung der Eiweißarten bestimmt werden kann. Auf substantieller Ebene weisen Ernährungswissenschaftler dies mit Hilfe einer Maßzahl, der »Biologischen Wertigkeit« nach. Hier bestimmte man den Eiweißanteil, der im Körper verwertet wird. Grundlage ist das Hühner-Eiweiß, dessen Wert auf 100 festgelegt wurde. Alle anderen Eiweiße haben niedrigere Werte, können also nicht so gut wie das Hühnerei-Eiweiß ausgenutzt werden. Es ergab sich, daß fast alle tierischen Eiweißarten besser abschnitten als die pflanzlichen. Daher sah man lange Zeit pflanzliches Eiweiß als minderwertiger als tierisches an. So forderten die Wissenschaftler immer einen hohen Anteil an tierischem Eiweiß – mindestens 50 % – in die Ernährung einzubeziehen. Betrachtet man die Kostformen vieler Völker, so findet sich, daß nur wenige Menschen

Biologische Wertigkeit einige Lebensmittel

Lebensmittel	Biologische Wertigkeit
Vollei (Eigelb und Eiklar)	100
Kartoffel	98
Rindfleisch	92
Kuhmilch	88
Edamer Käse	85
Soja	84
Grünalgen, Reis	81
Roggen	76
Mais, Bohnen	72
Weizen	56
Gelatine	0

Quelle: E. Kofranyi, W. Wirths: Einführung in die Ernährungslehre, 10. Aufl. 1987. S. 74/77

sich eine solche Ernährung leisten können und daß viele auch mit ganz anderer, überwiegend pflanzlicher Nahrung sich vollwertig ernähren.

Insofern waren Zweifel an der Gültigkeit der ermittelten biologischen Wertigkeit bzw. ihrer Interpretation angebracht. Tatsächlich zeigte sich auch eine Einseitigkeit. In der Praxis kommt es eben nicht vor, daß der Mensch nur eine einzige Eiweißart zu sich nimmt, sondern immer mehrere zu einer Mahlzeit wie zum Frühstück beispielsweise Getreideiweiß im Brot und Milcheiweiß im Käse. Daher muß das Zusammenwirken verschiedener Eiweißarten angeschaut werden. Man fand heraus, daß manche Kombinationen zu einer Aufwertung führten, so daß sie viel vollwertiger waren als die Einzeleiweiße. Dies wird mit der Ergänzung der einzelnen Eiweißbausteine, den Aminosäuren, erklärt. Dabei kommt es nicht nur auf die Kombination von verschiedenen Eiweißarten an, sondern ebenfalls auf das Mengenverhältnis. In der Tabelle sind einige Beispiele aufgeführt:

Biologische Wertigkeit von Eiweißkombinationen

Eiweißkombination	Biologische Wertigkeit
36% Vollei + 64% Kartoffeln	138
75% Milch + 25% Weizen	106
52% Bohnen + 48% Mais	101
56% Milch + 44% Roggen	101
83% Rindfleisch + 17% Gelatine	98

Quelle: F. Jekat: Nahrungseiweiß. »AID Verbraucherdienst« H. 9 (1984). S. 182

Die Biologische Wertigkeit der Kombinationen hat sich gegenüber den Einzelwertigkeiten erhöht. So hat Ei eine Wertigkeit von 100, Kartoffel von 98, man könne also das Mittel von 198 : 2 = 99 erwarten. Statt dessen steigt die biologische Wertigkeit über die des einzelnen Eiweißes an. Am deutlichsten wird dies bei Rindfleisch mit Gelatine, wo letztere überhaupt keinen Wert aufwies, durch die Kombination mit Rindfleisch aber aufgewertet wurde. Dies zeigt, daß erst eine *Mahlzeit* zu einer guten Eiweißverfügbarkeit führt und nicht die Aufnahme von einzelnen Eiweißen. Allerdings ist auch die Zusammenstellung wichtig. In der Tabelle sind einige Essensbeispiele anhand der obigen Werte errechnet. Daran erkennt man, daß übliche Zusammenstellungen oft nicht der idealen Eiweißausnutzung entsprechen. Allgemein zeigt sich, daß es günstig ist, pflanzliche Lebensmittel in größeren Mengen und tierische wie Eier oder Milchprodukte als Ergänzung in geringer Menge zu essen. Am Beispiel von Kartoffel mit Ei ist zu sehen, daß die günstigste Kombination vorliegt, wenn 1 Ei auf eine größere Menge Kartoffeln gegessen wird.

Ausgewählte Lebensmittel mit guten Ergänzungswert der Eiweißkombinationen

Günstige Kombination	Eiweißgehalt	als Lebensmittel
Milch–Weizen		
74% Milch-Eiweiß	17% im Quark	60 g Magerquark
26% Weizen-Eiweiß	8% im Brot	1 Scheibe Vollkornbrot (45 g)
Ei–Kartoffel		
36% Ei-Eiweiß	11% im Ei	1 Ei von 60 g
64% Kartoffel-Eiweiß	2% in Kartoffeln	6 kleine Kartoffeln (585 g)
Mais–Bohnen		
55% Mais-Eiweiß	10% im Mais	1 Tasse Maisgrieß, roh (100 g)
45% Bohnen-Eiweiß	21% in Bohnen	1 Tasse Bohnen, roh (40 g)

Eiweißmenge

Immer wieder wird versucht, den genauen Eiweißbedarf des Menschen zu bestimmen. Dies ergibt einen recht theoretischen Wert, denn in der Praxis muß der einzelne diesen Eiweißwert erst umsetzen für die jeweiligen Lebensmittel. Dazu müßte der durchschnittliche Eiweißgehalt jedes verzehrten Lebensmittels und die verzehrte Menge bekannt sein. Solch aufwendiges Berechnen ist für den gesunden Menschen unnötig. Außerdem berücksichtigt ein Empfehlungswert nicht die Unterschiede der einzelnen Eiweißarten und deren Kombinationsvorteile. Da eine solche Richtlinie allen gerecht werden soll, sind Sicherheitszuschläge eingerechnet, so daß die Empfehlung für den einzelnen zu hoch sein kann.

Der Wert für Eiweißempfehlungen ist in den letzten Jahren mehrfach erniedrigt worden. Er liegt augenblicklich bei 0,8 g/kg Körpergewicht. Dies bedeutet für eine 60 kg schwere Frau 48 g Eiweiß täglich. Das Eiweißminimum beträgt 0,4–0,6 g/kg Körpergewicht, also 24–36 g in dem Beispiel. Das Minimum setzt eine ausgewogene Ernährung mit günstigen Kombinationen voraus. Wichtiger, als solche Werte zu kennen, ist jedoch das Wissen um die Lebensmittel, ihre Vorzüge und Nachteile.

4.2. Fette

Unter dem Begriff Fett kann man sich leicht etwas vorstellen, tritt doch dieser Nährstoff sehr deutlich im Alltag in Erscheinung. Mit keinem anderen Nährstoff sind so viele Empfindungen verbunden. »Fett sein« bedeutet auch unvorteilhaft, wenig geformt auszusehen, in manchen Kulturen demonstrierte es Reichtum und Wohlstand. Das Adjektiv »fettig« ruft ebenfalls eher negative Empfindungen wach, in unseren Zeiten der Überernährung sind fettige Speisen eher unerwünscht, in Mangelzeiten waren sie höchst begehrt.

Es gibt zwei Bedeutungen des Begriffes Fett. Zum einen ist es das Fett als *Lebensmittel* wie Backfett oder Schweinefett, zum anderen wird Fett als *Nährstoff* angesehen und über seine Löslichkeit definiert. Der Nährstoff Fett umfaßt die Lebensmittel Fette und Öle, ebenfalls mit berücksichtigt sind die Fettbegleitstoffe wie das bekannte Cholesterin.

Aufgaben des Fettes im menschlichen Organismus

Während das Eiweiß Strukturen bildet und das Gerüst baut, ist Fett eine Ausfüllsubstanz. Bereits an der Mikrostruktur ist zu sehen, daß es das Bestreben hat, eine Kugel zu bilden, während Eiweiß dreidimensional im Raum *Hohlräume* bilden kann. So findet man beispielsweise Fett in der Milch als Kugel umhüllt von einer Eiweißstruktur. Im Organismus gibt es Fettzellen, die gespeichertes Fett enthalten, während die Membranen aus Eiweiß gebildet sind. Damit besitzt das Fett kaum Form- und Gestaltungskräfte.

Eine wichtige Aufgabe übt Fett als *Reserve-* und *Speichersubstanz* aus. In guten Zeiten bilden sich »Fettpolster«. Früher bei jahreszeitlich unterschiedlicher Ernährung wurde nach Ernte und Schlachtung im Herbst und frühen Winter viel gegessen, diese Polster bauten sich dann im Frühjahr ab, wenn die Vorräte knapp wurden und neue Lebensmittel noch nicht zur Verfügung standen.

Fett ist auch ein *Energielieferant*. 1 g Fett umfaßt mit 9 kcal doppelt so viele Kalorien wie die anderen Nährstoffe Kohlenhydrate und Eiweiß mit je 4,1 kcal. Daher ist Fett ein *Wärmespeicher* und guter *Isolator*. Allgemein frieren dicke Menschen weniger, weil ihr Unterhautfett die Körperwärme besser hält. Frauen lagern mehr Fett und an anderen Körperstellen in das Unterhautfettgewebe ein als Männer.

Schon beim Braten war zu sehen (s. S. 64), daß das Fett die zugeführte Wärme gut aufnimmt und verteilt. Fett verfügt über eine intensive Beziehung zur Wärme. So wird beim Fettabbau, der »Verbrennung«, viel Wärme frei.

Fett wirkt auch als *Polsterstoff* für empfindliche Organe. Die Fettpolster von Niere und Augapfel schützen vor Schlägen und Erschütterungen.

Fett ist eine *Transporthilfe* für fettlösliche Stoffe. Hierbei sind vor allem die fettlöslichen Vitamine zu nennen, die den Fettverwandten zuzurechnen sind (Carotinoide und Steroide).

Eine der wichtigsten Aufgaben üben Fette in den *Zellstrukturen* und *Nerven* aus. Hierbei handelt es sich ähnlich wie beim Eiweiß um dynamische Strukturen. Es sind zum einen Fette mit einer Eiweißbindung, sogenannte Lipoproteine (Lipid = Fett). Sie sind in den wichtigsten Zellorganen, in den Membranen neben den Eiweißverbindungen (s. S. 95) eingebaut und wirken bei allen Stoffwechselprozessen der Zelle mit. Daneben finden sich auffallend viele Fette im Gehirn und den Nerven, sind dem Nerven-Sinnes-Bereich zuzurechnen. Auch diese Fette sind sehr spezifisch, meist handelt es sich um solche, die Phosphorverbindungen angelagert haben (Phospholipide). Sie haben Aufgaben der Übertragung wahrzunehmen. Daneben gibt es auch Polsterfette in diesem Bereich.

Aufgaben der Fette im menschlichen Organismus

Fettart	Vorkommen in	Aufgaben
dynamische Fette	Zellstrukturen	Funktion des Zellstoffwechsels
Strukturfette	Hormonen	(in Verbindung mit Eiweißen)
ungesättigte Fettsäuren	Vitaminen	
	Nervengewebe	Übertragungen von Impulsen
statische Fette	Fettzellen	Wärmeschutz, Wärmeisolation
Depotfett	Blut	Polster für Organe
gesättigte Fettsäuren	Lymphe	Schutz vor Stößen
Organfett	Nervengewebe	Energielieferant, Reservestoff
Cholesterin		Träger von Fettbegleitstoffen, fettlöslichen Vitaminen

Dynamisches und statisches Fett

Fett läßt sich ähnlich dem Eiweiß in dynamischem Zellfett und statischem, trägem Substanzfett unterscheiden. Das dynamische Fett wird in geringen Mengen aufgenommen. Dabei ist die Substanz gar nicht entscheidend, sondern die Struktur, bei deren Abbau unserer Ätherkräfte eine spezifische Anregung erhalten. Diese Fettdynamik findet sich vor allem in Blättern, bei den Tieren in den Leberfetten, während die Fettsubstanzen bei Tieren im Gewebe, den Fetteinlagerungen zu finden sind. Pflanzen speichern Fettsubstanz fast ausschließlich im Samen – wiederum ähnlich wie beim Eiweiß. Es gibt einige Ausnahmen wie die Erdmandel, die fettreiche Sproßknollen (Stengelbereich) aufweist, oder fettreiche Früchte wie die Olive, Palmöl oder Avocado.

Zuviel statische Fettsubstanz bei gleichzeitig zu geringer Anregung durch dynamische Fettstrukturen führt zur Ablagerung, zu »Wärmeherden«, wo das Fett Stauungen verursacht. Bei zu großer Anregung der Fettprozesse durch Fettdynamik und fehlender Fettsubstanz kommt es erst zur Abmagerung, dann zu Funktionsstörungen. Rudolf Steiner spricht von »brüchigen Organen«[3], wobei das sonst fettreiche Nervengewebe »dünnhäutig«, empfindlich und schutzlos wird. Nicht umsonst »schmiert« das Fett, hält in Bewegung und verbindet.

Gesättigte und ungesättigte Fettsäuren

Substantiell lassen sich die Fettunterschiede unter anderem an Fettsäuren beobachten. So unterscheidet man die Fettsäuren (Bestandteile der Fette) chemisch einerseits nach Länge, andererseits nach dem Grad der Sättigung mit Wasserstoff. Ungesättigte Fettsäuren

---

[3] R. Steiner, Ita Wegmann: Grundlegendes für eine Erweiterung der Heilkunst nach geisteswissenschaftlichen Erkenntnissen. 10. Kap. Die Rolle des Fettes im menschlichen Organismus und die trügerischen lokalen Symptomenkomplexe. (GA 27).

sind biologisch aktiver. Gesättigte und langkettige entsprechen mehr der Fettsubstanz. Diese Unterschiede kann man am Schmelzpunkt ablesen. Ungesättigte Fettsäuren sind lange flüssig, wie dies bei Ölen zu sehen ist, gesättigte Fettsäuren erstarren bereits bei höheren Temperaturen wie das Kokosfett oder Rindertalg. Eine Ausnahme stellt die Milch dar. Sie enthält zwar wenig ungesättigte Fettsäuren, dafür aber kurz- und mittelkettige, die einen vereinfachten Stoffwechselweg gegenüber den langkettigen Fettsäuren aufweisen. So scheint auch chemisch das Milchfett zu veranschaulichen, daß es nicht eindeutig pflanzlichem oder tierischem Fett zuzuordnen ist.

Tierische und pflanzliche Fette

Es gibt beim Fett nicht den wesensmäßigen Unterschied zwischen Pflanze und Tier wie beim Eiweiß. Fett kommt in beiden Naturreichen als dynamisches und träges Fett vor. Dies verdeutlicht, daß das Fett wenig vom spezifisch pflanzlich- ätherischen oder tierisch- astralen Impuls mit sich trägt.

Es gibt folgende Fette:

tierische Fette	pflanzliche Fette
Talg von Hammel, Rind	Öle von Ölsaaten, Ölfrüchten
Schmalz von Geflügel, Schwein	Keimöle von Getreide
Tran von Fischen (Fischöle)	feste Pflanzenfette wie Kokosfett
Leberfette, Lebertrane	Blattfette
Butter	

Allerdings ist doch ein Unterschied zu erkennen: Tierisches Fett ist insgesamt schwerer, irdischer und gesättigter als pflanzliches Fett, wo es viele flüssige Öle gibt. Beim Tier sind nur einige Fischöle flüssig. Geflügelfett (Schmalz) ist bei Zimmertemperatur streichfähig, während es bei den Pflanzen außer den Fetten der Ölpalme und der Kokospalme kein festes Fett gibt. Kakaobutter ist ebenfalls bei

Zusammensetzung der Nahrung

Zimmertemperatur streichfähig. Die genaue Konsistenz kann anhand der Schmelzpunkte in der Tabelle verglichen werden. Hieran ist eine schwacher, stofflicher Niederschlag des Wirkens vom Astralleib zu erkennen.

Schmelzpunkte einiger Fettarten

Tierische Fettarten	°C	Pflanzliche Fette	°C
Hammeltalg	49–51	Palmöl	30–37
Rindertalg	47–49	Kakaobutter	32–35
Schweinefett	36–46	Kokosfett	20–28
Butter	31–36	Weizenkeimöl	0
Muttermilchfett	28	Rapsöl	−3
Gänsefett	26–34	Olivenöl	−10
Fischtran	0	Reisöl	−10
		Maiskeimöl	−18
		Leinöl	−25

Quelle: O. Wolff: Das Fett in der Ernährung III. »Ernährungsrundbrief« Nr. 20, 21. 1976.

Die überwiegenden dynamischen Fettstrukturen finden sich im Blatt bzw. den Lebertranen und Leberfetten. Es handelt sich um sehr geringe Fettmengen. Die Keimöle sind ebenfalls noch biologisch aktiv und anregend, die Samenöle dann je nach Pflanzenart geringer. Bei den festen Pflanzenfetten überwiegt die Fettsubstanz. Bei den Tieren weisen Fischöle (die Öle und Fette der Fettfische bzw. auch der Meeressäugetiere) noch Dynamik neben der Substanz auf. Das Fett der Landtiere wird immer fester, substantieller und irdischer. Das Milchfett nimmt eine Mittelstellung ein.

Ordnet man die Fette nach dynamischer bzw. statischer Komponente, so erhält man folgendes Bild:

Cholesterin

Aktivität und Passivität der Fette

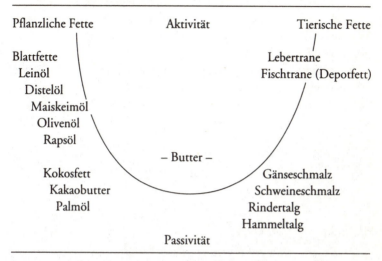

Quelle: P. Kühne: Lebensmittelqualität und bewußte Ernährung. Stuttgart 1985. S. 60

Cholesterin

Fettbegleitstoffe sind unter anderem die Sterine. Das bekannteste Sterin ist *Cholesterin*. Es findet sich vor allem in Nebenniere, Gehirn, Leber und Galle, aber auch im Blut. Es ist eine Fettsubstanz, die uns »irdischer« macht, uns beschwert. Heutzutage tritt des öfteren ein Cholsterinüberschuß im Blut auf. Neben dem absoluten Gehalt an Cholesterin spielt auch die Cholesterinart (LDL und HDL-Cholesterin) und ihr Verhältnis eine Rolle.

Ursache des hohen Cholesterinspiegels oder der ungünstigen Cholesterin-Zusammensetzung ist selten zuviel Nahrungscholesterin. Häufig ist zuviel tierisches Fett in der Nahrung und zuwenig Fettdynamik in Form von Rohkost und Salaten. Dann ist eine Ernährungsumstellung angebracht, vor allem wenn der entsprechende Mensch übergewichtig ist. Es wird eine fett- und cholesterin-

Zusammensetzung der Nahrung

arme Ernährung mit viel Gemüse und Obst angestrebt sowie eine Regulierung des Körpergewichts und ausreichend Bewegung.

Cholesterin*mangel* ist auch eine Störung, kommt aber selten vor. Hierbei ist der Mensch zu wenig auf der Erde inkarniert, zu gelöst aus seinen irdischen Aufgaben.[4]

Pflanzliche Sterine wie *Sitosterin* im Getreide oder *Stigmasterin* wie in Samen weisen nicht die beschwerende Wirkung des Cholesterins auf. Im Gegenteil, sie blockieren das Nahrungscholesterin im Darm, so daß eine verringerte Aufnahme erfolgt.

Stigmasterin wird – wie gesetzlich vorgeschrieben – als Erkennungsstoff bei Butterreinfett (Butterschmalz) zugegeben.

Weitere Fettbegleitstoffe gehören zu den Vitaminen wie die Carotinoide mit dem Vitamin A.

4.3. Kohlenhydrate

Kohlenhydrate zählen ebenfalls zu den Hauptnährstoffen. Sie entstehen in den Pflanzen und bilden ihr Gerüst und ihre Substanz. Der Name Kohlen(stoff)hydrat weist auf die chemischen Elemente: Kohlenstoff (C) und Wasser (H_2O) (Sauerstoff [O] und Wasserstoff [H]). Auch Fette sind aus diesen Elementen aufgebaut – allerdings in anderer Struktur und anderem Verhältnis der Elemente. Fette enthalten mehr von dem leichten, ins kosmische strebenden Wasserstoff. Bei den Kohlenhydraten ist der Sauerstoff, das Element des Lebens, stärker vertreten.

Es gibt drei wichtige Kohlenhydrate zu unterscheiden:

Zucker – Stärke – Zellulose

Zucker ist ein Monosaccharid (Einfachzucker) oder Disaccharid (Zweifachzucker). Polysaccharide (Vielfachzucker) sind Stärke und Zellulose.

[4] U. Renzenbrink: Problemkreis Cholesterin, »Ernährungsbrief« Nr. 72, 73 (1989/90) S. 27–29, S. 22–24.

Kohlenhydratentstehung in der Pflanze

Zucker ist die erste Substanz, die sich in den Blattzellen durch Licht, Luft und Wasser bildet. Mit dem Chlorophyll vollzieht sich im Prozeß der Assimilation die Substanzbildung mit der Energie der Sonne. Daher sprach Bircher-Benner von der Nahrungssubstanz auch als »eingefangenem Sonnenlicht«. Dieser erste Zucker bildet sich jedoch sofort um zu *Stärke*, einem Kohlenhydrat, das aus lauter Zuckerteilchen besteht. Die Pflanze kann den ersten Zucker nicht speichern. Zucker besitzt die Eigenschaft, Wasser an sich zu ziehen. So würde abgelagerter Zucker in den Pflanzen den Zellen das Wasser entziehen und diese damit funktionsunfähig machen.

Der Pflanzenorganismus schafft sich daher einen Stoff, der – chemisch gesehen – träge und passiv ist, aber den Zucker in sich trägt. Dies ist die Stärke. Sie wird aus einzelnen Zuckermolekülen aufgebaut und fesselt diese so aneinander, daß lange Ketten entstehen.

Eine Ausnahme bilden die zuckerhaltigen Pflanzen (Obst, Zuckerrübe, Zuckerrohr). Während Zucker in den anderen Pflanzen gelöst nur in minimalen Konzentrationen im Zellsaft vorkommt und der größte Anteil in Stärke umgewandelt wird, besitzen die zuckerhaltigen Pflanzen spezielle Zellsafträume (Vakuolen), die durch eine Haut (Membran) von den übrigen Zellen isoliert sind. So brauchen diese Pflanzen die zellzerstörenden Eigenschaften des Zuckers nicht zu befürchten. Werden die Früchte zerstört wie beim Zerkleinern, so zieht die Frucht »Wasser«, der freigewordene Zucker tut seine Wirkung.

Die chemische Summenformel für die Stärkebildung zeigt, daß bei dieser Reaktion Wasser (H_2O) ausgeschieden wird:

$$\text{Wärme}$$

n × Traubenzucker (Glukose) $\rightarrow$ Stärke + n × Wasser
n × ($C_6H_{12}O_6$) $\rightarrow$ n × ($C_6H_{10}O_5$) + n × H_2O
n ist eine große natürliche Zahl

Dieses Verhalten steht der anfänglichen Aussage entgegen, daß Zucker Wasser anzieht. Es muß hier also eine Kraft wirken, die die Zuckereinheiten zwingt, Wasser abzugeben. Tatsächlich benötigt die Pflanze zur Stärkebildung weitere Energie, die sie in Form von Licht oder Wärme wie von der Sonne erhält. Demzufolge ist Stärke auch energiereicher als Zucker. Die Pflanze besitzt damit einen wertvollen Vorratsstoff, den sie zum kurzfristigen Gebrauch als sogenannte Assimilationsstärke in jeder Zelle und zum langfristigen Gebrauch als Reservestärke in speziellen Stärkezellen ablagert.

Stärke und Zucker

Das Wasser stellt ein Lebenselement dar, denn kein Lebewesen vermag ohne Wasser zu existieren. Zucker liegt bei seiner Entstehung gelöst im Zellsaft in niedrigsten Konzentrationen vor. Nur als Speicherzucker gibt es höheren Zuckergehalt. Bei der Zuckerrübe beträgt er bei neueren Züchtungen etwa 20 %. Erst durch technologische Isolierung wird er in kristalliner Form erhalten. Aber auch hier strebt er zurück in das Flüssige, wo er sich dann verliert. Seine Form und Gestalt verschwindet, zurück bleibt der Geschmack. Stärke entsteht, indem sich der Zucker von einem Teil seines gebundenen Wassers trennt.

Die Löslichkeit der Stärke ist, wie jeder Verbraucher bestätigen kann, sehr gering. Wasser muß erst erwärmt werden, also nochmals Energie, beispielsweise durch Garen, hinzugeführt werden, damit sich die Stärke löst. Während der Zucker sich im Wasser auflöst, quillt die Stärke auf, sie ergreift das Wasser und bindet es an sich, wird also raumfüllender. Sie verliert dabei ihre ursprüngliche Struktur. Bildlich gesehen, lagern sich die einzelnen Wassermoleküle wie Tropfen oder Ringe in und um die Stärke. Dies nennt man Quellung. Bei höheren Temperaturen platzen die Stärkekörnchen, es kommt zur Verkleisterung. Stärke weist fast keinen Geschmack auf, sie tritt in Wechselwirkung mit dem Wasser, macht es zäher, dickflüssiger, bis sie im Brei erstarrt.

Zucker verliert sich im Flüssigen, ist nur noch im Geschmack bemerkbar. Stärke bindet sich an das wäßrige Element, führt dem Organismus Kraft, eben »Stärke« zu. Sie stellt das eigentliche nährende Element, während der Zucker den Organismus mit seinem Aroma anspricht, also direkt auf die Sinne wirkt, zum Nerven-Sinnes-System des Menschen tendiert.

Stärkearten

Die Reservestärke lagert sich bei den Pflanzen in fast allen Bereichen ab. Auch hier ist ein Gegensatz zu Fetten und Eiweiß zu erkennen.

Wurzel	Rüben: Knollenbohne
	Wurzelknollen: Batate, Maniok, Yamswurzel
	Rhizomen: Pfeilwurz
Stengel-Blatt-Bereich	Sproßknollen: Kartoffel, Oka
	Sproß (Stamm): Sagopalme
Frucht	Mehlbanane, Trockendattel
Samen	Getreide, Buchweizen, Quinoa, Canihua (Hülsenfrüchte sind sowohl eiweiß- als auch stärkereich)

Die Stärke liegt kristallin in den Stärkezellen vor. Die Stärkekörner jeder Pflanze weisen eine charakteristische Gestalt auf, die im Mikroskop zu erkennen ist.[5] Auffallend sind die kleinen Stärkekörner von Reis und Hirse. Kartoffelstärke ist recht groß, mit ungleichen Schichten; es handelt sich aber auch um Knollenstärke, während die anderen Körner von Samenstärke stammen.

In den Stärkekörnern sind geringste Mengen (um 1%) anderer Nährstoffe und Mineralien gebunden. Die einzelnen Stärken unter-

---

[5] J. Seidemann: Stärkeatlas. Berlin 1966

scheiden sich in ihrem Quellungsvermögen und der Quellungstemperatur. Ab 45 °C kann eine optimale Quellung stattfinden. Wenn Stärke bei Zimmertemperatur ausquillt wie kochfreies Puddingpulver, ist sie chemisch verändert, sogenannte »modifizierte Stärke«.

Stärke wird industriell isoliert meist als Kartoffel- oder Maisstärke. Es handelt sich dann um ein isoliertes, Ein-Nährstoff-Nahrungsmittel.

Glycogen

Glycogen oder tierische Stärke ist das höhere Kohlenhydrat bei den Wirbeltieren und dem Menschen. Es wird beim Menschen in der Leber gebildet und kann dort gespeichert werden. Es dient der Energieversorgung des Stoffwechsels wie auch der Regulierung des Blutzuckerspiegels.

Inulin

Ein weiteres Reservekohlenhydrat, das einige Pflanzen speichern, ist Inulin. Es wird aus einem anderen Zucker, dem Fruchtzucker, aufgebaut. Inulin findet sich bei einigen Korbblütlern, am bekanntesten ist Topinambur. Auch in der Rübe des Löwenzahns (Wurzel) und der Wurzelzichorie, die als Kaffee-Ersatz verwendet wird, ist Inulin zu finden. Der Mensch kann Inulin nur begrenzt verdauen. Da es aus Fruchtzucker aufgebaut ist, erfordert es kein Insulin zum Abbau, was es für Diabetiker interessant macht.[6]

Pektin

Zu den weiteren Kohlenhydraten der Pflanzen, vor allem beim Obst, gehört das Pektin. Es hat große Wasserbindefähigkeit und trägt damit zur Flüssigkeitsregulierung der Zellen bei. Pektine befinden sich in der Zellmembran. Sie kommen bei Tieren nicht vor.

---

[6] A. Gärtner-Maas: Topinambur in der menschlichen Ernährung. Ergebnisse einer Versuchsreihe im Arbeitskreis »Ernährungsrundbrief« Nr. 69 (1989) S. 34–40

Wir nutzen sie als Geliermittel (s. S. 91). Weitere pflanzliche Dikkungsmittel stammen von Guarmehl, Traganth, Gummiarabicum und Carob (Johannisbrotkernmehl).

Zucker

Die bekanntesten Zucker sind Glukose (Traubenzucker) und Fruchtzucker. Daneben gibt es Zweifachzucker: Saccharose (weiße Zucker), Malzzucker und Milchzucker. Seit einiger Zeit spielen auch die natürlichen Zuckeralkohole eine Rolle: Sorbit und Xylit. Zucker werden aus verschiedenen Pflanzenbereichen gewonnen ähnlich wie die Stärke. Allerdings dominieren hier der Stengel- und Blüten-Frucht-Bereich, während es bei der Stärke Wurzel und Samen ist.

Wurzel	Zuckerrübe
Stengel	Zuckerrohr, Zuckerhirse, Zuckerahorn, Walddattelpalme, Honigpalme
Blüte	Nektare – Honig
Blütensäfte	Zuckerpalme, Palmyrapalme
Früchte	Weintrauben, Obst

Es gibt Samen mit vorrübergehend höherem Zuckergehalt wie die unreifen, grünen Erbsen. Als ausgereifte Hülsenfrucht ist dieser Zucker in Stärke umgewandelt.

Der Mensch hat in seinem Organismus geringe Mengen Zucker. Sie stehen den Zellen zur Energiegewinnung zur Verfügung, sind also nur kurzfristig vorhanden. Daneben speichert der Organismus Zucker im Blut. Er ist in ständiger Bewegung und durchströmt den Organismus. Mit Hilfe des Hormons Insulin wird die Blutzuckermenge in festgelegten Grenzen gehalten. Zuwenig Blutzucker führt zur Bewußtlosigkeit, die Ich-Organisation ergreift nicht mehr vollständig die Leiblichkeit. Hieran sieht man die Beziehung des Zukkers zum Ich des Menschen. Zuviel Blutzucker führt dazu, daß die

Zusammensetzung der Nahrung

Niere den überzähligen Zucker ausscheidet, statt daß er zur Energiegewinnung genutzt wird. Dies ist das Krankheitsbild des Diabetes.

Heute erhalten wir überwiegend isolierte Zucker entweder aus Zuckerrübe und -rohr oder aus abgebauter Stärke von Mais. Diese Zucker wirken wesentlich schneller und direkter auf den Organismus ein, zudem fehlen ihnen die natürlichen Begleitstoffe. Sie sollten gemieden oder zumindest stark eingeschränkt werden.

Zuckerarten

Rübenzucker wird aus der Zuckerrübe durch Pressen gewonnen. Der erhaltene Rohsaft schmeckt stark nach Rüben und wird daher chemisch gereinigt, gefiltert und im Vakuum eingedampft. Dann trennt man Melasse, die verfüttert wird, und Rohzucker. Lediglich *Zuckerrübensirup* wird durch Eindampfen aus dem Rohsaft ohne weitere Behandlung gewonnen.

Rohrzucker wird aus den Stengeln des Zuckerrohrs erhalten, die zerkleinert, gepreßt, gefiltert und eingedampft werden. Man erhält den *Rohrohrzucker*. Dieser wird, wenn nicht direkt verwendet, zu weißem Zucker raffiniert. Weißer Rohrzucker aus Zuckerrohr ist in der EG zum Schutz der heimischen Rübenbauer so gut wie nicht erhältlich.

Isolierte Zucker aus der Zuckerrübe

Weißzucker (Grundsorte, Haushaltszucker)
Raffinade (besonders gereinigt und auskristallisiert)
Kristallzucker, Hagelzucker (entstehen durch Zerkleinern und Kristallisieren)
Puderzucker (gemahlener Zucker)
Würfelzucker, Zuckerhüte (entstehen durch Pressen oder Gießen)
Kandiszucker (entsteht aus erhitzter und erneut auskrisallisierter Raffinade)

Zuckerkulör ist durch Erhitzen karamelisierter Zucker. Er wird zum Färben von Lebensmitteln gewonnen.
Farinzucker (entsteht bei der Raffinadeherstellung als Nebenprodukt)

Isolierte Zucker aus dem Zuckerrohr
Brauner Zucker ist weiterverarbeiteter Rohzucker. Er enthält kaum noch Vitamine und Mineralstoffe und ist daher dem weißen Zucker gleichzusetzen.

Weitere isolierte Zucker
Malzzucker stammt aus Getreidestärke (oft vom Mais) und wird durch Säure (Zweifachzucker) oder Enzyme abgebaut.
Traubenzucker wie beim Malzzucker (Einfachzucker)
Fruchtzucker wird aus Traubenzucker durch enzymatische Prozesse gewonnen (Einfachzucker) oder selten aus bestimmten Pflanzen, die Inulin enthalten (Zichorie, Topinambur)
Xylit Zuckeralkohol aus Holz durch Säureabbau gewonnen (Holzzucker)
Sorbit Zuckeralkohol aus Fruchtzucker gewonnen (in Ebereschen natürlich vorkommend)
Isomalt Zuckeralkohol, aus weißem Zucker mikrobiell und chemisch verändert
Maltit Zuckeralkohol, aus Malzzucker chemisch verändert
Laktit Zuckeralkohol, aus Milchzucker chemisch verändert

Sorbit, Xylit, Isomalt und Maltit werden als Zuckeraustauschstoffe, nicht als Zucker bezeichnet. Daher können sie in einem Produkt enthalten sein, welches die Aufschrift »zuckerfrei« trägt. Sie wirken nicht kariogen, weil die Säurebakterien im Mund diese Zuckerverwandten nicht aufspalten können, und benötigen kein Insulin. Sie können aber in größeren Mengen zu Durchfall führen, einige wirken belastend auf die Leber. Sie werden als isolierte Zucker bezeichnet, weil ihnen die Begleitstoffe wie Vitamine und Mineralstoffe fehlen.

Ferner gibt es verschiedene braune Zucker, die Zwischenprodukte der Raffination darstellen. Sie sind besser als weißer Zucker, aber nie vollwertig.

Vollrohrzucker entspricht dem Rohzucker des Zuckerrohrs, wird aber schonender hergestellt. Er enthält viele Mineralien und Vitamine (z. B. Sucanat, Rapadura). (s. S. 233)

Zucker wird gern verzehrt. Süßes macht wach. Im Stoffwechsel wird Zucker benötigt, um Nerven und Gehirn zu ernähren, »bewußt« zu sein. Dies geht am schnellsten mit Zucker, besser aber höheren Kohlenhydraten wie Stärke und Vollkornprodukten. Zuviel Zucker kann zu Krankheiten und Gesundheitsbeeinträchtigungen führen:

1. *Karies*
Zucker, besonders in Verbindung mit klebrigen Substanzen, begünstigt durch Säurebildung Karies.
2. *Störungen des Mineralhaushalts*
Im Stoffwechsel wird Zucker zur Säure abgebaut, die mit basischen Mineralen neutralisiert werden muß, wenn sie nicht verbraucht wird. Bei zuviel Zucker kann es zu Mangel an bestimmten Mineralen oder Säurebelastung der Gewebe kommen (s. S. 134 ff.).
3. *Belastung der Bauchspeicheldrüse*
Um Zucker vom Blut in die Zellen zu transportieren, benötigen wir Insulin. Bei hohem Zuckerverbrauch wird viel Insulin benötigt, was die Bauchspeicheldrüse belastet und auf die Dauer, vor allem verbunden mit Übergewicht, zu einer Begünstigung des Altersdiabetes führen kann.
4. *Störungen des Vitamin- und Spurenelementhaushalts*
Um Zucker abzubauen, benötigt der Körper Vitamin B 1 und das Spurenelement Chrom. Beides ist zwar noch in der Zuckerrübe, nicht aber im weißen Zucker vorhanden. Der Genuß zuckerhaltiger Lebensmittel schafft so einen Bedarf, der durch andere Lebensmittel gedeckt werden muß, oder Mangel erzeugen kann.

5. *Geschmacksbeeinträchtigungen*
Der Verzehr von sehr süßen Speisen stumpft die Geschmacksnerven ab. Dies führt zu einer geringeren Geschmackssensibilität, so daß stärker gesüßte und gewürzte Speisen verzehrt und schwächere Aromen nicht mehr wahrgenommen werden.
6. *Geringe Sättigung*
Da Zucker keinerlei Ballaststoffe enthält, sättigt er erst nach einer Weile, obwohl viel Energie aufgenommen wurde. Er trägt somit als »leere« Kalorie zum Übergewicht bei.

All diese Gründe führen dazu, Zucker sehr kritisch gegenüberzustehen und nach Ersatz zu suchen. Natürlich ist nicht jedes Gramm Zucker gleich schädlich, aber die bei uns verzehrte Menge von bis zu 100 g täglich ist viel zu hoch. Daher werden natürliche Süßungsmittel (s. S. 231) als Ersatz angeboten, die nicht aus ihrer gewachsenen Zusammensetzung isoliert wurden.

Aufgaben der Kohlenhydrate im menschlichen Organismus

Kohlenhydrat	Vorkommen	Aufgaben
Zucker	Blut Zelle	Energiegewinnung
Glycogen (tierische Stärke)	Leber Muskel (gering)	Reservesubstanz, Blutzuckerregulierung

Zellulose

Zur dritten Gruppe der Kohlenhydrate zählt die Zellulose, ein Gerüststoff. Sie bildet bei den Pflanzen die sichtbaren Strukturen, den physischen Leib wie Stengel, Blatt, Adern, Leitungsbahnen, Fasern. Zellulose kann Wasser aufnehmen, quellen, ohne jedoch die Form zu verlieren wie die Stärke oder die Gestalt aufzulösen wie der

Zusammensetzung der Nahrung

Zucker. Stärke benötigt eine äußere Begrenzung, um sich nicht im Fließenden, Aufquellenden zu verlieren. Zellulose bleibt stabil, die Konturen werden nur etwas weicher. Der Mensch kann Zellulose nicht verwerten. Daher hat sie für uns die Funktion eines Ballaststoffes. Auch Zellulose ist aus einzelnen Zuckermolekülen aufgebaut, aber anders gebunden als Stärke. Industriell kann man Zellulose verzuckern. Meist läßt man sie für die Papierherstellung verkleistern.

Die Kohlenhydrate in Pflanze und Tier

	Pflanze	Tier
Zucker »schnelle Energie«	erste Substanz im Blatt Energiegewinnung in Zelle Speicherzucker in Reserveorganen	– Energiegewinnung in Zelle Blutzucker bei Wirbeltieren
Stärke	Ausgangssubstanz für andere Substanzen zur Energiegewinnung Speicherstärke in Reserveorganen	– zur Energiegewinnung Glycogen (tierische Stärke) zur Speicherung
Inulin	Reservekohlenhydrat von Korbblütlern	–
Pektin	Geliermittel zur Wasserregulierung	–
Zellulose	Gerüstsubstanz der Pflanzen	–

Vergleicht man die drei hauptsächlichen Vertreter der Kohlenhydrate Zucker, Stärke und Zellulose, so lassen sich drei Schwerpunkte erkennen:
- der feurige Zucker, der schnell ins Blut geht, schnell Energie liefert und einen süßen Geschmack aufweist
- die nährende Stärke, die erst quellen und möglichst verkleistern will
- die fasrige Zellulose, die stützend und stabilisierend ist – unverdaulich für den Menschen, aber wichtig für die Darmpassage als Ballaststoff.

Tendenz	Kohlenhydrat	Pflanzenbereich
Verströmen, Auflösen	Zucker	Blüte-Frucht
Quellen, Aufnehmen	Stärke	Stengel-Blatt
Verhärten, Stützen	Zellulose	Wurzel

Der Zucker verströmt sich in der Blüte. Er drängt sein Aroma, seine Energie schnell vor. Die Stärke mit ihrer Wasseraufnahme, ihrem »Wachstum« und ihrer Nährhaftigkeit ist dem Stengel-Blatt-Bereich zuzuordnen, die harte, begrenzende Zellulose dann der Wurzel.[7]

4.4. Ballaststoffe

Dieser Begriff umfaßt eine große Gruppe verschiedenartiger Stoffe, die eine gemeinsame Eigenschaft aufweisen: Sie können vom Menschen nicht verdaut werden, sind also Ballast. Sie sorgen für eine Füllung und erleichtern damit dem Darm seine Arbeit. Lediglich einige Bakterien unserer Darmflora vermögen geringe Teile der Bal-

---

[7] R. Hauschka: Substanzlehre. 8. Aufl. Frankfurt 1981. S. 74f

laststoffe zu spalten und zu verdauen. Die Ballaststoffe gehören überwiegend zur Gruppe der Kohlenhydrate. Es sind zum einen Zellulose und Hemizellulose, zum anderen eine Reihe von Gelierstoffen wie Pektine, Lignin oder Pentosane. Sie befinden sich vor allem in pflanzlichen Produkten wie Obst, Gemüse, Getreide und Hülsenfrüchten. Auch Algen enthalten gelierfähige Ballaststoffe wie Agar-Agar oder Carragene.

Die übliche Zivilisationskost mit viel Zucker, weißem Mehl, wenig Gemüse und viel tierischen Produkten ist arm an Ballaststoffen. Dies kann zu Erkrankungen führen wie Verstopfung, Divertikulose, Hämorrhoiden, Übergewicht und sogar Gallensteinen und Dickdarmkrebs.[8] Eine Kost mit viel Gemüse, Obst und Vollkorngetreide liefert dagegen ausreichend Ballaststoffe. Die Ballaststoffe befinden sich oftmals in den Randschichten, weshalb Schälen von Obst, Abtrennen von Getreiderandschichten beim hellen Mehl oder Polieren beim weißen Reis zu einer deutlichen Minderung der Ballaststoffe führt (s. Tabelle). Etwa 50 % der Ballaststoffe werden durch Getreide und Brot zugeführt.

Zuviel Ballaststoffe in der Nahrung können zu Blähungen und zur Bindung wichtiger Minerale führen (s. S. 127). Daher sollte man sich nicht abrupt von einer ballaststoffarmen zu einer ballaststoffreichen Kost umstellen, da dann der Organismus und seine Darmflora sich schwer anpassen können.

Die täglich wünschenswerte Menge an Ballaststoffen beträgt mindestens 30 g. Die übliche Ballaststoffaufnahme des Durchschnittsverbrauchers liegt zu niedrig bei Frauen mit 19 g/Tag, bei Männern mit 23 g/Tag. Vegetarier erreichten die empfohlene Menge dagegen, wie in einer Studie festgestellt wurde.[9] Eine ausgewogene Vollwerternährung hat ebenfalls einen ausreichenden Gehalt an Ballaststoffen.

---

[8] E. Kofranyi, W. Wirths: Einführung in die Ernährungslehre. S. 50
[9] Ernährungsbericht 1988. Hrsg. Deutsche Gesellschaft für Ernährung. Frankfurt S. 294 f.

Gehalt an Ballaststoffen (g/100 g)

Naturreis	4,0	Weizenvollkorn	10,6
weißer Reis	1,4	Weizenmehl, Type 405	4,1
Weizenvollkornbrot	6,0	Weißkohl	2,5
Weizenmischbrot	2,3	Tomate	1,8
Weißbrot	0,9	Gurke	0,9

Quelle: Der kleine Souci, Fachmann, Kraut: Lebensmitteltabelle für die Praxis. Stuttgart 1987

4.5. Mineralstoffe und Spurenelemente

Minerale sind das Feste, Auskristallisierte, das aus dem Leben Herausgefallene. Früher wurde ihnen in der Nahrung kein größerer Wert beigemessen, aber heute weiß fast jeder, wie wichtig beispielsweise Eisen oder Magnesium ist.

Während man im 19. Jahrhundert und im ersten Drittel des 20. Jahrhunderts von Mineralen sprach, gibt es heute den Begriff Mineralstoff und Spurenelement. Diese Begriffsänderung weist darauf hin, daß heute nur von den stofflichen Wirkungen ausgegangen wird, und das Element nicht als ein umfassenderes Wesenhaftes aufgefaßt wird, das sich im Physischen als Eisen oder Fluor darstellt.

Mineralische Ernährung

Gibt es eigentlich Minerale, die wir unverwandelt mit der Nahrung aufnehmen? Essen wir direkt Eisen, Phosphor oder Kalium? Diese Minerale finden sich in der Nahrung nicht wie in der mineralischen Welt, sondern wir nehmen sie über die pflanzliche und tierische Kost oder das Wasser auf. Lediglich Kochsalz (NaCl) vermögen wir direkt als Salz zuzuführen.

Wie wird das Mineral durch Pflanze oder Tier verändert?

Zusammensetzung der Nahrung

Die Pflanzen nehmen die Minerale mit ihren Wurzeln auf und leiten sie durch den Stengel nach oben, indem sie in den Säften gelöst und ionisiert werden. Wo die Pflanze es benötigt, wird das Mineral in ihren Organismus eingebunden, gelenkt von ihren ätherischen Kräften. Essen wir die Pflanze, so erhalten wir Minerale, die bereits gelöst sind und sich in Organisationsstrukuren befinden. Ähnlich ist es beim tierischen Organismus. Auch im Wasser werden die Minerale ihrer festen Struktur beraubt und in die Flüssigkeit eingegliedert, gelöst.

Das ungelöste Mineral wie das Kochsalz erfordert demnach viel mehr Verdauungs- und Aufbauarbeit vom menschlichen Organismus, als wenn Wasser oder gar Pflanze oder Tier die »Vorarbeit« übernommen hätten. Schaffen wir die Eingliederung von Mineralen in unseren individuell geformten und geprägten Organismus nicht, so können störende Ablagerungen, »Steine« entstehen. Die Minerale streben dann dem Erscheinungsbild zu, das sie außerhalb des Organismus aufweisen: dem Kristall. Dies ist für den Menschen krankheitserzeugend, denn keine Substanz darf ein Eigenleben entfalten, ohne daß dies im Rahmen des Gesamtorganismus gewollt wird. Die langfristige Entwicklung geht aber dahin, daß wir immer mehr aus dem Mineralreich in uns aufzunehmen lernen. Schon jetzt bauen wir Lebensmittel mit Hilfe der Technik auf »Mineralstufe« ab wie beispielsweise Zucker. Rudolf Steiner wies daraufhin, daß in ferner Zukunft die Menschen immer mehr mineralische Lebensmittel zu sich nehmen werden und genügend innere Regsamkeit besitzen, um sie ohne Schaden verwerten zu können.

Aspekte zur Entwicklung von Erde und Mensch

Das feste, mineralische Element ist innerhalb der Weltentwicklung erst bei uns auf der Erde zu finden (s. S. 26). Alles Feste entwickelte sich aus dem Flüssigen. Diese Entwicklung vollzog sich in sehr großen Zeiträumen, die menschliche Entwicklung ist davon nicht zu trennen.

Heute ist die Tendenz zur Verfestigung überall zu erleben. Selbst wenn wir auf die Wissenschaften und Techniken schauen, begegnet uns das bevorzugte Interesse für diesen Bereich: die Beschäftigung mit dem physischen Element, der Substanz.

Davon ist die Ernährung nicht ausgeklammert. So werden die Nährstoffe analysiert, der Bedarf an Nährstoffen in Zahlen bestimmt. Gerhard Schmidt weist darauf hin, daß der Mensch, wenn er Mineralisches aufnimmt und es in seinem Organismus bis auf die menschliche Stufe führt, der Erde hilft, die Erstarrung, das Feste allmählich umzuwandeln.[10] Der Mensch darf aber nicht in den Fehler verfallen, die zukünftige Aufgabe zu früh und zu massiv seinem Organismus zuzumuten. Diese Tendenz besteht: So verbrauchen wir beispielsweise zu viel Kochsalz. Außerdem werden mineralische Zusätze wie Sulfate oder Phosphate zur Konservierung oder zur Wasserbindung zugesetzt und vieles andere mehr.

Ferner verdrängen wir durch einseitige Maßnahmen bestimmte Mineralstoffe. Dies geschieht bei intensiver Mineraldüngung der Landwirtschaft, wo beispielsweise der Schwefel im Thomasphosphat das für die Pflanzen wichtige Selen verdrängt. Durch grobe Verarbeitung und falsche Zubereitung gehen ebenfalls Mineralstoffe verloren (s. S. 141). So findet man Mangel beispielsweise an Magnesium oder Selen, aber ein Zuviel an Kochsalz, Phosphaten oder Schwefel. Dieses Ungleichgewicht führt zur einer Verschlechterung der Nahrungsmittelversorgung.

Wesen und Wirken der Minerale

Mineralstoffe sind nach Rhythmen gegliedert, wie es im chemischen Periodensystem der Elemente zu sehen ist.

Wie sehr Formkräfte in ihnen wirken, läßt sich an verschiedenen Erscheinungen beobachten. So kann man Kiesel, eine Sauerstoff-

---

[10] G. Schmidt: Dynamische Ernährungslehre. Bd. II. St. Gallen 1979. S. 237–245

verbindung des Siliziums, sowohl als weißes gemahlenes Pulver als auch in Form des undurchsichtigen Jaspis, des glasklaren Bergkristalls oder des Rosenquarzes sehen. Diese verschiedenartigen Gestaltungen liegen im Wesen des Minerals, in seinen Kristallstrukturen. Ein Kochsalzkristall bildet immmer würfelförmige, achteckige Gebilde, während der Kiesel sechseckige Formen aufweist. Übergeordnete Formkräfte führen zu den vielfältigen Steinen, Halbedel- oder Edelsteinen.

Einen Mineralstoff allein gibt es im Grunde genommen nicht. Selbst im Mineralreich bilden sie Salze oder Verbindungen mit anderen Elementen. Der Mensch kann sie jedoch im Labor trennen und isolieren. Im Organismus wirkt ein Mineralstoff nicht allein, sondern im Stoff*wechsel* mit stetiger Veränderung und einer Wechselwirkung mit anderen Substanzen. So werden Mineralstoffe in Bewegung gebracht, ausgeschieden, herangeholt, abgelagert oder eingebaut. Daher ist die Betrachtung mehrerer Mineralstoffe bei einem Prozeß sinnvoll.

Die Mineralstoffe und Spurenelemente haben vielfältige Aufgaben wie beim Aufbau von Knochen (Calcium, Phosphor), vom Blut (Eisen, Calcium), bei der Muskeltätigkeit (Natrium, Kalium, Calcium, Magnesium), Verdauung (Chlor in Magensäure) und verschiedensten Stoffwechselfunktionen. Gerade die Spurenelemente sind in kleinsten Mengen vorhanden, erfüllen aber unverzichtbare Aufgaben. Neben diesen körperlich-vitalen Funktionen zeigen sich Auswirkungen auf seelische und geistige Tätigkeiten. So führt Salzmangel zu Bewußtlosigkeit oder Eisenmangel zu Konzentrationsschwäche und Müdigkeit, Selenmangel zu verminderter Abwehrkraft.

Versorgung mit Mineralstoffen

Eine ausreichende Zufuhr ist wichtig. Eine abwechslungsreiche Vollwerternährung mit gut aufgeschlossenem Getreide, Obst, Gemüse, Milch, Nüssen, Fetten und Ölen und eventuell Fleisch und

Fisch sorgt dafür. Einseitige Kost kann dagegen zu einer Unterversorgung mit einzelnen Mineralstoffe führen. Ebenfalls gibt es

Hemmstoffe:
- sehr fette Speisen   hemmen die Aufnahme von Magnesium
- Kaffee   bindet Calcium
- schwarzer Tee   bindet Eisen, Calcium
- Phytin (in Getreide und Hülsenfrüchten enthalten)   bindet Magnesium, Zink, Eisen, Calcium
- (zuviele) Ballaststoffe   binden Magnesium, Zink, Eisen, Calcium
- Alkohol   hemmt Magnesium
- Oxalsäure (in Spinat, Rhabarber)   hemmt Aufnahme von Magnesium, Zink, Eisen, Calcium

Mineralstoffe behindern sich auch gegenseitig. Dies hat eine Bedeutung, wenn größere Mengen einer Substanz beispielsweise durch Tabletten zugeführt werden.

Es hemmen sich gegenseitig an der Aufnahme vom Darm ins Blut:
Magnesium – Calcium
Phosphor – Aluminium
Phosphor – Eisen
Kupfer – Zink
Schwefel – Selen

Da man mit der Ernährung nicht einzelne Mineralstoffe und Spurenelemente zu sich nimmt, sondern eine Vielzahl in Speisen und Getränken, ist es wichtig, sich die Lebensmittel anzuschauen:

Zusammensetzung der Nahrung

a) Mineralstoffe

Name	Säure (S) Base (B)	Aufgaben im Organismus	Mangel äußert sich
Natrium (Na)	B	Gewebespannung, Regulation des Wasserhaushalts, Muskelerregbarkeit, Zucker- und Aminosäurenresorption	Apathie, Schwäche, niedriger Blutdruck, Muskelkrämpfe
Chlor(id) (Cl)	S	osmotischer Druck, Salzsäurebildung im Magen, Regulation des Säure-Basen-Haushalts	Säuremangel
Kalium (K)	B	Regulation des Säure-Basen-Haushalts, osmotischer Druck im Zellinnern, Muskelerregbarkeit, Enzymanreger, Wasserhaushalt, Eiweißbildung, Glycogenbildung	Müdigkeit, Verstopfung, Übelkeit
Calcium (Ca)	B	Aufbau von Knochen und Zähnen, Blutgerinnung, Nerven- und Muskelerregung, Enzymanreger, Herztätigkeit	Entkalkung, Rachitis, Osteoporose
Phosphor (P)	S	Knochenaufbau, Energiegewinnung, Zellstoffwechsel, genetische Struktur	Trägheit
Magnesium (Mg)	B	Enzymanreger, Muskel- und Nervenanreger	Krämpfe, Gewichtsverlust

Versorgung mit Mineralstoffen

Überschuß äußert sich	Vorkommen	Körperbestand	Empfohlene Zufuhr	Bemerkungen
hoher Blutdruck	Kochsalz, Fleisch, Wurst, Käse, Brot, Salzkonserven	70 g	2–3 g	zu hoher Verbrauch
hoher Blutdruck	wie Natrium	120 g	–	zu hoher Verbrauch
nicht durch Nahrung möglich	Getreide, Gemüse, Obst, Hülsenfrüchte	150 g	3–4 g	
»Verkalkung«	Milch, Sauermilchprodukte, Hartkäse, Sesam, Mandel, Soja, Grünkohl	1 kg	0,8–0,9 g	Ca-Aufnahme wird gehemmt: Phytat, Oxalsäure, viel Ballaststoffe
Überregbarkeit	P als Zusatzstoff Milchprodukte, Käse, Fleisch, Eier, Vollkornprodukte	700 g	0,8–0,9 g	zu hohe Aufnahme
Schläfrigkeit, narkotische Zustände	Vollkornprodukte, grüne Gemüse, Milch	25 g	0,3–0,35 g	hoher Ca-Gehalt hemmt Aufnahme

Zusammensetzung der Nahrung

b) Spurenelemente

Name	Säure (S) Base (B)	Aufgaben im Organismus	Mangel äußert sich
Eisen (Fe)	B	Bestandteil des Blutes, Enzymerreger	Anämie, Chlorose, Blässe, Müdigkeit
Jod (J)	S	Bestandteil der Schilddrüsenhormone	Unterfunktion der Schilddrüse, Körperfülle, Trägheit
Zink (Zn)	B	Insulinaufbau, Enzymerreger	Wachstums-, Sexualstörungen, Appetitmangel, Hautveränderung, mangelhafte Wundheilung
Kupfer (Cu)	B	Blutaufbau, Enzymbestandteil	Blutarmut, Knochenbrüche, Elastizität der Schlagadern
Mangan (Mn)	B	Enzymanreger	Störung der Knochen- und Knorpelbildung
Kobalt (Co)	B	Bestandteil von Vitamin B 12	Blutveränderung: pernizöse Anämie
Molybdän (Mb)	B	Enzymbestandteil	schlechter Allgemeinzustand

Versorgung mit Mineralstoffen

Überschuß äußert sich	Vorkommen	Körperbestand	Empfohlene Zufuhr	Bemerkungen
Hämochromatose, Vergiftung, Erbrechen	Fleisch, Gemüse, Getreide, Obst	3–5 g	12 mg ♀ 18 mg ♂	bei Frauen oft zu wenig
Überfunktion der Schilddrüse, Übererregbarkeit	Seefisch, Milch, Salat, jod. Salz	10–20 mg	0,18–0,2 mg	oft zu wenig
Erbrechen, giftig!	Fleisch, Getreide, Hülsenfrüchte, Milch, Kakao	1,4–2,1 g	15 mg	
giftig	Fische, Nüsse, Ölsaaten, Getreide (Hirse), Kakao	80–100 mg	2–4 mg	
	Getreide, Nüsse, Hülsenfrüchte, Spinat	10–40 mg	2–5 mg	
	Getreide, Nüsse, Hülsenfrüchte, Kohl, milchsaure Produkte	1–2 mg	0,005 mg	
	Milch, Getreide, Nüsse, Hülsenfrüchte	10 mg	0,15–0,5 mg	

Zusammensetzung der Nahrung

b) Spurenelemente

Name	Säure (S) Base (B)	Aufgaben im Organismus	Mangel äußert sich
Fluor (F)	S	Stabilität der Knochen und Zähne, verbesserte Eisenaufnahme	Karies, Knochenschwund
Silizium (Si)	S	Entzündungshemmung, Elastizität von Geweben	Bindegewebsstörungen
Nickel (Ni)	B	Blutgerinnung, Enzymanreger	
Selen (Se)	S	Entgiftung, Enzymbestandteil	Muskelerkrankungen

Mineralstoffe in Lebensmitteln

Lebensmittel	gutes Vorkommen von (Auswahl)
Milch	Calcium, Phosphor, Zink, Chrom, Selen, Jod, Molybdän
Gemüse	Kalium, Magnesium, Eisen, Nickel
Obst	Eisen, Kalium, Magnesium, Chrom, Mangan, Nickel
Getreide	Magnesium, Kalium, Zink, Chrom, Selen, Mangan, Molybdän, Kupfer
Nüsse	Phosphor, Magnesium, Kupfer, Mangan
Fisch	Jod, Fluor (Seefisch)
Hülsenfrüchte	Magnesium, Eisen, Chrom
Fleisch	Eisen, Chrom, Zink
Salz	Natrium, Chlor(id)

Überschuß äußert sich	Vorkommen	Körperbestand	Empfohlene Zufuhr	Bemerkungen
Fluorose	Seefisch, Schwarztee	2–6 mg	1 mg	
	Getreide (Hirse, Hafer), Salate, Nüsse, Mineralwasser	1 g	10–30 mg	
Nickelallergien	Getreide, Hülsenfrüchte, Kakao, Nüsse, schwarzer Tee	10 mg		
Zellschäden	Getreide, Fleisch, Fisch	10–15 mg	0,05–0,2 mg	

Gewisse Unterschiede ergeben sich bei einzelnen Arten oder Sorten. So enthält Hirse mehr Eisen als die anderen Getreide, beim Gemüse trifft dies auf Möhren und Spinat zu.

Die Aufgaben der einzelnen Mineralstoffe sind in folgender Tabelle zu sehen. Bedarfsangaben sind für den Verbraucher wenig praktikabel. Wer weiß schon, wieviel eines Mineralstoffes in einer bestimmten Speise enthalten ist? Daher ist es wichtiger, sich mit vollwertigen Lebensmitteln zu ernähren, als auf einzelne Stoffe zu schauen.

Zusammensetzung der Nahrung

4.6. Der Säure-Basen-Haushalt

»Wir sind alle übersäuert!« Mit solchen oder ähnlichen Aussagen wird in einigen populären Büchern für eine basenüberschüssige Nahrung geworben. Kaum in einem anderen Bereich finden sich so gegensätzliche Aussagen wie hier: Während einzelne Autoren jede Art von saurer Nahrung ablehnen und zu ständiger Kontrolle vom Säuren-Basen-Verhältnis mit Indikatorpapier raten, halten andere Wissenschaftler diese Aussagen für gänzlich unberechtigt. Um hier sich selbst eine Meinung zu bilden, müssen zunächst einmal die beiden chemischen Begriffe »Säure« und »Base« erläutert werden. Rein chemisch gesehen handelt es sich um zwei wichtige Verbindungsgruppen.

Die Base oder Lauge trägt ihren Namen von Wortstamm »Basis«, also Ausgangspunkt oder Sockel. Basen sind Hydroxide, die sich mit Metallen, besonders den Alkali oder Erdalkalimetallen binden. Basen färben Lackmuspapier blau, ihr Geschmack ist seifenartig, daher auch der Name Lauge. Man kann diesen Geschmack beispielsweise beim Natron ($NaHCO_3$) erleben. Sie wirken auf die Haut und die Schleimhäute quellend und fühlen sich leicht schleimig an. Zu den Basen zählen die Alkali wie Natrium und Kalium und die Erdalkali wie Calcium und Magnesium. Enthält ein Lebensmittel viele dieser Mineralstoffe, so wirkt es basen*bildend*.

säurebildende	Minerale	basenbildende
Phosphor		Alkali (Natrium, Kalium)
Schwefel		Erdalkali (Calcium, Magnesium)
Chlor		Metalle

Den Gegenpol der Base bildet die Säure. Sie ist geläufiger, weil sauer eine jedem bekannte Geschmacksqualität darstellt. Sie spalten in wäßriger Lösung Wasserstoffionen (H^+) ab. Die wichtigsten Säurebildner sind Schwefel, Phosphor und Chlor. Organische Säuren sind beispielsweise Essig-, Milch- oder Zitronensäure. Säuren wirken zusammenziehend und in stärkeren Konzentrationen reizend auf Haut und Schleimhäute und führen zu Runzeln. Lackmuspapier wird durch Säuren im Gegensatz zu Laugen rot gefärbt.

Verbindet sich Säure und Base, so entsteht ein Salz und Wasser, die neutrale Mitte.

Säure + Base = Salz und Wasser

Säure	wirkt zusammenziehend, speichelanregend, aktiv
Basen	wirkt quellend, nicht speichelfördernd, passiv
Salz	wirkt anregend, wachmachend

pH-Wert

Um die Stärke der Säuren oder Basen zu messen, nutzt man den pH-Wert. Er basiert auf der Ionenbildung von Säure und Base, der Dissoziation. Es treten Werte von 0–14 auf. PH 7 gibt eine neutrale Lösung an, von 7,1–14 liegen Basen vor, von 0–6,9 Säuren; pH 14 zeigt demnach eine sehr starke Base und pH 1 eine starke Säure an.

Säuren und Basen im lebendigen Organismus

In Pflanzen treten Säuren vor allem im Obst auf. Es handelt sich um Fruchtsäuren wie die sehr saure Zitronensäure (pH 2,5–3). Blätter und Wurzeln sind dagegen von schwach sauer (pH 6,5) bis schwach basisch (pH 7,1–7,5). Die Samen wie Getreide geben einen fast neutralen pH-Wert von 7. Zu bedenken ist, daß diese Messung nur das im Pflanzensaft meßbare Säure-Basen-Gleichgewicht anzeigt. So sind in den Blättern eine Vielzahl von basenbildenden Mineralstoffen vorhanden, die aber nicht als Base wirken, sondern zumeist als Salz vorliegen. Daher sagt der gemessene pH-Wert nicht viel über die Wirkung der Säuren im Organismus aus.

Zusammensetzung der Nahrung

PH-Wert von Lebensmitteln

Sanddorn	1,5	Bienenhonig	4
Zitrone	2	Banane	5,5
Johannisbeere	2,5	Essig	3
Sauerkirsche	2,5	Quark	4,5
Stachelbeere	2,5	Sauermilch	5
Weintraube	3	Blatt-, Wurzelgemüse	6,5–7,5
saurer Apfel	3	Milch	7
Aprikose	4	Getreide	7
reifer Apfel, Birne	4	Kartoffel	7

Beim Menschen haben sowohl Säuren als auch Basen eine Funktion. So haben Erwachsene einen Säuremantel der Haut, der schwach sauer reagiert. (Bei Neugeborenen ist die Haut leicht basisch). Im Schweiß sondern wir sowohl Basen als auch Säuren aus. Unser Blut ist leicht basisch mit einem pH von 7,35–7,45. Ebenso ist die Lymphe und die Gehirnflüssigleit, der Liquor, schwach basisch. Im Verdauungssystem finden wir polare Verhältnisse. So ist der Speichel in der Regel schwach alkalisch, kann aber auch leicht ins Saure tendieren. Im Magen liegt die stärkste Säuerung von pH 1,5–2,5 vor. Im Dünndarm herrscht wiederum basisches Milieu von pH 8. Die Lebergalle ist basisch (pH 7–7,5). Durch die Niere werden je nach Stoffwechsellage saurer oder basischer Urin ausgeschieden. Der pH-Wert des Urins unterliegt großen Schwankungen vom sauren bis in den basischen Bereich (pH 4,8–7,5). Er stellt damit ein Regulationsinstrument des Organismus dar. Der normale Harn ist meist leicht sauer, da etwas mehr Säuren von Phosphor oder Schwefel ausgeschieden werden.

PH-Wert von Körperflüssigkeiten

Blut	7,35–7,45	Magensaft	1,5–2,5
Lymphe, Liquor	7,25–7,4	Urin	4,8–7,5
Lebergalle	7,0–7,5	Dünndarm	8,0
Speichel	6,3–8,0	Pankreassaft	8,0–8,5
Schweiß	6,5–7,3		

Im Stoffwechsel bilden sich in den Zellen eine Vielzahl von *Säuren*. Jede Stoffwechseltätigkeit führt eigentlich immer zur Säurebildung wie der Brenztraubensäure (Pyruvat) oder der Milchsäure (Lactat). Im Zentrum der Zellaktivität stehen Säuren. Wichtig hierbei ist, daß diese Säuren nie statisch vorhanden sind, sondern ständig in tätiger Veränderung als dynamische Komponente. Gleiches gilt auch für die äußere, bewußt gesteuerte Aktivität. Jede Muskelaktivität führt zur Säurebildung, jede Zellaktivität auch. Säurebildung ist im Organismus also mit Aktivität und Bewegung verknüpft.

Basen finden sich in den Körperflüssigkeiten wie Blut, Lymphe und Gehirnwasser, aber auch im Mund und Darm. Sogenannte Basendepots sind Leber und Skelett.

Geschmacklich wird eher die Säure als die Base akzeptiert.

Säure – Tätigkeit, Spannung
Base – Ruhe, Entspannung

Rudolf Steiner gab an, daß Säure mit dem Wirken des Astralleibes und Basen mit dem Ätherleib und Ich verbunden sind. Tatsächlich haben die Organe mit Säurefunktion wie Magen, Galle und Niere auch eine Verbindung mit der Seele, wie der Volksmund dies ausdrückt: »Ein Problem liegt mir im Magen«, »es schlägt mir auf die Niere« oder »jemanden läuft die Galle über«. In der Medizin ist bekannt, daß seelische Erregungen beispielsweise Magenbeschwerden wie Übersäuerung verursachen können. Ebenso kann die Gallenfunktion gestört werden. Das Sprichwort »sauer macht lustig« weist ebenfalls auf die Beziehung zwischen Säure und seelischem Empfinden.

Bei den Organen, die eher mit Basen umgehen, zeigt sich eine Beziehung zur Ich-Organisation. So gilt das Blut als Träger der Ich-Kräfte und ist leicht basisch. In den Organen, die Kohlenhydrate verdauen, herrscht basisches Milieu wie im Speichel und Dünndarm. Zucker ist diejenige Substanz, die auf das Bewußtsein einwirkt und somit eng mit der Ich-Organisation verbunden ist. Auch die Leber ist ein Organ mit Basenwirksamkeit, wodurch eine Entgiftung oder Neutralisation von Säuren möglich ist. Die Leber ist ein zentrales Stoffwechselorgan und Schwerpunkt des Zuckerabbaus.

So führt die Säure zur Empfindung, zur Anregung und Tätigkeit, bis in Stoffwechselprozesse hinein. Die Base ist eher das feste Fundament, auf dem andere Tätigkeiten ablaufen, die zu einer Ruhe und Klärung beitragen.

Säure – Veräußerlichen, Aktivität, Agressivität, Empfinden
Base – Verinnerlichen, Passivität, Beharrlichkeit

Säuren und Basen in Verdauung und Stoffwechsel

Im Stoffwechsel werden die Nährstoffe verändert. So werden Fruchtsäuren aus Obst abgebaut, bis keine Säure mehr übrigbleibt. Obst wirkt daher aufgrund seiner Minerale *basenbildend*. Eiweiß wird zu einer Säure (Harnstoff oder Harnsäure) abgebaut. Eiweiß ist deshalb *säurebildend*. Eine Ausnahme bildet die Milch durch ihren Calciumgehalt, nicht aber der Quark und Käse.

Säurebildend sind auch die eiweißreichen Hülsenfrüchte, die eiweiß- und phosphatreichen Nüsse, Getreidekeimlinge, die in ihrer Wachstumsphase säurereicher als das ruhende Korn sind – Wachstum ist Aktivität – sowie die Genußmittel Kaffee, Tee und Kakao. Basenbildner sind dagegen Gemüse, Obst, Kartoffel, Milch und basische Mineralwasser.[11]

Regulation der Säuren- und Basenwerte

Blut hat einen pH-Wert, der zwischen 7,35 und 7,45 liegt. Jede Veränderung über diesen Bereich hinaus führt zu schweren Schädigungen bis hin zum Tod. Daher gibt es viele Regulationssysteme

---

[11] M. Worlitschek: Praxis des Säure-Basen-Haushalts. Heidelberg 1991

Säure- und basenbildende Lebensmittel

säurebildende	Lebensmittel	basenbildende
Fleisch		Gemüse
Fisch		Kartoffel
Eier		Obst
Hülsenfrüchte		Milch
Preiselbeeren, Moosbeeren		Mineralwasser
Nüsse		überreifer Käse
Vollkorngetreide (schwach)		Gemüsesäfte
Brot		Obstsäfte
helles Mehl (stärker)		milchsaure Getränke
Käse, Quark		
Keimlinge		
Kaffee		
Tee		
Kakao		

(Puffer), die eine pH-Wert Änderung des Blutes verhindern. So tritt bei falscher Ernährung keine Übersäuerung des Blutes auf. Überschüssige Säuren werden in den Zellen verstoffwechselt, zum weiteren Abbau oder zur Neutralisierung an die Leber oder zur Ausscheidung abgegeben oder im Bindegewebe abgelagert.

So kann durchaus eine *Übersäuerung* (Azidose) des Gewebes (nicht des Blutes) auftreten durch:

a) falsche Ernährung mit hohem Anteil an Säurebildnern und zuwenig Basenbildner wie eine eiweißreiche Kost
b) starke seelische Erregungen (z. B. Schock)
c) Erkrankungen wie Entzündungen, Nierenkrankheiten, bestimmte Allergien, chronische Bronchitis (respiratorische Azidose), eventuell auch zu flache Atmung.

Ebenso gibt es auch Alkalisierung durch:

a) starkes Erbrechen
b) Kaliummangel (ernährungs- und krankheitsbedingt)
c) Hormonstörungen (Hyperaldosteroismus)
d) Atmungsstörungen wie Hyperventilation, Herzerkrankungen

Wenn meßbare Stoffwechselentgleisungen auftreten, ist allerdings bereits ein Krankheitsstadium erreicht. Davor liegt eine breite Zone, wo Gewebeübersäuerungen (latente Azidosen) auftreten können.

Betrachtet man die heutigen Ernährungsgewohnheiten anhand neuerer Zahlen, so läßt sich eine säurereiche Ernährung bestätigen.

Verbrauch an säure- und basenbildenden Nährstoffen

	Eiweiß g	Fett g	Calcium mg	Phosphor mg	Kalium g	Magnesium mg
empfohlene Zufuhr	50	>74	800	800	3–4	325
tatsächliche Zufuhr	98	157	921	1697	3,9	416

Quelle: Ernährungsbericht 1988. Hrsg. Deutsche Gesellschaft für Ernährung. S. 20f.

Der Eiweißverzehr ist fast doppelt so hoch wie empfohlen, ebenso das säurebildende Phosphat. Schwefel wird nicht bestimmt, liegt aber nach Schätzungen ebenfalls eher zu hoch. So tritt bei solcher heute üblichen, eiweißreichen Ernährung unter Umständen ein Säureüberschuß auf. Notwendig wäre eine starke Einschränkung des Verzehrs tierischer Nahrungsmittel wie Fleisch, Fisch und Eier sowie von hellem Mehl und Zucker. Dazu kommen Faktoren, die bei den Lebensmitteln zwar nicht den Säuregehalt erhöhen, wohl aber eine Verminderung der basenbildenden Minerale bewirken. Dadurch wird das Gleichgewicht weiter zuungunsten der Basen verschoben.

Verlust an basenbildenden Mineralen durch:

a) Verarbeitung
- Entfernen der Randschichten beim Getreide zur Herstellung von Weißmehl
- Herstellen von Stärke
- Herstellen von weißem Reis
- Herstellen von Ölen und raffinierten Ölen
- Herstellung von weißem Zucker
- Blanchieren von Gemüse für Konserven und Tiefkühlkost

b) Zubereitung
- Wegschütten des Kochwassers von Gemüse oder Getreide – dort befinden sich viele ins Wasser übergegangene Mineralstoffe
- Schälen von Früchten und Gemüsen – viele Mineralstoffe sitzen direkt unter der Schale
- Zubereiten von Salzkartoffeln anstelle von Pellkartoffeln – Minerale gehen in das Kochwasser
- Blanchieren von Obst oder Gemüse – Minerale laugen aus

Mineralstoffverlust durch Verarbeitung und Zubereitung

1. Blanchieren

	Blumenkohl	Möhre	Spinat
Verlust an Mineralstoffen insg. in %	32	41	33
davon Kalium	37	48	44

2. Getreide- und Zuckerverarbeitung

	Weizenschrot	Mehl Type 405	Vollrohrzucker	weißer Zucker
Mineralstoffgehalt in %	1,8	0,405	2,0	0,04

3. Schälen und Polieren von Reis

	Naturreis	weißer Reis
Mineralstoffgehalt in %	1,2	0,5

Quelle: 1) A. Bognar u. a.: Vergleichende Untersuchungen über den Einfluß von Mikrowellen-Blanchieren und konventionellem Blanchieren auf den Genuß- und Nährwert von Gemüse. »Ernährungs-Umschau« 34 (1987) H.5 S. 173 f. 2) P. Kühne: Mineralstoffe im Lebendigen III. »Ernährungsrundbrief« 66 (1988) S.10 3) Der kleine Souci, Fachmann, Kraut: Lebensmitteltabelle für die Praxis. Stuttgart 1987.

Um solche Fehler zu vermeiden, werden gering verarbeitete Lebensmittel und möglichst schonende Zubereitungsverfahren empfohlen.

Hinweise für vollwertige, basenschonende Zubereitung:

Grundsätzlich nie mit einem Überschuß an Wasser kochen wie beispielsweise bei Reis früher üblich, wo das nicht verbrauchte Wasser weggeschüttet wurde. Getreide wird mit der Wassermenge aufgesetzt, die vollständig beim Nachquellen aufgesogen wird. Gemüse wird in Töpfen zum wasserarmen Garen gedünstet oder in speziellen Dämpfeinsätzen gegart. Es stimmt nicht, daß beim Kochen Mineralstoffe zerstört werden. Sie treten ins Kochwasser über und gehen nur verloren, wenn dieses nicht weiterverwendet wird. Bei Teigwaren und Salzkartoffeln ist die Mineralauslaugung nicht ganz so hoch, weil durch das Salzen des Wassers kein so großes osmotisches Gefälle zum Mineralgehalt des Lebensmittels besteht. Trotzdem ist bei Kartoffeln die Zubereitung von Pellkartoffeln das günstigere Verfahren.

Bei Verwendung von Lebensmitteln aus biologisch-dynamischem oder ökologischem Anbau kann man bei Obst und einigen Gemüsen die Schale mitverzehren. Andere Gemüse werden entweder mit einem Sparschäler geschält oder bloß mit einem Messer abgeschabt. Um saubere Gemüsereste zu nutzen, kochte man aus diesen Abfällen eine sehr basenreiche Gemüsebrühe.[12]

Die Vollwerternährung verwendet Vollkorngetreide und Vollkornreis (Naturreis), so daß auch hierbei die wichtigen Minerale im Korn genutzt werden können. Allerdings sollte Getreide oder Schrot immer eingeweicht werden, damit die Bekömmlichkeit und Ausnutzung verbessert wird.[13]

Auch zum Andicken wird keine Stärke, sondern Feinschrot verwendet. Für Süßspeisen kann man beispielsweise weißen Reisfeinschrot (gemahlenen Reis) oder den milden, gelblichen Hirsefeinschrot nutzen. Ebenso werden in der Vollwerternährung kein weißer Zucker, sondern natürliche Süßungsmittel mit einem Bestand an eigenen Mineralstoffen verwendet.

Bei den Ölen werden unraffinierte, kaltgepreßte Öle genommen. Außerdem wird der Verzehr der Ölsaaten wie Sesam oder Sonnenblumenkerne empfohlen, die sehr reich an Mineralstoffen sind.

Wasser übernimmt einen Beitrag zur Versorgung an basischen Mineralen wie Calcium und Magnesium. Daher sollte man Trinkwasser nur bei sehr hartem Wasser enthärten. Um sich basisches Wasser zuzuführen, sind die meisten Mineralwasser gut geeignet.

Vor dem Benutzen basischer Pulver wie Natron oder Calciumcarbonat, die von manchen Menschen zum »Neutralisieren« auf die Speisen gestreut werden, sei gewarnt. Sie zerstören Vitamine, besonders die B-Vitamine, können die Verdaulichkeit der Hauptnährstoffe Eiweiß, Fett und Kohlenhydrate verschlechtern und bringen den Säure-Basen-Haushalt eher in Unordnung, als daß sie Ernährungsfehler ausgleichen. Ärztlicherseits können dagegen basische Heilmittel verschrieben werden.

Einzelne säureüberschüssige Tage sind leicht zu regulieren, be-

---

[12] vgl. Rezeptheft. Hrsg. Arbeitskreis für Ernährungsforschung. 5. Aufl. 1987. S. 17
[13] Merkblatt G 2 »Das Phytinproblem«. in Merkblattmappe Hrsg. Arbeitskreis für Ernährungsforschung. Bad Liebenzell

denklich erscheint hier nur eine Kost, die ständig zu viele Säurebildner enthält und gleichzeitig arm an basenbildenden Substanzen ist.

Diese kurze Aufzählung zeigt, daß in der lacto-vegetabilen Vollwerternährung kaum ein Problem der Übersäuerung besteht. Da auch der Überschuß an Eiweiß durch das Weglassen oder zumindest starkes Reduzieren von Fleisch, Fisch und Eiern fehlt, kann auch kein Säureüberschuß durch zuviel Eiweiß auftreten. Allerdings sollten nicht zuviel Käse und Quark oder größere Mengen Hülsenfrüchte wie auch Kohlenhydrate (besonders Süßungsmittel) gegessen werden. Ebenso werden die säurebildenden Genußmittel Kaffee und schwarzer Tee reduziert oder gemieden.

4.7. Vitamine

Im Jahr 1912 bezeichnete man erstmals einen bislang unbekannten Stoff mit dem Begriff »Vitamin«, dessen Fehlen in der Nahrung mit der Krankheit »Beri-Beri« in Verbindung gebracht wurde. 1926 wurde dann dieser Stoff, das Vitamin B 1, entdeckt. Da es chemisch ein »Amin« ist, also eine stickstoffhaltige Gruppe umfaßt, nannte man alle diese Stoffe nach dem lateinischen vita = Leben, Vitamine = lebenswichtige Amine. Heute weiß man, daß die Vitamine chemisch sehr unterschiedlich sind und daß keineswegs alle Amingruppen enthalten. Die Entdeckung weiterer Vitamine folgte in der ersten Hälfte des 20. Jahrhunderts. Bekannt ist vor allem der chemische Nachweis von Vitamin C oder Ascorbinsäure durch den Chemiker Szent-Györgyi, der 1937 unter anderem dafür auch den Nobelpreis erhielt.

Fast alle Vitamine wurden dadurch entdeckt, daß eine Vitaminmangelkrankheit vorlag, die durch bestimmte Nahrungszugaben geheilt werden konnte. Bei Vitamin C war es Skorbut, bei Vitamin A die Nachtblindheit, bei Vitamin D Rachitis. Zwar bewirkt nicht allein die Vitamingabe die Gesundung, es kommen meist noch andere Nahrungsfaktoren oder Licht und Luft hinzu, aber die Vitamine gelten dabei als unentbehrliche Stoffe. Zahlreiche Vitamine wie Vitamin P,Q oder U verschwanden oder wurden als vitaminähnliche, förderliche Stoffe angesehen wie Vitamin P als Rutin und Vitamin U als Ubichinon. Vitaminähnliche Stoffe gelten als wichtig für Lebensprozesse, und sie wirken nicht allein. Dies ist inzwischen auch von den Vitaminen bekannt. So steigert Vitamin C die Eisenaufnahme und -verwertung im Organismus, Vitamin A und C verhindern die Bildung und Wirkung von Giftstoffen wie Nitrosaminen.

	Krankheit bei Mangel und Symptome	Krankheit bei zuviel
Vitamin A	Nachtblindheit, Hornhautveränderung	Erbrechen, Durchfall, Blutungen
Vitamin D	Rachitis (bei Kindern), mangelhafte Verknöcherung, Zahnschäden, Knochenerweichung (bei Erwachsenen)	Kalkablagerungen
Vitamin E	Muskelschwund, Blutveränderungen	Störungen der Schilddrüse
Vitamin K	Verzögerung der Blutgerinnung	unbekannt
Vitamin B_1	Beri-Beri: Wachstumsstörungen, Gewichtsverlust, Nervenstörungen	unbekannt
Vitamin B_2	Schäden der Schleimhaut, Wachstumsstörungen, Gewichtsverlust, Fortpflanzungsstörungen	unbekannt
Niacin	Pellagra, Hautschäden, Durchfälle, Erbrechen, Delirien	unbekannt
Folsäure	Blutarmut, Schäden der Schleimhaut, Fortpflanzungsstörungen	unbekannt
Pantothensäure	Wachstumsstörungen	

	Krankheit bei Mangel und Symptome	Krankheit bei zuviel
Vitamin B_{12}	Blutarmut und -veränderungen	
Vitamin B_6	Hautschäden, Schleimhautentzündungen	
Vitamin C	Skorbut, Blutarmut	

Quelle: K. Huth: Ernährung und Diätetik. UTB Taschenbücher 816. Heidelberg 1979. S. 75–75.

Vitaminwirkung und Krankheiten

Ein Vitamin ist erst sinnnlich erkennbar etwa als Pulver, wenn es aus dem Lebensmittel isoliert, mineralisiert und konzentriert wurde. Dabei entfallen natürlich sämtliche Wechselwirkungen, in die das Vitamin in der lebenden Zelle eingebunden ist. So gibt es kein statisches Vitamin C, sondern ein ständiges Verändern von zwei chemischen Formen. All diese Stoffwechsel-Tätigkeiten entfallen bei der isolierten Substanz, die Begrenztheit des Begriffs »Vitamin« wird deutlich.

Was aber sind dann Vitamine, und welche Aufgaben erfüllen sie?

Erkennen kann man ihre Wirkung bei einem Mangel. Gibt man einem skorbutkranken Menschen Vitamin C, so verschwinden dessen Symptome. Dies trifft auf isoliertes Vitamin C (Ascorbinsäure), aber auch auf Obst oder Salate zu.

Jede geistige Tätigkeit, auch der nach geistigen (ätherischen) Gesetzen ablaufende Stoffwechsel, benötigt eine stoffliche Grundlage. Das Wirken ätherischer Kräfte ist nur möglich, wenn es sich auf Substanzen gründen kann.

Substanzen für das Eingreifen der Lebensprozesse sind beispielsweise Vitamine. Sie ermöglichen auf stofflicher Basis die Tätigkeit der Ich-Organisation im Stoffwechselbereich. Fehlen die Vitamine, so kann sich auch die geistige Tätigkeit nicht entfalten, es kommt zu Störungen, zu Krankheiten, eben den Vitaminmangelerscheinungen.

Vitaminwirkung und Krankheiten

Empfindlichkeit von Vitaminen (× = empfindlich)

Vitamine	A	D	E	B_1	B_2	Niacin	B_6	Folsäure	B_{12}	C
Wärme	×	×		×	×				×	×
Säure	×						×		×	×
Laugen			×	×					×	×
Sauerstoff (Luft)	×	×		×	×			×	×	×
Licht	×	×		×		×	×		×	×

Die Vitamine sind als Träger von Lebensprozessen sehr reaktiv und verwandlungsfähig. Sie tendieren über das Grobstoffliche hinaus zum Gestalterischen. Daher rührt auch ihre Empfindlichkeit. Sie werden fast alle durch Hitze, Sauerstoff oder Licht zerstört.

Wie kann es aber zu den Mangelerscheinungen kommen? Es ist bekannt, daß Obst, Gemüse oder Kräuter Skorbut heilen. Früher nahm man Sauerkraut auf die Schiffe mit, um die Seeleute vor Skorbut zu schützen. Der ungeschälte Reis verhinderte Beri-Beri, während beim Genuß von geschältem Reis diese Krankheit auftrat. Pellagra brach bei überwiegender Maisernährung mit ungenügender Zubereitung aus. Sie verschwand, sobald der Mais mit basischen Mineralen – zum Beispiel in Kalkwasser – gekocht wurde. Mangel an anderen Vitaminen der B-Gruppe wie Pantothensäure, Vitamin B_6, Folsäure, Biotin und Vitamin B_{12} ist nur bekannt bei extrem einseitiger Ernährung oder langen Hungerzeiten.

Vitaminmangel gibt es bei einer ausgewogenen Ernährung gar nicht. Skorbut war eine Folge extremer Kost von Seefahrern ohne Obst und Gemüse, Beri-Beri verbreitete sich erst, als man den Naturreis schälte. Ißt man also eine Vollwertnahrung, so ist ein Vitaminmangel nicht zu erwarten. Vitaminmangel ist somit eine Folge der modernen Ernährung, die die ursprünglich vollwertigen Lebensmittel durch extreme Verarbeitung vitaminarm macht.

Heute gibt es einen Trend, daß man nachträglich Vitamine wieder zusetzt. Diese Ersatzstoffe sind meist synthetisch und können natürlich nicht die ursprüngliche Einheit des Lebensmittels mit all seinen Wechselwirkungen herstellen. So wird in den USA Weißmehl mit Vitamin B_1 versetzt, in der Schweiz gibt es Milch mit Zusatz von durch Erhitzung verlorengegangenem Vitamin B_2. Babyfruchtsäfte und inzwischen auch andere Fruchtsäfte enthalten Multivitamine – und dies in einer Zeit, wo es so viel Früchte und Gemüse wie noch nie zu kaufen gibt. Anstatt die ursprünglich vollwertigen Produkte zu verzehren, greift man zu den entwerteten und versucht sie einseitig aufzuwerten. Dabei können dann Störungen auftreten, da diese Stoffe in den Nahrungsmitteln wie Fremdkörper wirken, denn sie waren ja niemals in den Kräfteprozeß der lebendigen Pflanze oder des Tieres einbezogen.[14]

Außer bei der Verarbeitung kann auch durch zu lange und unsachgemäße Lagerung und Zubereitung ein Vitaminverlust auftreten.

Beispiele für Vitaminverluste durch Verarbeitung

	Lebensmittel		
	vollwertig	entwertet	durch Verarbeitung fehlende Vitamine
Getreide	Vollkorn	Weißmehl Stärkeprodukte	B_1, B_2, B_6
Ölsaaten	kaltgepreßte Öle	raffinierte Öle und Produkte daraus	A, E, D
Milch	Rohmilch	Sterilmilch	B_2

[14] G. Schmidt: Dynamische Ernährungslehre. Bd. II. St. Gallen 1979. S. 263–273

Vitaminverlust wird heutzutage gleichgesetzt mit einer Entwertung des Lebensmittels. Dabei wird oft vergessen, daß ein Verarbeitungsprozeß zwar auch zu einem Vitaminmangel führen kann, aber gleichzeitig positive Veränderungen wie Verbesserung des Aromas oder leichtere Bekömmlichkeit erbringt. So sollte der Vitaminerhalt nicht als höchstes Ziel angesehen werden.

Es gibt zwei Polaritäten:

höchster Vitamingehalt	geringster Vitamingehalt
alles so roh wie möglich	alles gekocht, püriert, verarbeitet

Die erste Form regt den Ätherleib an, die zweite ist arm an Vitalität. Wie so oft liegt das Optimum zwischen den Extremen. Der Mensch braucht eine bestimmte Menge an Vitaminen, aber er benötigt darüber hinaus andere Nahrungsqualitäten, die erst durch eine Wärmebehandlung entstehen, wie die Aromen. Dabei sinkt zwar der Vitamingehalt, um neuen Stoffen Raum zu geben. Ein geringer Vitaminverlust bei der Zubereitung hat also keine Bedeutung, wenn dadurch anderes geschaffen wird.

Ein Beispiel hierfür ist das Brot. Durch den Backprozeß wird das wärmeempfindliche Vitamin B1 vermindert, aber die Zunahme von Aromen, Geschmacksstoffen, der Aufschluß von Mineralen aus festen Verbindungen, die Quellung und Verkleisterung der Stärke und die Verinnerlichung der Wärme bewirken eine Wertsteigerung, die den Vitaminverlust bei weitem aufhebt.

Die einzelnen Vitamine

Man unterscheidet zwei große Gruppen von Vitaminen: die dem Wasser zugehörigen und die dem Fett zugehörigen. Erstere lösen sich im wäßrigen, letztere im fettigen Milieu. Daher sind die fettlöslichen Vitamine auch in Ölen und Fetten anzutreffen, während die wasserlöslichen sich in Stärke, Eiweiß und Flüssigkeiten finden:

fettlösliche Vitamine	wasserlösliche Vitamine
A, D, E, K	B-Gruppe, C

Die Vielzahl der Vitamine läßt sich darüber hinaus in sechs Gruppen einteilen.

Vitamin A (Carotine)
Vitamin B (B1, B2, B6, B12, Niacin, Pantothensäure, Biotin, Folsäure)
Vitamin C (Ascorbinsäure)
Vitamin D (D2, D3)
Vitamin E (Tocopherole)
Vitamin K (Phyllochinone)

Vitamin A und besonders seine Vorstufe, das Carotin, befindet sich überall in Organen, die mit der Wärme zu tun haben. So ist es bei Fischen im Lebertran, in Samenölen, in der wärmebedürftigen Tomate und Paprika und der Milch enthalten. Sein chemischer Verwandter, das orangefarbene Carotin, zeigt die Beziehung zwischen Farbe und Wärme. Wärme ist das Element der Entfaltung, Voraussetzung des Lebendigen. Vitamin A ist fettlöslich. Es spielt überall dort eine Rolle, wo der Mensch mit der Außenwelt in Kontakt tritt: in der Haut, den Augen, der Schleimhaut, dem Magen und dem Organ, das am meisten mit Fremd- und Giftstoffen zu tun hat: der Leber. Vitamin A wirkt bei denjenigen Organen mit, die die Wärmeregulation steuern wie die Haut, oder denen, wo Wärmeprozesse stattfinden wie die Leber.

Die Gruppe der *B-Vitamine* ist sehr vielseitig und vielfältig. Sie finden sich vor allem im Getreide in den Randschichten, in Hefe, in Gemüsen und bei tierischen Produkten im Fleisch und in der Milch. Alle B-Vitamine sind am Stoffwechselablauf beteiligt, treten als Bestandteil von Enzymen auf. Sie ordnen das Geschehen im Wandeln und Verändern der Stoffe, wirken somit im Bereich des Chemismus, im Flüssigen. Ihre Hauptwirkung ist der geregelte Ablauf der vegetativen, vitalen Prozesse. Mangel an B-Vitaminen führt immer auch zu Störungen der Gewebs- und Organfunktionen.

Vitamin B_{12}, Cobalamin, nimmt eine gewisse Sonderstellung ein. Nicht nur, daß es nach seiner chemischen Struktur eher dem Blutfarbstoff Hämoglobin als einem anderen Vitamin ähnelt. Es ist auch nur in tierischen Lebensmitteln enthalten wie in Innereien der Haus- und Wildtiere oder in Lebensmitteln, die durch Bakterientätigkeit entstanden sind, wie die Gärprodukte. Dazu zählen Sauermilchprodukte, milchgesäuerte Gemüse wie Sauerkraut, Brottrunk, gesäuerte Brote. Die Mengen sind zwar gering, aber sie scheinen zu genügen, daß auch tierisch eiweißfrei essende Vegetarier (Veganer) keinen Mangel leiden. Vitamin B_{12} kommt immer in Verbindung mit Eiweiß vor. Der Körper muß dieses Vitamin mit einem speziellen, im Magen gebildeten, eigenen Eiweiß aufnehmen und sich aneignen, damit es im Darm resorbiert werden kann. Es wird also seines Fremdcharakters entkleidet und dem menschlichen Organismus nähergebracht. Vitamin B_{12} dient ebenfalls der Ordnung des Stoffwechselgeschehens und der Gestaltung der roten Blutkörperchen.

Vitamin C oder Ascorbinsäure ist ein wichtiges Schutzvitamin. Es schützt andere, wasserlösliche Stoffe vor Oxidation, indem es selber oxidiert (sich mit Sauerstoff verbindet), so die B-Vitamine und A und E. Das Braunwerden des angeschnittenen Apfels beruht teilweise auf Oxidation des Vitamin C. Es ist damit aber nicht zerstört, sondern kann durch einen Kreislaufprozeß wieder reaktiviert werden, um von neuem seine Wirksamkeit zu entfalten. Die Oxidation ist ein Einwirken des Luftsauerstoffs. Zu diesem Element hat das Vitamin eine besondere Beziehung, entsteht es doch auch in den grünen Blättern der Pflanze und bei Wirbeltieren (mit Ausnahme der Säugetiere) in der Niere. Nur der Mensch, die Menschenaffen und das Meerschweinchen benötigen diesen Schutzstoff in der Nahrung, der mit Hilfe der Mitlebewesen entsteht.

Vitamin D ist für die festen Bestandteile des Körpers wichtig. Es vermittelt die Mineraleinlagerung in Zähnen und Knochen und wirkt daher bei der Gestaltbildung mit. Es findet sich in fettigen Substanzen wie Fischleber, in geringer Menge bei Säugetieren und in pflanzlichen Samenfetten.

Vitamin E wirkt in ähnlicher Weise wie Vitamin C, jedoch im fettlöslichen Bereich. Es schützt durch seine Oxidation Fett und fettlösliche Stoffe vor Verderb und reguliert neben anderem die Zellatmung. Vitamin E ist vor allem im Getreide, Keimölen und anderen Samenölen enthalten.

Vitamin K kommt nur in Pflanzen und Bakterien vor. Es dient zum einen der Verfestigung des Blutes bei der Gerinnung, zum anderen wirkt es mit bei der stofflichen Fixierung von Energie in der Zelle. Damit erfüllt es ähnlich wie die B-Vitamine eine Ordnungsaufgabe.[15] So ergibt sich folgender Überblick:

Vitamin A	Wärme	fettlöslich
Vitamin B-Gruppe	Flüssigkeit	wasserlöslich
Vitamin K	Ordnung	fettlöslich
Vitamin C	Luft/Oxidation	wasserlöslich
Vitamin E	Luft/Oxidation	fettlöslich
Vitamin D	Verfestigung	fettlöslich

4.8. Geschmacks-, Aroma- und Farbstoffe

Aussehen, Geschmack und Duft sind wichtige Eigenschaften eines Lebensmittels. Ihre stoffliche Grundlage sind recht unbekannte Substanzen, einfache Verbindungen. Wichtig ist, daß diese Substanzen erst durch *Reifung* sich bilden. Ein grüner Apfel schmeckt sauer und nicht aromatisch. Ein gut gelagerter Apfel weist dagegen eine Fülle von Duft und Geschmack auf. Auch bei tierischen Produkten schmecken legefrische Eier nicht optimal, Fleisch muß abgehangen sein. Dieser Entstehungsprozeß zeigt, daß diese Substanzen erst nach Beendigung des Wachstums gebildet werden. Sie sind Abbauprodukte aus komplizierteren Verbindungen wie Kohlenhydraten und Fettsäuren bei Pflanzen und Eiweiß und Fettsäuren bei

---

[15] R. Hauschka: Ernährungslehre. 7. Aufl. Frankfurt 1979. S. 155–164

Geschmacks-, Aroma- und Farbstoffe

Farben von Strauch und Bodenfrüchten

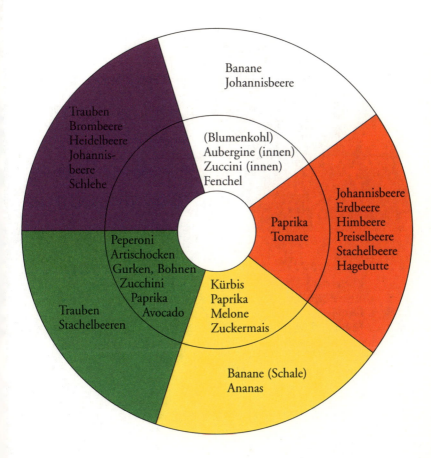

153

Zusammensetzung der Nahrung

Farben von Baumfrüchten

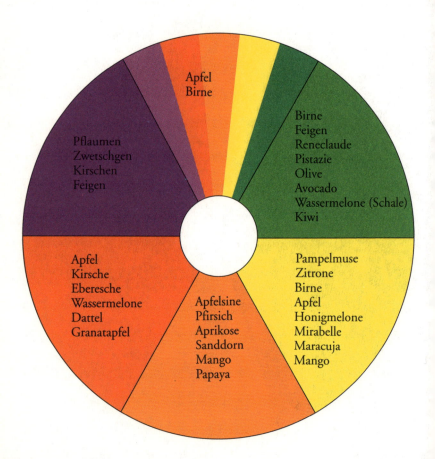

Geschmacks-, Aroma- und Farbstoffe

Farben von Samenfrüchten

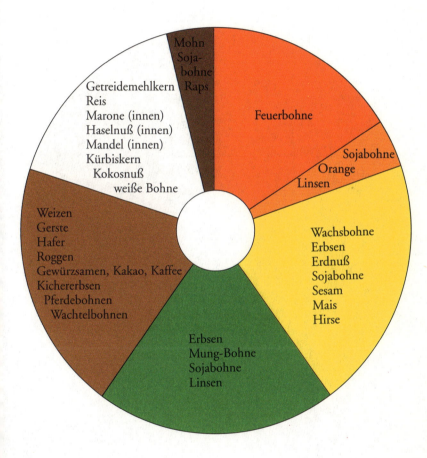

Zusammensetzung der Nahrung

Farben von Wurzelfrüchten

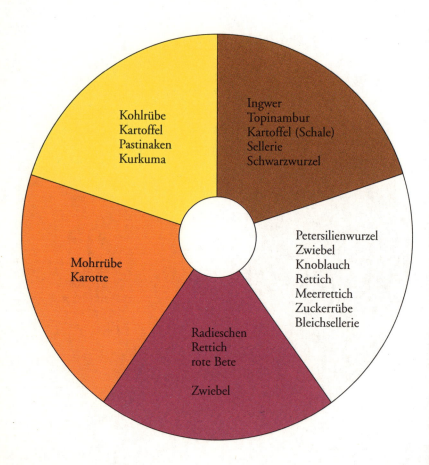

Farben von Blatt-Stengel-Gemüse

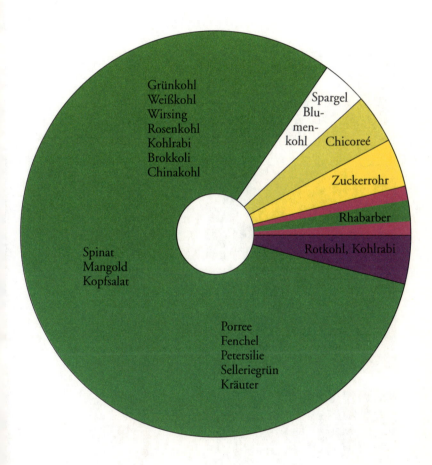

Zusammensetzung der Nahrung

Farben im tierischen Produkt

Fleisch

braun	blau	violett	grün	gelb	rot	weiß	
Wild, gekochtes Fleisch	Sehnen Muskelfleisch		verdorben	Fett	Muskelfleisch Innereien	Fett Sehnen Knochen Huhn Geflügel junges Fleisch	kaum Farben in tierischen Nahrungsmitteln, nur Pastelltöne

Fisch

–	Filet Häute	–	verdorben	–	Lachs	Fleisch	

Ei

gekochtes Ei, innen	–	–	–	Eigelb	–	Eiweiß	

Milch

–	Magermilch Schimmelkäse	–	Schimmelkäse	Käse Butter (Rahm)	Rotschimmelkäse	Milch Camembert Quark Sauermilch Butter	

Tieren. Ihre Bildung zeigt daher einen Verlust an, da der vitale Aufbauprozeß sich umgekehrt hat in den Prozeß des Aromas und der Reifung, was zwar vitalen Abbau bedeutet, aber eine Zunahme der astralen Einwirkung. Demzufolge sprechen gerade diese Substanzen die Sinne und die Seele an. Erst durch sie tritt Genuß auf. Viele Verarbeitungen und Zubereitungen von Lebensmitteln dienen der Aromabildung (s. S. 73), sind gewisse Abbauprozesse, die die menschlichen Sinne und damit das Bewußtsein des Menschen verstärkt anregen. Sie fördern somit die Wahrnehmungsfähigkeit und auch die Denktätigkeit des Menschen. Dies erklärt die große Wertschätzung, die dem Geschmack, Duft und Aussehen beigemessen wird.

Farben kommen hauptsächlich in den Blüten vor, also an jenem Pflanzenteil, der viel Kontakt zum Licht und zur Wärme hat. Erst bei Sonnenlicht entfalten sich die Blüten und zeigen ihre farbenfrohen Blätter. Wenn andere Pflanzenteile farbig sind wie die Früchte der Tomate, des Apfels oder die Wurzeln der Möhre und Roten Bete, so weisen sie ebenso wie die Blüte eine starke Beziehung zum Licht auf. Am farbigsten sind die Früchte und teilweise die Samen der Hülsenfrüchte. Die Sojabohne kommt sowohl als grüne, orangene, gelbe und schwarze Varietät vor. Bei den Gemüsen zeigen die Wurzelfrüchte weiße, braune, aber auch gelbe, orangene und rote Töne. Die Blatt- und Stengel-Gemüse sind dagegen überwiegend grün, vereinzelt weiß, gelb, rot und bläulich. Die tierischen Produkte haben kaum Farben. Hier kommen nur leichte Pastelltöne vor.

Unter Aroma werden alle Eindrücke zusammengefaßt, die wir im Mund wahrnehmen: Geschmack, aber auch Geruch, denn besonders scharfe, brennende Gerüche können über den Rachen wahrgenommen werden, ebenso Strukturempfindungen wie hart, weich oder körnig und Temperaturunterschiede. Üblicherweise versteht man unter Aroma nur den Geruch.

Lebensmittel mit den meisten natürlichen Aromastoffe sind Früchte (Obst). Gemüse weisen weniger auf, sie erhalten diese verstärkt durch Wärmeprozesse bei der Zubereitung. Oftmals entstehen Aromen auch erst bei der Zerstörung: So bilden sich die scharfen Aromen der Zwiebel erst beim Zerschneiden mit dem Zutritt von Luftsauerstoff. Gewürze sind besonders aromareich, ja sie werden wegen ihres speziellen Aromas den Speisen zugefügt. In ihnen zeigt sich die Beziehung zu Luft und Wärme sehr ausgeprägt. Die meisten Aromen sind durch eine Vielzahl von Stoffen geprägt. So wurden im Kaffee bisher 490 Stoffe, im Apfel 260 Substanzen gefunden.

Auch der Geruch ist am stärksten in den Blüten vertreten. Welche Fülle von süß-betäubenden bis zu herb-kühlen Gerüchen strömen die Pflanzenblüten aus. Man denke an die Süße der Robinien- und auch Lindenblüte im Gegensatz zur dumpf-herben Tabaksblüte. Auch hier finden wir wieder in den Früchten, vor allem dem Obst, und den Gewürzen, die stärksten Gerüche. Der Geruch verbindet sich wie die Farben mit dem Empfinden des Menschen, spricht also die Seele an.

Hieran wird deutlich, weshalb betont wird, ausgereifte Früchte zu essen. Nur sie prägen ihr Aroma intensiv aus. Leider ist es gängige Praxis, wegen langer Transport- und Lagerzeit Früchte unreif zu ernten und gegebenenfalls künstlich nachreifen zu lassen. Dies kann dem menschlichen Organismus niemals die Anregung geben, die sonnengereifte Ware hat. Dies gilt auch für die künstlichen Aromen, die zum Ausgleich fehlender natürlicher zugesetzt werden. (s. S. 168). Sie wirken fremd in einem Lebensmittel, aus dem sie nicht durch Reifung und Abbau hervorgegangen sind, sondern durch nachträglichen Zusatz. Abgesehen davon ist der Geschmack vieler künstlicher Aromen den natürlichen weit unterlegen.

4.9. Unerwünschte Begleiter: Rückstände und Schadstoffe

Zur Verunsicherung vieler Verbraucher tragen heute unerwünschte Begleitstoffe in Lebensmitteln bei, weil sie die nicht zum Lebensmittel gehören. Durch eine Störung des harmonischen Gleichgewichts oder extremer Bedingungen in der Landwirtschaft, der umgebenden Natur oder bei Verarbeitung oder Zubereitung können sie hineingelangen.

Dabei unterscheidet man Rückstände, die aufgrund einer bestimmten Anwendung in Spuren im Lebensmittel zurückbleiben wie beispielsweise durch chemische Unkrautbekämpfung bei Pflanzen oder Futtermittelzusätze bei Tieren. Daneben gibt es Schadstoffe, die durch Umstände in das Lebensmittel gelangen, die der einzelne Landwirt nicht oder kaum beeinflussen kann, wie Luft- oder Wasserbelastungen. Die Rückstände bleiben somit als unvermeidliche Reste einer durch den Menschen am Lebensmittel vorgenommenen Behandlung. Würde man die Pflanzen nicht so behandeln, so wären auch keine Rückstände zu erwarten. Im ökologischen Landbau, wo keine Biozide und mineralische Düngemittel eingesetzt werden, fallen sie nicht an. Sie können allenfalls als Schadstoffe beispielsweise von Nachbargrundstücken durch die Luft eingetragen werden. Technische Hilfsstoffe, die zur Erleichterung der Verarbeitung eingesetzt werden, können ebenfalls als Rückstände auftauchen.

Schadstoffe gelangen dagegen unbeabsichtigt in die Lebensmittel, weil beispielsweise ein Industriewerk Stoffe abgibt, die sich im Boden anreichern und in die Pflanzen gelangen. Besonders bedrückend ist die radioaktive Belastung, die nicht erst seit dem Unfall von Tschernobyl, sondern – für viele Menschen unbekannt – durch die oberirdischen Atomexplosionen in den fünfziger und sechziger Jahren in die Atmosphäre gelangten.

Allen Rückständen und Schadstoffen ist gemeinsam, daß sie nicht in die Lebensmittel hineingehören. Sie stellen eine Belastung für den Menschen dar. Der Grad der Belastung ist unterschiedlich, auf jeden Fall führt ihre Zufuhr zu Anreicherungen und Irritationen des Organismus.

Es müßte jedem Menschen zu denken geben, daß bestimmte Substanzen kaum abbaubar, aber auch wenig auszuscheiden sind. So werden sie im Organismus an Stellen abgelagert, wo sie möglichst wenig in den Stoffwechsel gelangen wie im Fettgewebe, in Knochen oder Zähnen oder in den Haaren. Anstelle auf die Verwendung bedenklicher oder giftiger Substanzen zu verzichten, werden mit Tierversuchen sogenannte Höchstmengen ermittelt. Sie legen fest, in welcher Menge die umstrittene Substanz im Lebensmittel zu tolerieren ist. Es wird davon ausgegangen, daß auf diese Mittel nicht verzichtet werden kann.

So gilt die Natur als Gegner. Sie muß mit Giften gezwungen werden, dem Menschen nutzbares Leben wachsen zu lassen und anderes zu vernichten (Unkraut, Ungeziefer). Da Reste dieser Gifte sich aber in den Lebensmitteln befinden, muß in Kauf genommen werden, daß wir sie mit aufnehmen, und sie in unserem Körper gelangen.

Schließt man von vornherein solche brachialen Methoden aus und vermeidet Gifte, so besteht auch nicht die Gefahr, sie an unerwünschter Stelle anzutreffen. Daher kann nur durch Umdenken und Änderung des eigenem Verhaltens dieses Problem angegangen werden. Im ökologischen Landbau wird schon seit langem auf solche Methoden verzichtet.

Schadstoffe und Rückstände in Lebensmitteln
a) Biozide (Pflanzenbehandlungsmittel)
   – Pestizide (Schädlingsbekämpfungsmittel) wie Lindan
   – Fungizide (Pilzbekämpfungsmittel)
   – Herbizide (Unkrautvernichtungsmittel) wie Atrazin
b) Düngemittelrückstände
   – Nitrat von Mineraldünger, Gülle, Mist
   – Phosphate von Mineraldünger, Hühnermist
c) Industriegifte
   – toxische Schwermetalle wie Blei, Cadmium, Quecksilber, Arsen
   – PAK (polycyclische aromatische Kohlenwasserstoffe) wie Benzpyrene

- PCB (polycyclische Biphenyle)
d) radioaktive Stoffe
    - Cäsium 137
    - Jod 131
    - Strontium 90
e) Schadstoffe, die beim Zubereiten enstehen
    - Benzpyrene beim Grillen durch heißes Fett
    - Acroleine (durch Fettübererhitzung)
f) Giftstoffe, die im oder auf dem Lebensmittel wachsen
    - Schimmelpilzgifte wie Aflatoxin, Ochratoxin
    - Salmonellen
    - Botulinustoxin
g) Tiermedikamente oder Fütterungszusätze
    - Antibiotika
    - Hormone (verboten)
    - Psychopharmaka wie Beruhigungsmittel
h) unerwünschte Stoffe, die durch Verpackungen in das Lebensmittel gelangen
    - Vinylchlorid aus PVC
    - Zink aus Konservendosen
    - Aluminum durch saure Lebensmittel

4.10. Natürliche Giftstoffe in Lebensmitteln

Gifte sind Substanzen, die in relativ kleiner Menge Lebewesen krank machen oder sogar töten können. Dabei ist für jede Substanz die Dosis entscheidend, die sie erst zum Gift macht, wie bereits Paracelsus vor fast 500 Jahren erkannte. In kleinen Mengen können Giftstoffe durchaus zum Heilmittel in der Hand eines kundigen Arztes werden.

In den gebräuchlichen Lebensmitteln gibt es verschiedendlich Substanzen, die in größeren Mengen giftig wirken. Am bekanntesten ist die Blausäure (Cyan), wie sie in Bittermandeln vorkommt. Sie ist vorhanden in den Kernen und Steinen unseres Obstes wie Pfirsich, Pflaume, Kirsche, Apfel, Birne und Zitrone. Bedeutsamer ist der Blausäuregehalt in Cassava, dem bitteren Pfeilwurz, einem in Afrika verbreiteten Lebensmittel, in Bambussprossen oder einigen Bohnenarten. Durch geeignete Zubereitung wie Kochen und gegebenenfalls Wegschütten des Kochwassers haben die Menschen gelernt, die Gifte zu entfernen oder zu vermindern.

Auch in den Nachtschattengewächsen findet sich ein giftiger Stoff, das *Solanin*. Es ist vor allem in Kartoffeln, besonders an den Keimen, Augen und grünen Stellen konzentriert. Auch grüne, unreife Tomaten enthalten es. Bei den grünen Tomaten reduziert man es durch Einlegen in Essig. Bei den Kartoffeln verwendet man keine grünen Stellen und keine Keime.

In vielen Gemüsen und Hülsenfrüchten sind Substanzen (Trypsininhibitoren), die unsere eiweißabbauenden Enzyme im Darm hemmen. Dadurch kommt es zu Verdauungsstörungen und einer verminderten Ausnutzung. Dies trifft bei Bohnen, vor allem Sojabohnen zu, aber auch Erbsen, Kartoffeln und Rüben. Diese Substanzen werden durch Kochen oder Erhitzen zerstört. Bei den Bohnen ist dies auch wichtig für gekeimte Samen, die deshalb überbrüht oder in der Pfanne erhitzt werden sollen.

Weitere giftige Substanzen sind Hämagglutinine (Lectine), die unser Blut zusammenballen können. Sie sind in Bohnen, besonders der Sojabohne, Gartenbohne (auch als grüne Bohnen), Feuerbohne und anderen Bohnenarten enthalten. Sie müssen deshalb immer vor dem Verzehr erhitzt werden.

Ferner gibt es Stoffe, die belastend auf die Schilddrüse bis zur Kropfbildung wirken können. Dies sind schwefelhaltige Substanzen, die den Jodstoffwechsel beeinflussen. Man findet sie in Kohl, Rüben, Rettich, Senf, in geringen Mengen sogar in Zwiebeln und Kapuzinerkresse. Die Wirkung tritt jedoch nur bei größeren Verzehrsmengen dieser Lebensmittel auf, die eine einseitige Nahrung voraussetzen.

Nicht zu vergessen sind die Gifte vieler Pilze oder bestimmter Früchte. Hier hat der Mensch gelernt, sich Wissen anzueignen, um die richtigen auszuwählen oder durch geeignete Zubereitung die Giftigkeit zu vermindern.

Bei einigen tierischen Lebensmitteln, vor allem seltenen Fischen und Meeresfrüchten, kommen ebenfalls Gifte vor.

Gifte durch Schimmelpilze und Bakterien

Wenn sich die Lebenskräfte eines pflanzlichen oder tierischen Lebensmittels zurückziehen, wachsen andere Lebewesen auf ihnen. Dieser Abbau führt zu einem Kreislauf der Natur, wo die Verwertung abgelähmter oder toter Körper und Organismen dem Wachsen von Insekten und Mikroorganismen dient.

Bei Lebensmitteln sind solche Abbauprozesse nur erwünscht, wenn der Mensch sie kontrolliert und gezielt einleitet wie bei der Milchsäuregärung, bei Schimmelkäse oder anderen Fermentationen. Die spontane und ungewünschte Besiedlung von Lebensmitteln führt jedoch fast immer zum Verderb. Oftmals können die Mikroorganismen oder ihre gebildeten Stoffe zu Krankheiten oder sogar zum Tod des Menschen führen. Nicht umsonst gibt es eine Abneigung und Ablehnung gegen verschimmelte Lebensmittel. Durch solchen Verderb gehen heute weltweit große Mengen an Lebensmitteln verloren. Oft ließe sich dies durch geeigneten Transport oder richtige Lagerung und Verarbeitung verhindern.

Die bekanntesten Schimmelpilzgifte sind die Aflatoxine von dem Pilz Aspergillus flavus. Sie bilden sich auf zu feucht gelagerten Lebensmitteln wie Nüssen, Erdnüssen, Getreide. Da Aflatoxine sehr giftig sind, sollte man verschimmelte Nüsse oder Erdnüsse nicht essen. Diese Giftstoffe (Toxine) lassen sich auch nicht durch Erhitzen zerstören. Ein weiterer Pilz (Aspergillus ochraceus), der auf feuchtem Getreide, besonders Mais und Weizen zu finden ist, bildet *Ochratoxine*. Durch rechtzeitiges Trocknen des zu feuchten Getreides nach der Ernte kann sein Wachstum verhindert werden. Daneben gibt es eine Reihe anderer Schimmelpilze, die kaum toxisch sind, aber auch solche, die Giftstoffe (Mycotoxine) ausbilden. Der Laie kann sie nicht unterscheiden. Verschimmelte Lebensmittel sollten daher nicht mehr gegessen werden. Bei trockenen Lebensmitteln wie Brot genügt ein großzügiges Wegschneiden, sehr feuchte wie Marmelade mit vermindertem Zuckergehalt oder Obst sind angeschimmelt oder verschimmelt nicht zu genießen. Durch die Feuchte wachsen nämlich für das Auge unsichtbare Pilzfäden durch das Lebensmittel.

Ein weitere Pilz ist wieder häufiger zu entdecken: das *Mutterkorn*. Er bildet seinen Körper (Mycel) ähnlich wie ein Getreidekorn aus und wächst anstelle des Korns in einer Ähre. Mutterkorn ist sehr giftig und führt zum Ergotismus (früher Veitstanz genannt). Es ist schwarz, innen weiß, ist etwas größer und länger als ein Roggenkorn. Mutterkorn wächst auf Roggen und Weizen. Bei der Reinigung des Getreides in den Mühlen wird es entfernt. Lediglich bei nicht mühlengereinigtem Getreide können Reste enthalten sein, die die Verbraucher aussortieren sollten.

Lebensmittelvergiftungen durch Bakterien, vor allem durch *Salmonellen*, treten häufig auf. Sie wachsen besonders gut auf tierischen Lebensmitteln wie auch Mayonnaisen, Marinaden, Speiseeis und Geflügel. Salmonelleninfektionen lösen von Leibschmerzen bis zu schwerem Erbrechen, Fieber und Durchfällen alle Symptome aus. Solche Infektionen haben mit der Immunabwehr des Menschen zu tun. Beim sogenannten Reisedurchfall in fernen Ländern erkranken die Europäer leicht durch den Genuß von rohen Speisen wie Obst, was den Einheimischen nichts ausmacht. Hier spielt die Abwehr und Gewöhnung an diese Keime durch das *Immunsystem* eine Rolle.

Ein starkes Gift bilden auch die Bakterien Clostridium botulinum, die unter Luftabschluß in Konserven von Fleisch, Fisch oder Bohnen wachsen können. Der Verbraucher erkennt leicht an nicht ordnungsgemäßen Konserven eine sogenannte Bombage, ein Hochwölben des Deckels. Solche Konserven dürfen nicht verzehrt werden, denn die Ursache könnte ein für den Menschen schädliches Bakterienwachstum sein. Vor allen bakteriellen Infektionen schützt eine rechtzeitige Hygiene wie genügendes Erhitzen roher Lebensmittel (Geflügel!), Kühlung bei notwendiger Lagerung und sachgemäße Verpackung.

4.11. Zusatzstoffe

Die Zusatzstoffe, früher Fremdstoffe und technische Hilfsstoffe genannt, werden bewußt zur Erzielung bestimmter Eigenschaften dem Lebensmittel zugesetzt. Ihre Anendung ist gesetzlich durch eine Verordnung geregelt.[16]

Zusatzstoffe sind chemische Substanzen, die eine spezielle Wirkung haben. So gibt es Farbstoffe, Aromastoffe, Emulgatoren, Stabilisatoren, Antioxidantien (Stoffe zur Verhinderung der Ranzigkeit), Trennmittel, Schaumverhüter, Gelier- und Verdickungsmittel, Säureregulatoren oder Glasurmittel.

Die Zusatzstoffgruppen und ihre Wirkung

Veränderung des Aussehens	Farbstoffe, Glasurstoffe
Veränderung des Geschmacks und Geruchs	Aromastoffe, künstliche Süßstoffe
Verlängerung der Haltbarkeit	Konservierungsstoffe, Antioxidantien
Veränderung der Konsistenz	Backtriebmittel, Verdickungsmittel, Geliermittel, Schmelzsalze
Stabilisierung der Konsistenz	Trennmittel, Säureregulatoren, Emulgatoren, Stabilisatoren

[16] Maurice Hansen: E = eßbar? Die E-Nummernliste der Lebensmittelzusatzstoffe. Bonn 1986

Ein Trennmittel wird beispielsweise für Nudeln verwendet, damit diese beim Trocknen nicht zusammenkleben, ein Verdickungsmittel, um eine Speise fester zu machen wie einen Früchteyoghurt. Stabilisatoren verzögern die Erscheinungen einer natürlichen Alterung, die zum Absetzen oder Entmischen einzelner Lebensmittelbestandteile führen würde. So wird seit einiger Zeit Schlagsahne mit einem pflanzlichen Verdickungsmittel »stabilisiert«, wodurch ein Aufrahmen und Absetzen dicker Rahmteile auf der Sahne unterbleibt.

An diesen Beispielen kann man erkennen, daß die Zusatzstoffe einen Zustand konservieren sollen, der natürlicherweise, mit natürlichen Lebensmittelbestandteilen nicht zu erreichen wäre. Daher wird eine isolierte Substanz, ein Zusatzstoff genommen. Fehlt natürliches Aroma, so hilft ein Aromastoff. Fehlt eine kräftige, anregende Farbe – die oft durch die Verarbeitung verlorengegangen ist –, so hilft ein Farbstoff. Würde ein Lebensmittel verderben, weil der Alterungs- und Abbauprozeß bei empfindlichen Bestandteilen einsetzt, so verlängert ein Konservierungsstoff die Haltbarkeit, indem es abtötend auf Mikroorganismen wirkt. Gegen Fettverderb, Ranzigkeit hilft ein Antioxidans: Das Öl verfügt über längere Haltbarkeit.

Alle Zusatzstoffe bewirken eine Art Erstarrung, eine Mineralisierung. Die Lebensprozesse werden festgehalten. Mit Zusatzstoffen versehene Lebensmittel vermitteln »abgelähmte« Kräfte. Damit erfüllen solche Lebensmittel eine Funktion nur mangelhaft: sie machen unsere Lebensorganisation, unsere Ätherkräfte nicht regsam, sondern unterfordern sie. Die Menschen werden durch solche Kost innerlich starr und unbeweglich.

Darüber hinaus wirken manche Zusatzstoffe direkt krankmachend. So lösen einige Farb- und Konservierungsstoffe bei einigen Menschen sogenannte Pseudoallergien aus. Einige heute nicht mehr erlaubte Zusatzstoffe gelten inzwischen sogar als krebserregend.

Aus diesen Gründen sollte man Lebensmittel mit Zusatzstoffen meiden. Die Tendenz geht heute immer mehr dahin, durch andere Verfahren auf Zusätze zu verzichten, da viele Verbraucher diesen Manipulationen ablehnend oder skeptisch gegenüberstehen.

Warum werden überhaupt Zusatzstoffe eingesetzt? Dies liegt zum einen an der industriellen Fertigung vieler Produkte. Eine Backstraße erfordert eben Brotteige ständig gleicher Beschaffenheit, um gleichbleibende Brote hervorzubringen. Die Rohstoffe wie Getreide variieren aber in ihrer Beschaffenheit, so daß Zusatzstoffe wie Backmittel diese Standardisierung ermöglichen müssen. Andererseits erfordert die Erwartung vieler Verbraucher eine chemische Stütze, um auch bei Fertiggerichten eine lange Haltbarkeit oder keine Alterungserscheinungen in Farbe, Konsistenz und Geschmack zu sehen.

Die Meinung, daß eine Lebensmittelversorgung ohne Zusatzstoffe nicht möglich ist, wird vom Naturkosthandel widerlegt. Allerdings können sicherlich nicht alle bisherigen Produkte ohne Zusatzstoffe in dieser Form und Haltbarkeit angeboten werden. Aus der Sicht der Vollwerternährung wäre dies oft kein Nachteil. Entscheiden muß der Verbraucher, er tut dies durch seinen Kauf oder Nichtkauf.

Übersicht der Zusatzstoffe

Farbstoffe	natürliche Farbstoffe, isoliert (z.B. Zuckerkulör) naturidentische Farbstoffe (natürlichen nachgebildet), synthetische Farbstoffe
Konservierungsstoffe	Sorbinsäure, Benzoesäure, PHB-Ester, Propionsäure, Schwefeldioxid, Nitrit
Antioxidantien (gegen Ranzigkeit)	Ascorbinsäure (Vitamin C), Tocopherole (Vitamin E), BHA, Gallate, BHT
Emulgatoren	Lecithin
Gelier-, Verdickungsmittel (Stabilisatoren)	Agar-Agar, Carragene, Gelatine, Tragant, Pektin, modifizierte Stärken (chemisch verändert)
Überzugsmittel	Wachse, Harze (bei Käse, Zuckerwaren, Zitrusfrüchte)
Trennmittel (Antiklumpmittel)	Zusätze zur Erhaltung der Rieselfähigkeit, Talkum

5. Die einzelnen Lebensmittel

Zu einer gesunden, vollwertigen Ernährung gehören sieben Lebensmittelgruppen:

1. Getreide und Brot
2. Gemüse, Kartoffeln, Hülsenfrüchte und Obst
3. Milchprodukte
4. Ölsaaten und Nüsse
5. Alternative Süßungsmittel
6. Getränke
7. Gewürze und Kochsalz

Dazu treten die tierischen Lebensmittel Fleisch, Fisch und Eier, die in der Nahrung enthalten sein können, aber nicht müssen.

5.1. Getreide

Getreide ist das Grundnahrungsmittel der Menschheit. In den einzelnen Ländern der Erde unterscheiden sich dabei allerdings die Getreidearten. Bis vor wenigen Jahrzehnten konnte man diese Verbreitung gut erkennen. Heute beginnt der Weizen und mit ihm das Brot sich überall durchzusetzen. Er verdrängt teilweise andere Getreide, so in Japan Reis oder in einigen afrikanischen Ländern die Hirse. Weizen als anspruchsvolles Getreide ist oftmals gar nicht für die dortigen Böden geeignet, aber viele Völker verlangen nach dem als hochwertig angesehenen Weizen(brot) auf Kosten der traditionellen Breigetreide.

Die weltweit wichtigsten Getreide sind Reis und Weizen. Mais ist bedeutsam vor allem als Tierfutter. Gerste wird hauptsächlich für Bier und als Tierfutter angebaut, der Anteil an Speisegerste ist gering. Hirse wird in einigen afrikanischen Ländern viel verzehrt.

	Hafer Norden (West- und Nordeuropa)	
Mais Westen (Amerika)	Weizen, Gerste, Roggen Mitte (Europa)	Reis Osten (Asien)
	Hirse Süden (Afrika)	

Sorghum, eine Hirseart, wird in Südeuropa häufig als Tierfutter angebaut. Hafer ist in den nördlichen Ländern Europas verbreitet und vor allem als Haferflocken geläufig. Mit dem Rückgang der Pferde sank auch die Haferproduktion erheblich. Roggen findet sich überwiegend in Osteuropa, wo er als kräftiges Brotgetreide geschätzt wird. Sein Anbau ist rückläufig.

Weltweite Erzeugung der Getreidearten 1987 und 1989 (in Mill t)

	alle Getreide	Weizen	Reis	Mais	Gerste	Hirse	Hafer	Roggen
1987	1788	515	457	451	181	90	48	32
1989	1865	537	506	470	171	89	43	33
1991	1865	552	511	464	169	90	35	28

Die einzelnen Lebensmittel

Die Verträglichkeit von Getreide

Getreidekörner sind Samen. Sie sind dazu angelegt, lange Zeiten zu überdauern, damit sie unter günstigen Umweltbedingungen mit Feuchtigkeit, Erde und Wärme eine neue Pflanze hervorbringen können. In den Samen liegen konzentrierte Nährstoffe vor und ganz wenig Feuchtigkeit. Will der Mensch nun Samen essen, so löst er sie aus dem Zustand der Ruhe, indem er sie mit Wasser und Wärme aufschließt. Die Zubereitung von Getreide dient dem Ziel, einen Aufschluß des Samens zu erreichen. Damit soll er für den einzelnen Menschen verdaulich und verträglich werden. Jemand mit schwacher Verdauung braucht mehr Aufschluß als jemand mit starker Verdauung. So verträgt mancher das Getreide als Frischkornbrei, während andere die Wärme des gekochten und gut ausgequollenen Breis benötigen (s. S. 56 f.) Geschrotete Getreide sind durch den Mahlprozeß bereits vorbereitet, die weitere Zubereitung in der Wärme verkürzt sich.

Die Verträglichkeit von Getreide läßt sich steigern, wenn entsprechend gewürzt wird. Alle Doldenblütler wie vor allem Kümmel, Fenchel, Anis und Koriander haben eine verdauungsfördernde Wirkung. Auch beim Brot helfen sie, die Bekömmlichkeit zu verbessern.

Wichtig ist auch, welche Lebensmittel zusammen mit dem Vollkorngetreide verzehrt werden. Zucker und zuckerhaltige Waren sollte man nicht vor, während oder direkt nach einer Getreidemahlzeit essen. So bekommen manche Menschen von dem Stück Schokolade nach der Mahlzeit bereits Blähungen.

Nicht immer verträglich ist die Kombination von gebratenem oder gekochtem Ei mit Getreidespeisen (nicht mit Brot). Ein im Teig vermengtes Ei zeigt nicht diese Eigenschaften. Auch gibt es bei den Getreiden Unterschiede: Reis, Maisgrieß oder Hirse lassen sich am ehesten mit Ei kombinieren. Auch Fleisch zusammen mit Vollkorngetreide ist für empfindliche Menschen nicht immer verträglich. Es gelten die beim Ei genannten Ausnahmen.

Die Getreide Reis, Hirse, Hafer, Grünkern und Maisgrieß sind leicht zu verdauen. Dinkel, Weizen und Gerste stehen in der Mitte, Roggen und Mais erfordern guten Aufschluß.

Allgemeine Hinweise zur Zubereitung von Getreide:
1. Reinigen
2. evtl. Darren (Trocknen bei 60–80 °C im Backofen für ca. 1 Std.)
   Hierbei setzt ein leichter Kohlenhydratabbau ein, das Getreide wird für Kleinkinder, ältere und empfindliche Menschen verträglicher
3. Einweichen   Schrot mind. ½–1 Std.
                  ganzes Korn am besten über Nacht
4. Kochen   15 Min. bei Hirse, Grütze, Schrot, Buchweizen, Polenta
                  ½ Std. bei Reis, Grünkern, Dinkel
                  1 Std. bei Weizen, Gerste, Hafer
                  1½ Std. bei Roggen
5. Nachquellen   ½ Std. bei Schrot – 3 Std. bei Roggen
   Hierbei wird das Getreide warmgehalten wie in einer Kochkiste oder einer Decke. Es findet eine weitere Quellung statt. Läßt man nicht nachquellen, so erhöht sich die Kochzeit.

Die einzelnen Getreide

Weizen

Weizen ist eines der ältesten Getreide, das bereits im alten Persien angebaut wurde. Der Eingeweihte und Religionsstifter Zarathustra erhielt den Weizen als Gabe des Sonnengottes Ahura Mazdao, damit die Menschen ihn kultivieren und sich davon ernähren. In der Mazdaznan-Ernährung, die Zarathustras Weisheitslehren aufgreift, wird Weizen als bedeutsamstes Getreide angesehen. Weizen verlangt gute, nährstoffreiche Böden, er zeichnet sich durch eine dicke kraftvolle Ähre aus. Weizen stammt aus drei Urformen ab: Emmer,

Die einzelnen Lebensmittel

Einkorn und Dinkel. Aus dem Emmer wurde gezüchtet der wärmeliebende Hartweizen (Triticum durum), aus dem Ur-Dinkel der Weichweizen, auch Brotweizen genannt (Triticum aestivum spp. vulgare) und der Spelzweizen Dinkel (Triticum aestivum ssp. spelta).

Hartweizen eignet sich besonders zur Herstellung von Teigwaren. Der weit verbreitete Weichweizen stellt unser Brotgetreide. Dinkel erlangte erst in jüngster Zeit wieder Bedeutung, er kann ebenfalls zu Brot verbacken werden. Das hochwertige Weizeneiweiß zeichnet sich durch seinen *Kleber* aus, der die Backfähigkeit stützt. Dieses Eiweiß befindet sich im Mehl und nicht wie die übrigen Eiweiße in den Randschichten des Korns. Sonst könnte man mit hellem Mehl auch nicht backen.

Erzeugnisse aus Weizen

Mehl

Das Weizenkorn wird zur weiteren Nutzung in einer Mühle gemahlen. Die Mehle werden in mehreren Mahlstufen mit anschließendem Sieben hergestellt. Dabei unterscheidet man nach dem Ausmahlungsgrad (Ausnutzung des vollen Korns). Sie werden mit einer Typenzahl bezeichnet. Die Type gibt den Mineralstoffgehalt an. Je niedriger die Type, um so geringer die Ausmahlung, um so geringer der Gehalt an Mineralstoffen, Ballaststoffen, Eiweiß und Vitaminen. In der Vollwerternährung wird Vollkornmehl empfohlen. Für feine Gebäcke wie Kuchen, in der Kinderernährung oder bei Menschen mit Verdauungsschwächen ist es oft anzuraten, auch niedrigere Ausmahlung – wie Graumehle Type 1050 – zu verwenden.

*Die sieben wichtigen Gruppen von Lebensmitteln
und tierische Produkte*

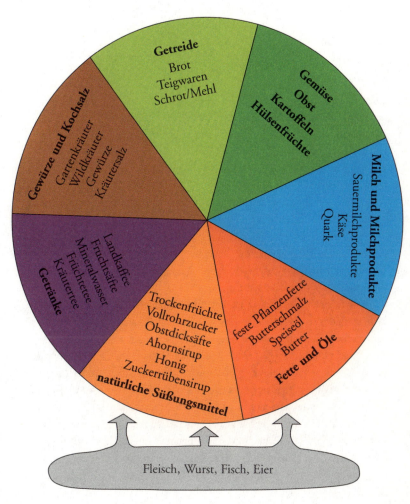

Die einzelnen Lebensmittel

Mehltypen

Ausmahlungsgrad in %	Type	Mineralstoffe in %	Ballaststoffe in %
100 (Vollkornmehl)	2000	1,7	10,5
95	1600	1,4	9,5
85 (Graumehl)	1050	0,9	4,2
75	630	0,5	3,5
50 (Weißmehl)	405	0,4	2,2

Schrote

Die Haushaltsgetreidemühlen mahlen keine Mehle, sondern Schrote, die immer das ganze Korn verwerten. Man unterscheidet zwischen Grob- und Feinschroten je nach Körnchengröße. Vollkornmehl und Vollkornschrot sind identisch.

Grieß wird aus gröber zerkleinertem, geschältem Weizen, auch Mais, hergestellt.

Grieß mit Schalenanteilen enthält zugefügte Kleie. »Vollkorngrieß« gibt es eigentlich nicht, da Grieß immer geschält ist.

Grütze ist aus enthülstem oder geschältem Getreide, das grob gebrochen wird.

Graupen werden aus geschältem Weizen oder Gerste hergestellt, die kugelig geschliffen werden.

Thermogetreide (Firma Bauck KG) ist ein durch ein Wärmeverfahren gedarrtes Getreide, das als ganzes Korn oder gegrützt zu erhalten ist. Es schmeckt aromatisch und ist gut verträglich.

Bulgur ist ein vorgekochter (parboiled) Weizen. Er wird in warmem Wasser eingeweicht, wobei die Nährstoffe, Vitamine und Mineralstoffe ins Korninnere wandern. Dann wird gekocht, wobei die im Inneren konzentrierten Stoffe gebunden und die spätere Kochzeit verkürzt wird. Nach dem Trocknen wird gegebenenfalls die Schale abgerieben und das Korn gegrützt. Dieses Parboiling-Verfahren wird auch beim Reis angewendet, es schont die Nährstoffe im Gegensatz zum herkömmlichen Schälen und anschließendem

Kochen. Bulgur hat eine kurze Zubereitungszeit und eignet sich für die »schnelle« Küche.

Cous-Cous stammt aus dem Vorderen Orient und Nordafrika. Er ist eine Zubereitung aus Hartweizengrieß oder manchmal aus Hirse. Cous-Cous sieht aus wie kleine Hirsekörnchen, hat eine gelbe Farbe, wenn es Hirse enthält, eine weißliche, wenn es aus hellem Weizengrieß gemacht wurde, und eine bräunliche bei Vollkorn-Hartweizengrieß. Zur Herstellung von Cous-Cous wird Hartweizengrieß eingeweicht, gedämpft und zu kleinen Körnchen gepreßt. Diese Körnchen werden dann »parboiled«, also in heißem Dampf vorgegart und anschließend getrocknet. Dadurch ist Cous-Cous ähnlich einfach zuzubereiten wie Bulgur. Sein Nährwert entspricht dem Bulgur.

Teigwaren (Nudeln) werden überwiegend aus Hartweizengrieß hergestellt. Bei Verwendung von Weichweizen kommt man kaum ohne Ei aus. Weiße Teigwaren werden aus Grieß oder etwas gröberem Mehl (Dunst) Type 550 zubereitet. Vollkornteigwaren enthalten Vollkornmehl oder -schrot. Ferner wird Hirse oder Buchweizen für Teigwaren verarbeitet. Der Teig ist sehr trocken, er wird in Pressen zu den bekannten Gebilden geformt und getrocknet.

Teigwaren stammen ursprünglich aus China, woher Marco Polo sie nach Italien einführte.

Weizenkleie beeinhaltet die äußersten Randschichten des Getreidekorns, die für weißes Mehl abgetrennt werden. Kleie kann zeitweise bei Verstopfung der Nahrung zugefügt werden. Dann muß aber viel getrunken werden, damit sie im Darm aufquellen kann. Allerdings kann der Zusatz von Kleie nicht das weiße Mehl aufwerten. Besser ist es gleich das volle Korn oder Vollkornmehl zu verzehren.

Wirkung des Weizens auf den Menschen
Weizen vermittelt zum einen eine starke Formkraft, wirkt aufgrund seines wurzelhaften Mineralgehaltes auf das Nerven-Sinnes-Sy-

Die einzelnen Lebensmittel

stem. Zum anderen nährt er durch seinen Eiweiß- und Stärkegehalt gerade das Stoffwechsel-Gliedmaßen-System.

Dem sonnenhaften Weizen sind Lichtprozesse eigen, die anregend auf die Nerven wirken. Interessant ist es, daß in unserer Zeit, die mit viel Streß und einer Überforderung der Sinne durch Lärm, Beleuchtung und Gerüchen zu tun hat, gerade das Getreide weltweit immer mehr verzehrt wird, das besonders das Nervensystem anspricht: der Weizen.

Dinkel und Grünkern

Dinkel ist eine alte Weizenart, die heute bei uns in wenigen südwestdeutschen Gebieten angebaut wird. Dinkel besitzt einen festen Spelz, der das einzelne Korn umhüllt. Er muß vor dem Verzehr in einer Mühle mit einem besonderen Verfahren, dem Gerben, sorgfältig entfernt werden.

Das Dinkelkorn ist schmaler als das Weizenkorn. Seine Farbe ist goldgelb mit leicht rötlichem Einschlag. Die Backfähigkeit ist dem Weizen vergleichbar, da Dinkel ebenfalls Kleber enthält. Der Geschmack des Dinkels ist von einem feinen, nußartigen Aroma geprägt. Dinkel ist etwas fettreicher als Weizen und enthält weniger Ballaststoffe, was darauf beruht, daß er entspelzt wird. Erwähnenswert ist der etwas höhere Eisengehalt des Dinkels. Besonders Hildegard von Bingen erwähnt in ihren Schriften den Dinkel sehr lobend als eines der wertvollsten Getreide.

Dinkel wird wie Weizen zubereitet. Das ganze Korn wird für 1–10 Stunden eingeweicht, ½ Stunde gekocht und 1 Stunde nachgequollen. Dinkelschrot kann für viele Speisen verwendet werden wie Back- und Bratlinge, Pfannkuchen, Teige und Kuchen sowie Brot.

Dinkel wirkt ernährend auf den ganzen Menschen. Sein hoher Kohlenhydratgehalt sättigt den Stoffwechselbereich und führt zu einer stetigen Versorgung des Nerven-Sinnes-System mit dem im Darm gebildeten Zucker. Das hochwertige Eiweiß kann gut verdaut werden und ist ideal mit der Ergänzung von Milch und Milchprodukten oder Nüssen und Ölsaaten.

Grünkern ist ein Dinkel, der unreif geerntet worden ist und anschließend gedarrt wird. Das Getreide reift langsam heran. Am Anfang ist das Innere des Korns noch milchig-weiß und halbfest, dann wachsartig fest und gelb, danach erreicht es seine endgültige Farbe und Festigkeit. Diese Reifezustände nennt man Milchreife, gefolgt von der Gelb-, Voll- und Todreife. Erntet man ein Korn in der Milchreife wie den Grünkern, so ist er ganz weich und nicht lagerfähig. Um ihn haltbar zu machen, wird er zunächst entspelzt und dann gedarrt, wobei durch Rauchgase das bekannte Aroma entsteht. Man vermutet, daß infolge ungünstiger Witterung Dinkel einmal unreif geerntet werden mußte. Um ihn haltbar zu machen, wurde er im heißen Holzbackofen nachgetrocknet. Die ersten schriftlichen Zeugnisse vom Grünkern stammen aus dem Jahr 1745.

Grünkern hat eine olivgrüne Farbe und glänzt leicht. Auffallend ist sein würzig-aromatischer Geruch. Grünkern wird als ganzes Korn angeboten, oft zu Mehl, Graupen, Grütze und sogar Flocken verarbeitet. Ganzer Grünkern braucht bei der Zubereitung nicht eingeweicht werden. Er wird mit der doppelten Menge an Wasser ½ Stunde gekocht und eine Stunde nachgequollen. Grünkern ist im Gegensatz zum ausgereiften Dinkel nicht backfähig. Seine leichte Verdaulichkeit macht ihn geeignet als Diätnahrung. Wegen seines aromtischen Geschmacks ist er besonders bei Neulingen der Getreidenahrung beliebt.

Die einzelnen Lebensmittel

Reis

Reis ist das einzige Getreide, das im Wasser heranwachsen kann. Diese intensive Beziehung zum Element des Flüssigen zeigt Einflüsse des Mondes. Der Mond unterstützt aufbauende, vegetative Prozesse wie aus neueren Untersuchungen bestätigt wird.[1]

Beim Reis unterscheidet man den körnig kochenden Langkornreis, den breiiger kochenden Rundkornreis und den Mittelkornreis. Dazwischen gibt es viele Mischformen. Reis ist ein Spelzgetreide, muß also wie der Dinkel entspelzt werden. Dann erhält man den Naturreis mit dem Silberhäutchen. Weit verbreitet ist es, zur besseren Haltbarkeit die äußeren Schichten des Korns zu entfernen: dann erhält man den weißen Reis. Er verliert wertvolle Vitamine und Minerale. Daneben gibt es noch den parboiled Reis, der in seiner Wertigkeit zwischen Naturreis und weißem Reis liegt. Für die Vollwerternährung wird der Naturreis empfohlen.

Reis enthält von allen Getreiden am wenigsten Eiweiß, aber am meisten Kohlenhydrate. Er hat keinen Kleber, ist nicht backfähig. Er bildet wenig Aroma aus, hat eine geringe Beziehung zum Festen, was sich im niedrigen Mineralstoff- und Ballaststoffgehalt zeigt. Dafür entwickelt er eine besondere Beziehung zum Flüssigen, regt auch beim Menschen den Flüssigkeitshaushalt an. Deshalb führt man gern Reistage zur Ausschwemmung durch. Reis stützt das phlegmatische Temperament.

Er wird neben dem ganzen Korn als Flocken angeboten. Aus seinen leicht zu verzuckernden Kohlenhydraten gewinnt man Reismalzextrakt, ein natürliches Süßungsmittel. Reisvollkornmehl, also gemahlener Reis, eignet sich gut zum Andicken von Desserts, Saucen und Suppen, da es eine weiße Farbe und wenig Eigengeschmack besitzt. Damit kann man auf isolierte Stärkemehle ver-

---

[1] I. Gabriel: Kosmische Einflüsse auf unsere Gemüsepflanzen. Niedernhausen 1986

zichten. Da Reis keinen Kleber enthält und gut verträglich ist, wird er in den ersten Monaten in der Säuglingsnahrung als Reisschleim eingesetzt.

Reis sollte man vor dem Kochen einweichen. Er weist eine Kochzeit von ¾–1 Stunde auf und quillt 1–2 Stunden nach. Auch Milchreis sollte man wegen der besseren Quellung mit Wasser kochen und erst beim Nachquellen Milch zusetzen.

Gerste

Gerste (Hordeum vulgare) gehört zu den ältesten Getreiden. Sie stammt aus Vorderasien, dem Hochland von Äthiopien und Osttibet. Die Sumerer bauten Gerste bereits vor 7000 Jahren an. Sie galt als das Hauptnahrungsmittel der Griechen. In der Ilias wird sie als das Korn der Göttin Demeter beschrieben. Nach der Entdeckung Amerikas gelangte sie auch auf diesen Kontinent.

Ein Gerstenfeld kennt auch der Laie an den weichen, fließenden Formen, die durch die Grannen der Gerstenpflanze auftreten. Gerste gilt als anspruchsloses Getreide. Sie benötigt weniger Feuchtigkeit als der Hafer und hat einen geringeren Nährstoffbedarf als der Weizen. Gerste ist das viertbedeutendste Getreide nach Weizen, Reis und Mais.

Das Eiweiß der Gerste enthält zwar Kleber, ist aber nicht backfähig. Von Bedeutung ist ihr hoher Kohlenhydratgehalt. Dazu zählt auch der Gerstenschleim. Er quillt beim Kochen auf und vermag viel Wasser zu binden. Schleim ist ein Zwischenstadium von Flüssigem zu Festem. Er entfaltet fast immer eine reinigende Wirkung, in dem er feste Stoffe, auch Giftstoffe, bindet. So gibt man Schleime bei Magenverstimmungen, Darmentzündungen, nach Durchfällen, also Reizungen der Verdauungsschleimhaut. Schleim reguliert auch die Flüssigkeit, in dem er überschüssiges Wasser sich einverleibt. So hilft er Durchfälle zu überwinden. Um Gerstenschleim herzustellen, kocht man einen Gerstenbrei aus Feinschrot und drückt ihn durch ein Haarsieb.

Gerste wird als Bier getrunken. Sonst verwendet man sie als Graupen oder Grütze. Ferner kann man Gerste als ganzes Korn kochen oder Schrotbreie herstellen. Gerstenschrot läßt sich für Pfannkuchen, Brat- und Backlinge, Puddings oder Schnitten weiterverarbeiten. Zum Brotbacken ist Gerste nur als Zusatz zu Weizen oder Roggen geeignet, da es sonst schwere und klitschige Brote ergibt.

Die Stärke der Gerste läßt sich bei geeigneter Verarbeitung leicht verzuckern, abbauen zu Dextrinen und Zucker. Diesen Prozeß nutzt man, um Malzextrakt, Malzmehle oder Würze für Bier herzustellen. Durch die Vermälzung wird Gerste für den Menschen aufgeschlossener. Sie ist leichter abzubauen und bekömmlicher. Da Zucker der Ernährung des Nerven-Sinnes-Systems dient, ist die kohlenhydratreiche Gerste eine gute Nahrung, wenn man sich anstrengen und konzentrieren muß. Ferner enthält Gerste wie auch Hafer und Hirse viel Kieselsäure. Kieselsäure ist ein Hauptbestandteil unseres Bindegewebes und auch wichtig für Haut, Haare und Sinnesorgane. Die Kieselsäure der Gerste wirkt stützend auf die Bindegewebe.

Aus gerösteter, gemälzter Gerste lassen sich alkoholfreie Getränke wie Getreidekaffee herstellen. Er stellt eine gute Alternative zu dem Bohnenkaffee dar, ist frei von Koffein und somit ein Familiengetränk, welches auch die Kinder mittrinken können. Ebenso bereitet man Gerstenwasser, das in England verbreitete »barley water«, aus ganzer Gerste zu, in dem die Körner für 2 Stunden in Wasser gekocht werden. Gerstenwasser ist reich an Mineralien. Ergänzt mit Gewürzen und Fruchtsaft ist es ein ideales durstlöschendes Getränk.

Bier wird aus speziell gezüchteter Braugerste bereitet. Gerste wird dazu gemälzt und als Würze vergoren. Verdünntes Bier war früher ein Volksgetränk. Auch heute werden 10% der Gerstenernte für Brauzwecke genutzt. Aus 1000 kg Gerste erhält man ungefähr 750 kg Malz und daraus 4000 l Bier. Heute sind die alkoholfreien Biere zu bevorzugen, um dem Problem des hohen Alkoholverbrauchs zu begegnen. Gerste ist relativ arm an Aroma, was ähnlich wie beim Reis an dem hohen Kohlenhydratgehalt liegt. Daher kommt es bei Gerstengerichten auf das richtige Würzen an. Die Lippenblütler wie Thymian und Salbei, Majoran und Basilikum eignen sich gut.

Hirse

Bei Hirse unterscheidet man viele verschieden Arten und Sorten. Die bekanntesten sind die Kolbenhirse, die Rispenhirse und der weiße und rote Sorghum, die Mohrenhirse. Bei uns baute man früher Rispenhirse an, weil sie auch kühlere Temperaturen verträgt. Heute findet man sie nur sehr vereinzelt, in Europa wird sie in den südlichen Gebieten von Frankreich und Italien angebaut. Sorghum ist das Getreide Afrikas. Diese Hirseart ist ertragreicher als die anderen und wird weltweit auch als Tierfutter angebaut.

Die Farbe der Hirsen variiert von Weißgelb bis zu Orangegelb, ohne daß sie eine Qualitätsaussage zuläßt. Das Hirsekorn wird von einer dunkleren Samenschale umhüllt, die aus Kieselsäure und Zellulose besteht und vor dem Verzehr abgeschält werden muß.

Die Hirsearten sind wärmeliebend, aber anspruchslos. Sie gedeihen auf trockenen und armen Böden, wo sonst kein anderes Getreide mehr wächst. Daher werden sie auch Weizen des Sandes genannt.

Hirse wird überwiegend in ihrer afrikanischen Heimat zu Brei und Fladen verarbeitet. Aus der süßen Zuckerhirse stellen die Afrikaner Bier her. Bei uns gibt es auch Flocken, Graupen, Grieß und Mehl von Hirse. Auch Hirseteigwaren sind im Handel. In der Nahrungsmittelindustrie nutzt man Hirse ferner als Rohstoff für Alkohol, Zucker, Öl und Stärke.

Hirse ist nur bedingt backfähig. Hirsegebäcke sind flach und fladenartig. Allerdings kann man bis zu 50% Hirse mit Weizen mischen, um Brot oder Gebäck herzustellen. Solche Backwaren sind mürbe, zerkrümeln leicht, schmecken aber gut.

Die einzelnen Lebensmittel

Hirse hat einen hohen, nur mit Hafer vergleichbaren Fettgehalt, ist reich an Kieselsäure. Herausragend ist ihr Eisenanteil, der von keinem anderen Getreide erreicht wird. Hirse wirkt wärmend auf den Menschen, wobei das reichhaltige Fett eine große Rolle spielt. In der ärztlichen Therapie nutzt man diese Eigenschaft auch für Hirsewickel auf dem Bauch und Hirsekissen. Wegen des hohen Kieselanteils hat Hirse eine positive Wirkung auf Haut, Haare und Sinnesorgane. Dies verstärkt man durch eine Hirsekur, kombiniert mit Rohkost und Kieselerde. Dabei findet auch ein Austrocknen der Haut statt. In der Normalkost vermeidet man diesen Effekt, in dem Fett oder sahnige Milchprodukte zugegeben werden. Hirse kann beim Kochen viel Wasser aufnehmen. Daher sollte immer genügend Wasser für die Zubereitung genommen werden, um die Quellung nicht zu unterbinden. Das ausgequollene Hirsekorn ist allerdings breiartig. Will man körnigere Hirse, so nimmt man weniger Wasser und variiert die Zubereitung. Hirse braucht etwa das 2,5–5 fache an Wasser, während die anderen Getreide nur etwa die 2–2,5 fache Wassermenge aufnehmen.

Manchmal schmeckt Hirse bitter. Dies kann an Bitterstoffen der Sorte liegen oder an einem nicht intakten Fett. Daher empfiehlt es sich, vorbeugend Hirse mit kochendem Wasser zu überbrühen und das Wasser danach wegschütten.

Hirse stärkt den Fluorprozeß, so daß sie die Zahnhärtung günstig beeinflussen kann. Deshalb empfiehlt sich Hirse für Schwangere, Stillende und Kleinkinder. Allerdings sind die Mengen verglichen mit Fluortabletten sehr gering. Hier wirkt aber auch die Kombination mit anderen Mineralstoffen wie mit Kieselsäure verstärkend. Keinesfalls kann das Fluor in der Hirse die Zahnpflege oder eine vollwertige Nahrung ersetzen.

So variationsreich wie Hirse in ihren Erscheinungsformen auftritt, so ist auch ihre Wirkung: sie macht regsam und beweglich. So unterstützt Hirse auch das sanguinische Temperament (s. S. 292).

Roggen

Roggen zählt zu den jüngeren Getreiden, da er erst vor etwa 1000 Jahren in Asien kultiviert wurde. Er liebt kühles Klima und gedeiht auch auf nährstoffarmen Böden. Sein geringes Wärmebedürfnis trägt dazu bei, daß er auch in nördlichen und Bergregionen angebaut wird. Leider wird immer weniger Roggen erzeugt. Während früher viel Roggenbrot gegessen wurde, werden heute 80% Weizen- und nur 20% Roggenbrote verzehrt. Roggen bekam den Ruf, Speise für arme Leute zu sein, wozu seine dunkle Farbe und seine schwerere Verdaulichkeit gegenüber anderen Getreiden beitrug.

Auffallend ist die feste Verwurzelung des Roggens mit dem Boden. Er bleibt lange auf dem Feld und setzt sich intensiv mit den Mineralen auseinander. Die Roggenpflanze gehört zu den eindrucksvollsten Getreiden. Früher wuchs der Halm bis 1,80 m hoch und wies gute Standfestigkeit auf. Die Stabilität beruht auf Einlagerung von Kieselsäure. Auch das Roggenkorn enthält etwas von diesem Element. Heutige Züchtungen haben den Halm entscheidend verkürzt, um weniger Stroh zu haben. Er wirkt so kümmerlich, wie seiner Kraft beraubt. Es gibt aber wieder neue Sorten, die die alte Halmlänge aufweisen.

Das Roggenkorn ist länglich und hat eine bläulichgrüne Farbe. Man hat den Eindruck, ein der Erde zugehöriges Korn vor sich zu haben. Der Eiweißgehalt liegt etwas niedriger als der des Weizens, höher als von Gerste und Reis und ist sehr wertvoll. Roggen zählt neben dem Weizen zu den Brotgetreiden. Allerdings unterscheiden sich die beiden: Roggenkleber liefert niemals so leichte, luftige Brote wie Weizenkleber, sondern dunklere und schwerere Exemplare und verlangt auch mehr handwerkliches Können vom Bäcker. Roggen erbringt so mehr Inhalt und Masse, Weizen mehr Form. Der hohe Mineral- und Ballaststoffgehalt des Roggens zeigt in der Ernährung Vorteile. So wirkt er kräftigend auf die Stützgewebe und das Knochensystem. Seine Beziehung zum Licht wirkt hier nicht wie beim Weizen auf die Nerven, sondern eher auf den Kalkstoffwechsel. Der Kaliumgehalt zeigt allgemein eine aufbauende Kraft, die eine positive Wirkung auf die Leber hat. Erwähnenswert ist der Gehalt an Eisen, Calcium und Jod. Roggen enthält seine Kohlenhydrate nicht nur als Stärke, sondern in geringen Mengen als Dextrine oder Zucker. Dies erklärt den süßlichen Geschmack. Wird er mit langen Back- oder Kochzeiten zubereitet, so verzuckert die Stärke noch mehr. Dadurch wird Roggen bekömmlicher und aromatischer. Er sollte gut aufgeschlossen werden. So bäckt man ihn nicht mit Hefe, sondern mit Sauerteig oder Backferment und erhält nährende, bekömmliche und schmackhafte Brote. Roggen ist dem Mineralischen sehr verbunden und daher zunächst fest und »abweisend«. Man kann sich gut vorstellen, daß ein Auflösen dieser Festigkeit zum einen durch längere Bearbeitungszeit, zum anderen durch Säuren gefördert wird. Roggen taugt nicht für Schnellrezepte, auch wenn solche in manchen Rezeptbüchern zu finden sind.

Roggengerichte sollen gut gekaut werden, damit der Darm nicht die Arbeit der Zähne übernehmen muß. Dies kann zu viel Belastung sein und zu Blähungen führen. Roggen wird schmackhafter und bekömmlicher durch gutes Würzen. Für Brot eignen sich Kümmel, Fenchel, Anis und Koriander, gekochte Roggenspeisen gewinnen mit Lorbeer, Wacholder, Thymian, Majoran oder Ysop.

Hafer

Hafer stammt aus Mitteleuropa, wo er das Grundnahrungsmittel der Germanen und Kelten war. Auch in China ist er bekannt.

Hafer ist ein Spelzgetreide. Es gibt allerdings auch Nackthafer, eine spelzlose Sorte im Angebot.

Hafer benötigt viel Wasser und wird daher in den kühl-feuchten Regionen Europas und Nordamerikas angebaut. Auf dem Feld erkennt ihn auch der ungeübte Beobachter. Er besitzt nicht wie die anderen Getreide Weizen, Gerste und Roggen eine Ähre, sondern eine Rispe wie der Reis und einige Hirsesorten. In der Rispe sind im

Gegensatz zu der Ähre die einzelnen Körner nicht kompakt zusammengefaßt, sondern stehen allein und werden alle von Luft und Licht umspielt. Hafer verfügt über vegetative Kräfte wie man an seinem saftigen Grün sieht, das er lange bis in die Reifezeit behält. Er hat eine besondere Beziehung zur Wärme, obwohl er in kühleren Gegenden wächst: Er bildet viel Fett aus wie sonst nur die Hirse, 5–7% im Gegensatz zu den ca. 2% von Gerste, Weizen, Roggen und Reis. Sein Reichtum an ungesättigten Fettsäuren beeinflußt die Fettwerte und den Cholsteringehalt des menschlichen Blutes günstig. Auch das Eiweiß des Hafers zeichnet sich durch gute Verträglichkeit aus. Die Kohlenhydrate des Hafers weisen Unterschiede zu den anderen Getreiden auf. Hafer enthält neben der Stärke schleimbildende Kohlenhydrate, die Glycane, welche zur guten Bekömmlichkeit beitragen. Haferschleim gilt als Krankenkost, ist für Säuglinge und Kleinkinder geeignet und für alle magenempfindlichen Menschen eine Heilnahrung.

Es gibt das Sprichwort: »Hafer macht die Pferde feurig.« Das weist darauf hin, daß er besonders das cholerische Temperament des Menschen ernährt. Daneben enthält Hafer einen Stoff, das Tyrosin, der einem Aufputschmittel verwandt ist. Damit erklärt man seine anregende und psychotrope Wirkung. Er spricht bei Menschen vor allem das vegetative System an und verfügt über verschiedene Heilwirkungen.

Hafer ist nicht backfähig. Daher findet man ihn nur als schmackhaften Zusatz in Broten. Am bekanntesten sind Haferflocken. Hierzu werden gereinigte und entspelzte Haferkörner mit heißem Wasserdampf zur Lösung behandelt und anschließend gewalzt, so daß die Flocke entsteht. Durch die Wärmebehandlung findet eine geringe Inaktivierung von Haferenzymen statt wie eine Art »Hautbildung« auf den Außenseiten der Flocke. Dadurch hat sie Schutz vor Verderb. Hafer ist generell empfindlich gegen Ranzigkeit und gemahlen kaum lagerfähig. Das ganze Haferkorn ist durch seinen Vitamin E-Gehalt gut gegen Fettverderb geschützt. Beim gemahlenen oder gepreßtem Korn kann Sauerstoff der Luft zutreten und

Die einzelnen Lebensmittel

den Verderb einleiten. Dagegen ist die Flocke durch die »Hautbildung« recht gut geschützt. Die Wärmebehandlung bei der Flokkung bewirkt auch, daß ein geringer Aufschluß stattgefunden hat und die Haferflocke ohne weiteres Kochen beispielsweise im Müsli verzehrt werden kann. Sie wirkt für den Gesunden nicht belastend. Empfindliche Menschen sollten Haferflocken aber besser einweichen und kurz kochen, so daß ein Brei, ein Porridge entsteht.

Haferflocken sind ideal zum Binden von Klößen, Brat- und Backlingen sowie zum Regulieren der Feuchtigkeit in Aufläufen oder Puddings geeignet. Als Schnitten oder Backlinge ergeben sie schmackhafte Gerichte. Gern darrt man Hafer vor der Weiterverarbeitung, was ihm ein nußartiges Aroma verleiht.

Mais

Mais ist das größte Getreide, welches sich bereits äußerlich von den anderen unterscheidet. Er wird von allen Getreiden am spätesten ausgesät, erst April bis Mai, weil die kleinen Maispflänzchen keinen Frost vertragen. Mais besitzt einen großen Wärmebedarf, steht bis in den Herbst auf den Feldern. Seine Heimat liegt in Südamerika, wo er bereits vor etwa 7000 Jahren angebaut wurde. Damit stammt er als einziges Getreide aus der Neuen Welt. Er gilt als Getreide der Indios, kam im 15. Jahrhundert mit den Spaniern nach Europa und setzte sich im 17. Jahrhundert in Südosteuropa durch. Von dort gelangte er nach Rußland und in den asiatischen Raum. In Mitteleuropa faßte der Maisanbau erst nach dem Zweiten Weltkrieg Fuß.

Beim Mais haben sich viele Varietäten herausgebildet. Dies zeugt von einer vitalen Pflanze. Sie unterscheiden sich vor allem in der Härte der Schale und der Zusammensetzung der Kohlenhydrate. Es gibt Zahnmais, einen Stärkemais, der sehr nahrhaft ist und für Fladen verwendet wird, ferner Puffmais, der außen fest ist, innen aber weich und dehnungsfähig, so daß er sich bei hoher Temperatur oder unter Druck ausdehnen, verpuffen kann. Wachsmais enthält viel von einem Stärkeanteil, wodurch er besonders gut Breie bildet und viel für Puddingpulver genommen wird. Beim Zuckermais ist ein Teil der Stärke in Zucker verwandelt, er ist weichschalig und wird viel verzehrt.

Sein Eiweiß ist nicht backfähig, deshalb lassen sich aus ihm nur Fladenbrote backen, oder man muß chemische Triebmittel zu Hilfe nehmen, was in Amerika praktiziert wird. Bei seiner intensiven Bewurzelung erwartet man eigentlich einen hohen Mineralstoffgehalt, was aber nicht zutrifft. Er liegt unter den meisten Getreiden. Sein Eiweiß weist einige Besonderheiten auf. So ist es arm an der Aminosäure Lysin wie alle Getreide, aber auch an der Aminosäure Tryptophan. Mais bedarf daher besonders der Ergänzung mit anderen Nahrungsmitteln wie Milch, Sesam oder Hülsenfrüchten. Bekannt und günstig ist die Kombination Mais und Bohnen (s. S. 102). Da das Maiseiweiß keinen Kleber besitzt, kann es wie Reis, Hirse und Buchweizen bei Zöliakie gegessen werden. Ferner fehlt dem Mais ein B-Vitamin, Niacin, wodurch bei großem Maisverzehr eine Vitaminmangelkrankheit auftrat, die Pellagra (s. S. 147). Da die Indios den Mais in ihrer Heimat mit Kalk kochten, konnte sich das Enzym aus einer Vorstufe bilden, und die Krankheit blieb aus. Diese Behandlung ist nur bei sehr intensiver Maisernährung notwendig. Mais hat einen hohen Gehalt an fettlöslichen Vitaminen wie E und Carotin. Sie liegen im Keim, sind daher im schonend gewonnenen Maiskeimöl enthalten.

Der große massige Mais gilt als »schweres« Getreide. Dies wird deutlicher, wenn man sich einen Maisgrieß- und Hirsebrei anschaut. Während Hirse in sich so locker ist, daß sie bei jedem Rühren in sich zusammenfallen würde, muß der Maisbrei erst durch das intensive Rühren aufgelockert werden. So vermittelt Mais eine gewisse Erdenschwere. Er gilt als unterstützend für das melancholische Temperament.

Mais wird in verschiedener Weise verzehrt. Unreif geerntete Maiskolben werden gedünstet mit Butter gegessen, für Salate genommen oder sauer eingelegt. Maisgrieß (Polenta) wird zu Brei gekocht und weiterverarbeitet zu Schnitten, Aufläufen, Pfannkuchen und Fladen. Maismehl wird als Kukuruzmehl bezeichnet. Maisstärke ist unter verschiedenen Namen im Handel, dient als Grundlage für Fertigsuppen, -soßen oder Puddingpulver. Cornflakes sind Maisflocken, die entfettet und leicht geröstet werden. Mit Corn bezeichnen die Amerikaner den Mais. Bei Cornflakes sollte man darauf achten, daß sie ohne Zucker hergestellt sind.

Die gelbe Farbe des Maises ist besonders bei Kindern beliebt. Viele Gerichte wie Milchmaisbrei mit Ahornsirup gesüßt, schmecken mit den »süßen« Gewürzen Zimt, Ingwer, Koriander, Nelken oder Curcuma gut. Polenta ergänzt sich zu allen Gemüsen. Mais will gut gewürzt werden, er »schluckt« viel Aroma.

Getreideähnliche Samen

Buchweizen

Der Buchweizen (Fagopyrum esculentum) wird oft als Getreide angesehen, obwohl er ein Knöterichgewächs wie Melde, Rhabarber oder Sauerampfer ist. Er hat viele Namen wie Heidenkorn oder Sarazenenkraut, was auf seine Herkunft von den mongolischen Völkern weist. Knöterichgewächse sind anspruchslos und wachsen rasch. Seine Samen sind dreikantige »Nüßchen«, die an Bucheckern erinnern. Die getreideähnliche Verwendung und das Aussehen der Samen gaben der Pflanze den Namen: Buchweizen. Die Buchweizenkörner müssen immer geschält werden, da die harte Schale für die Ernährung ungeeignet ist.

Das Eiweiß des Buchweizens besitzt eine große Bindefähigkeit. Aus diesem Grunde fügt man Buchweizen zu vielen Teigen, wie bei Pfannkuchen und Gebäck, um die Elastizität zu verbessern. Dadurch lassen sich auch Eier ersetzen. Backfähig ist Buchweizen allerdings nicht, er muß immer gemeinsam mit Weizen verbacken werden. Das Buchweizeneiweiß enthält mehr von der Aminosäure

Lysin, die bei den Getreiden etwas wenig vorhanden ist. Daher stellt Buchweizen eine gute Abwechslung und Ergänzung zum Getreide dar. Buchweizen verfügt über einen eigenen, aparten Geschmack – anders als Getreide. Gekocht und gut gewürzt ergibt er schmackhafte Speisen.

Buchweizen wird als ganzes, geschältes Korn, als Grütze oder als Mehl angeboten. Vor der Zubereitung brühen manche Menschen den Buchweizen gern, da dann der strenge, arteigene Geschmack etwas gemildert wird. Buchweizen braucht nur kurz gekocht zu werden. Es genügen 25–30 Minuten mit anschließender Nachquellzeit.

Amaranth

Amaranth ist ein Fuchsschwanzgewächs. Am bekanntesten ist der Inkaweizen, auch Kiwicha genannt, von dem man die Samen nutzt. Von anderen Amaranth-Arten verwendet man die Blätter als Gemüse. Der Amaranth caudatus, der Inkaweizen, wird in Asien und in Nord- und Südamerika angebaut. Er wächst auch in höher gelegenen Gebieten, weshalb er in den Anden früher vielfach den Indios als Getreide diente. Sein hoher Stärkegehalt macht ihn als nährendes Grundnahrungsmittel geeignet. Sein Eiweiß ist höher als beim Getreide – vergleichbar dem amerikanischen Hochleistungsweizen. Der Fettgehalt ist ähnlich hoch wie beim Hafer oder Hirse. Betont wird sein hoher Gehalt an Lysin, jener Aminosäure, die wenig im Getreide ist, aber mehr im Buchweizen. Dies ist aber kein Grund, Amaranth zu verzehren, da beispielsweise Ölsaaten wie Sonnenblumenkerne noch mehr Lysin enthalten und gut mit Getreide zu kombinieren sind. Amaranth wird als Samen angeboten. Man findet ihn in Müslis. Auch zum Backen kann man ihn verwenden. Allerdings sollte man den Wert dieser Pflanze nicht zu hoch ansetzen. Sie ist für die Menschen in ihren Heimatländern – gerade in den Anden – eine wertvolle Nahrungsergänzung, da dort nicht viel angebaut werden kann. Auch in unserer Kost kann sie bereichernd wirken, ist aber bei der vorhandenen Lebensmittelvielfalt sicherlich nicht notwendig.

Quinoa

Quinoa, auch Reismelde oder Inkakorn genannt (frz. Riz de Perou) ist ein Gänsefußgewächs wie unsere Rote Bete, verwandt mit Amaranth. Quinoa ist eine alte Kulturpflanze der Anden-Indianer, die etwa seit 6000 Jahren angebaut wird. Die Samen der Quinoa ähneln ein wenig dem Sesam, bilden abgerundete, flache Scheibchen. Quinoa ist eine sehr genügsame Pflanze und kann längere Trockenperioden, aber auch Kälte überstehen. Die Samen besitzen einen hohen Eiweißgehalt, etwas weniger als Amaranth, aber höher als unsere Getreide. Sie sind reich an Mineralstoffen wie Calcium, Kalium und Magnesium. Auch die B-Vitamine sind gut vertreten. Einige Sorten enthalten bitter schmeckende Saponine. Sie werden durch Schleifen oder Waschen in alkoholischen Lösungen entfernt. Man züchtet inzwischen saponinarme Sorten.

Quinoa wird ähnlich wie Reis verwendet, ist aber schon nach 15 Minuten ausgequollen. Da Quinoa kein Klebereiweiß enthält, muß sie zum Verbacken mit mindestens 25 % Weizen oder Dinkel gemischt werden. Beim Kochen werden die Quinoakörner durchscheinend gelblich, der Keimling wird als weißer Ring sichtbar. Ähnlich wie beim ungeschältem Sesam sind in einer Quinoamischung helle und dunkle Körner vorhanden.

Quinoa kann eine Nahrungsergänzung sein, ist aber an sich nicht notwendig, da unsere Ernährung reich an vielfältigen Getreiden ist. Für Menschen mit Getreidekleber-Unverträglichkeit (Zöliakie oder Sprue) ist Quinoa eine Bereicherung ihrer eingeschränkten Diät.

Brot

Brot ist wohl das bedeutendste Lebensmittel aus Getreide.[2] Bei vielen Völkern wird es als gleichbedeutend mit Leben angesehen. Sprichworte wie »sich sein Brot verdienen zu müssen«, »brotlose Kunst«, »Brotberuf« weisen auf diese Beziehung hin.

Am Brot läßt sich vieles von der Entwicklungsgeschichte des Menschen ablesen. Bereitete man im alten Ägypten Brot mit viel handwerklicher Kunst und Erfahrung zu, so produzieren wir heute Brot nach naturwissenschaftlichen Erkenntnissen unter Zuhilfenahme vielerlei chemischer Zusätze.

Das erste Brot war ein flaches Fladenbrot, welches ohne Triebmittel aus Getreide, Wasser und Salz gebacken wurde. Die Entdeckung der Säuerung beim Stehenlassen des Teiges und nachfolgend der bewußte Umgang mit einem Sauerteig brachte eine völlige Neuerung in Geschmack, Aroma und Form der Brote. Der Brotlaib mit seiner räumlichen Ausdehnung und seinem säuerlichen Geschmack war eine schöpferische Erfindung des Menschen. Jahrhundertelang wurde dieser Sauerteig als Kostbarkeit in jeder Familie wie das Feuer gehütet. Dies führte zu sehr speziellen Broten, da die Sauerteigkulturen sich ja ausprägen je nach Umgang und Handhabung. Der Sauerteig wurde innerhalb der Familien vererbt, so daß sich die familientypische Brotkultur über Generationen in einer Sippe erhielt.

Erst in der Neuzeit löste sich diese Bindung an menschliche Erfahrung und Gemeinschaft mit der Entdeckung der Hefe. Hefe repräsentiert die moderne Neuzeit. Sie vermag leichte, luftige Brote, besonders vom Weizen, und auch feine Weißmehlgebäcke zu treiben. Man benötigt weniger Erfahrung und kürzere Zeit. In unserem Jahrhundert wurde diese Entwicklung durch chemische Backhilfsmittel noch verstärkt. Jetzt gibt es standardisierte, gleich schmek-

---

[2] P. Kühne: Unser täglich Brot. Merkblatt Nr. 133. Hrsg. Verein für ein erweitertes Heilwesen. Bad Liebenzell 1988.

Die einzelnen Lebensmittel

kende Brote aus Fertigteigen, ähnlich normiert wie technische Produkte. Sie können als Massenware auf großen Backstraßen zubereitet werden. Daneben zeigt sich aber eine nie dagewesene Vielfalt an Formen und Zutaten. Diese Entwicklung ist besonders in Deutschland zu beobachten. Wieviel Phantasie und Erfindungsreichtum steckt in diesem Brotangebot!

Daran ist zu erkennen, daß der Mensch beim Brot schöpferisch tätig ist und das geerntete Rohprodukt Getreide zu einem für geeigneten Lebensmittel gestaltet. Daß es dabei auch fragwürdige Erzeugnisse gibt – geschmacksarm und von gummiartiger Konsistenz – ist unbestritten. Sie können nur vermieden werden, wenn der Verbraucher solche Produkte nicht kauft.

Es gibt auch einige neue Entwicklungen, die zu Reformbroten geführt haben. Dazu verwendet man andere Triebmittel, nicht den mächtigen Sauerteig, nicht die einseitige, starktriebige Hefe, sondern beispielsweise eine Spontangärung durch Hefe und Salz oder das Sekowa-Spezial-Backferment (Fa. Backtechnik GmbH). Dies ist ein mildes Lockerungsmittel aus Hefen und Bakterien, das auch Anteile der anderen Getreide verbacken kann.

Vollkornbrot oder Mischbrot?

Die meistverzehrten Brote in Deutschland sind Mischbrote aus Weizen, die aus Graumehlen hergestellt werden. Danach folgen Roggenmischbrote, Vollkornbrote, Brötchen und Weißbrot. Das Vollkornbrot wird mit Mehl oder Schrot aus dem vollen Korn gebacken, enthält also die meisten Mineralstoffe. Es ist von den Inhaltsstoffen und dem Geschmack her sehr zu empfehlen. Vollkornbrote unterscheiden sich trotzdem noch in vielen Eigenschaften wie der Mehlfeinheit, dem Anteil an ungemahlenen Körnern, dem Triebmittel, der Teigbereitung und der Art des Backens. Wer generell meint, kein Vollkornbrot zu vertragen, sollte verschiedene Vollkornbrote ausprobieren.

Gute Bekömmlichkeit weist ein Vollkornbrot auf, wenn der Schrot *fein* vermahlen ist. Grobe, harte Körner außen an der Rinde erschweren oft die Verträglichkeit. Ebenso hat das Triebmittel einen großen Einfluß auf die Bekömmlichkeit.

Brotverbrauch 1986 (kg pro Person und Jahr)

Weißbrot	Brötchen	Mischbrot	dunkles Mischbrot (Roggenbrot)	Vollkornbrot
6,9	10,7	26,1	19,2	13,8

Kunstsauer mit Säurezusatz oder auch kurz gegangene (geführte) Hefebrote genügen nicht den Ansprüchen. Wesentlich besser sind Brote mit Spezial-Backferment, Natursauerteig oder lang geführte Hefeteige (bei Weizen). Auch die Art des Backens ist entscheidend. Wer Probleme mit Vollkornbrot hat, dem bekommen durchaus die lang gebackenen, dunklen Dampfkammerbrote. Sie werden meist als Schnittbrote angeboten und haben ihre dunkle Farbe durch den langen Backvorgang.

Hilfreich kann es auch sein, wenn das Getreidevollkorn etwas vorbereitet ist. So gibt es spezielle Verfahren der Enthülsung, der Entfernung der äußeren Schale (Steinmetzverfahren) oder der Kleieaufbereitung (Schlüterverfahren), die das Getreide verträglicher machen.

Mischbrote sind besser zu bewerten als Weiß- oder Toastbrote. Roggenbrote sind kräftiger und haltbarer, Weizen ermöglicht durch seine Formkraft leichte und voluminöse Gebäcke herzustellen.

Die einzelnen Lebensmittel

5.2. Gemüse und Obst

Gemüse und Obst sind wichtige Bestandteile der Kost. Sie liefern wenig von den Hauptnährstoffen Eiweiß, Fett und Kohlenhydraten, sondern vor allem Mineralstoffe und Vitamine, Farb- und Duftstoffe. Obst enthält zusätzlich Zucker und Fruchtsäuren. Der Hauptbestandteil ist Wasser, das gebunden in den Zellen vorliegt. So ist es nicht verwunderlich, daß man bei einer obst- und gemüsereichen Ernährung wenig zu trinken braucht.

Gemüse

Beim Gemüse unterscheidet man botanisch nach der Zugehörigkeit zu einer Pflanzenfamilie und nach der Dreigliederung der Pflanze nach Wurzel, Stengel-Blatt und Frucht (s. Tabelle S. 41). Am ausgeglichensten ist es, möglichst täglich, Gemüse von Wurzel, Blatt und Frucht zu essen. Dies muß nicht in einer Mahlzeit geschehen. Nun ist nicht jedes Gemüse immer erhältlich. Gerade Fruchtgemüse beschränkt sich auf wenige Monate des Jahres. Hier kann man mit Obst oder Samen wie Sesam ergänzend wirken. In jeder Jahreszeit dominiert ein Pflanzenteil:

Frühling	Blatt
Sommer	Frucht
Herbst	Wurzel

Wie dankbar ist man im Frühling über die ersten Wildkräuterblättchen, die mit ihrer ungeheuren Vitalität den Organismus anregen und aus der Winterruhe wecken. Im Sommer reifen die Beeren und Gemüsefrüchte. Im Herbst und Winter dominieren die Wurzelgemüse. So kann man auch wie die Natur sich einen *jahreszeitlichen Schwerpunkt* legen. Deneben gibt es immer auch Gemüse anderer Pflanzenteile, die zu verschiedenen Jahreszeiten erhältlich sind. So findet man spätreifende Blattgemüse wie Endivie oder Radicchio im Herbst oder frühreifende Wurzeln wie Radieschen oder

Rettich im Frühjahr. Sie tragen Elemente der Reifungs-Jahreszeit in sich. Eine Frühmöhre ist viel zarter und lockerer als eine Wintermöhre. Ein zarter Frühkopfsalat ist nicht zu vergleichen mit der späten Endivie. So macht es nichts, wenn der Jahreszeit gemäß – nach dem regionalen Angebot – auch ein Pflanzenteil in der Ernährung dominiert, also beispielsweise das Blatt wie Salate im Frühjahr.

Verwendung jahreszeitlich reifenden Gemüses
Jahreszeitlich ausgereiftes Gemüse schmeckt besser, ist ausgeglichener in seinen Nährstoffen und reichert weniger unerwünschte Stoffe wie Nitrat an. Es entfaltet seine Kräfte im Zusammenhang mit der Natur, dem Wetter und den Pflegemaßnahmen des Landwirtes. Auch der Mensch lebt mit den Jahreszeiten, sein Organismus spürt die Impulse des Frühlings oder Sommers. Eine Nahrung, die dieser Körperempfindung entgegengesetzt ist, kann nicht optimal anregen. Sie wirkt in irgendeiner Weise belastend.

Verwendung von Gemüse aus regionalem Anbau
Für alle frischen Lebensmittel, besonders Gemüse und Obst, ist aus ökologischen und gesundheitlichen Gründen zu empfehlen, Produkte aus der Region zu essen. Der Mensch paßt sich mit seiner Lebensorganisation den regionalen Einflüssen der Natur und des Klimas an. Selbstverständlich kann man sich davon lösen, wie es bei Reisen oder Leben in klimatisierten Räumen geschieht. Solche Veränderungen können gerade im Urlaub auch sehr positiv wirken. Für den Alltag aber stützen Lebensmittel aus der Region die vom Körper miterlebten Umwelteinflüsse.

Die einzelnen Lebensmittel

Reifezeiten von Gemüse

Frühling März–Mai	Sommer Juni–August	Herbst September–November	Winter Dezember–Februar
Rhabarber Spargel Spinat Mairüben Löwenzahn Schafgarbe Scharbocks- kraut	Artischoke Aubergine Blumenkohl Bohnen Brokkoli Erbsen Fenchel Gurke Kohlrabi Kürbis Mangold Paprika Tomate Zucchini	Chinakohl Möhren Rotkohl Stangensellerie Weißkohl Wirsing Topinambur Zwiebeln Rote Bete Schwarzwurzeln Knollensellerie	Chicorée Grünkohl Lauch Möhren Pastinaken Radiccio Rosenkohl

Einige Gemüse gibt es im Sommer- und Winteranbau. Sie stehen dann aus Freilandkulturen fast das ganze Jahr über zur Verfügung. Diese Tabelle soll Anregungen vermitteln, sich mit mit seinem Speisezettel nach der Jahreszeit zu orientieren. Lagergemüse sind über ihre Reifezeit hinaus verfügbar wie Möhren oder Zwiebeln.

Kartoffeln

Die Kartoffel verbreitete sich im 18. Jahrhundert. Sie verdrängte vor allem in Mittel- und Westeuropa die Getreide Hirse, Gerste, Roggen und teilweise Hafer. Die Kartoffel wurde gegen den Widerstand der Landbevölkerung von der Obrigkeit eingeführt. Erst als die Menschen gelernt hatten, daß man nur die Knollen, nicht aber die Früchte essen durfte, und auch wie man diese »Erdäpfel« zubereiten konnte, stiegen die Anbauflächen und die Akzeptanz.

Die Kartoffel wurde ein Grundnahrungsmittel, das vor allem ärmeren Menschen morgens, mittags und abends als Nahrung diente. Die Verzehrsmenge lag im 19. Jahrhundert schätzungsweise bei 150–200 kg im Jahr pro Person, was einer enormen Menge von ca. 500 g täglich entspricht. Gleichzeitig gab es wenig Zulagen. Da wundert es nicht, daß diese Nahrung ungenügend war.

Der Rückschlag kam, als Viruserkrankungen und dann vom Ersten Weltkrieg an der aus Amerika eingeschleppte Kartoffelkäfer ganze Ernten vernichtete. Die Vormachtstellung der Kartoffel war erschüttert. In den Nachkriegsjahren des Zweiten Weltkriegs stieg der Verbrauch noch einmal stark an, seitdem kann man einen stetigen Rückgang verzeichnen.

Jahr	1935/36	1965/66	1975/76	1985/86	1989/90
Verbrauch in kg	176	133	108	77,7	72,6

Er wäre noch drastischer, würde man die Kartoffel nicht zu Produkten wie Chips, Pommes frites, Stärke und Spirituosen verarbeiten.

Während die konventionellen Ernährungswissenschaftler die Kartoffel wegen ihrer Nährwerte sehr loben, hat sich Rudolf Steiner vielfach gegen die Kartoffel ausgesprochen. Dabei bezog sich diese Ablehnung nicht auf die Nährhaftigkeit, sondern auf ihre einseitige Wirkung auf das Seelenleben.[3]

Als positive Wirkung der Kartoffel wird ihr Nährstoffgehalt und ihr Basenüberschuß genannt. Ebenso ist sie recht schmackhaft und vielseitig.

Als negative Wirkung wird ihre Formlosigkeit angesehen. Die Knollen weisen kaum Gestaltung auf und wachsen ungeformt heran. Man vergleiche sie nur mit einer Rübe oder gar einem Getreidekorn. Daneben besitzt die Kartoffelpflanze wie die anderen

---

[3] P. Kühne: Die Kartoffel – Solanum tuberosum. »Ernährungsrundbrief« Nr. 75 (1990), S. 12–30

Die einzelnen Lebensmittel

Inhaltsstoffe der Kartoffel und des Weizens (in 100 g)

	Eiweiß g	Fett g	Kohlen-hydrat g	Mineral-stoffe g	Ballast-stoffe g	Vit. B_1 µg
Kartoffel	2	0,1	14,7	1,0	2,5	110
Weizen	11,5	2,0	59,6	1,8	10,6	480
			pro Mahlzeit			
200 g Kartoffel	4	0,2	29,4	2,0	5,0	220
50 g Weizen	5,7	1,0	29,8	0,9	10,3	240

Quelle: Der kleine Souci, Fachmann, Kraut: Lebensmittel für die Praxis. Stuttgart 1987

Nachtschattengewächse eine starke Vitalität. Das Zusammenwirken beider Tendenzen wird als negativ für Menschen angesehen, die an Krebs leiden, einer Krankheit, bei der der Organismus seine Formen nicht mehr vollständig erhalten kann. Deshalb wird sie für diese Kranken abgelehnt. Dies gilt auch für die anderen Nachtschattengewächse.[4]

Kartoffeln sind Sproßknollen, oberirdische Sproßteile, die sich in die Erde senken und dort verdicken. Sie erscheinen uns als Wurzel, sind aber der mittleren Pflanze, dem Stengel-Sproß-Bereich zuzuordnen. Andererseits hat die Kartoffel viel von einer Wurzel wie das Aussehen und sie verträgt kein Licht. Dabei ergrünt sie und bildet den Giftstoff Solanin. Solch botanische Mittelstellung gibt es bei den Nahrungspflanzen selten. So wundert es nicht, daß unser Organismus damit einseitig angeregt wird.

Die Einseitigkeit äußert sich vor allem im Bereich des Gehirns und beruht laut Rudolf Steiner auf einer ungenügenden Verdauungsleistung. Sie führt zu einer vermehrten Anregung bestimmter Gehirnbereiche und einer Hemmung anderer. Damit fällt die Betätigung bestimmter Denkformen leichter. Dies ist vor allem die In-

---

[4] W. Chr. Simonis: Korn und Brot. 3. Aufl. 1981. S. 126–141

Vit. B$_2$	Vit. C	Kalium	Calcium	Eisen	Energie	Wasser
µg	mg	mg	mg	mg	kcal	g
45	10–40	445	10	1	70	77,8
140	0–5	500	45 pro Mahlzeit	3	302	13,2
90	20–80	890	20	2	140	–
70	0–2,5	250	24	1,5	151	–

telligenz, das verstandesmäßige Denken. Das Mittelhirn wird dagegen belastet, so daß das intuitive, mit dem Fühlen verbundene Denken schwerer fällt. Dies könnte man vergleichen mit dem Kaffee, der die Konzentration bei vielen Menschen fördert, also auch stützend auf bestimmte Seelenfähigkeiten wirkt.[5] Für die Entwicklung des Menschen war die Stärkung des verstandesmäßigen Denkens im 18./19. Jahrhundert wichtig. In unserer heutigen Zeit sind aber weitere Denkqualitäten notwendig. So ist die Kartoffel durchaus noch ein Bestandteil unserer Ernährung, aber eben nicht mehr als tägliches oder sogar mehrmals täglich verzehrtes Grundnahrungsmittel. Sieht man sie als Gemüse an, das zwei- bis dreimal in der Woche gegessen wird, so kann man ihre positiven Seiten nutzen.

Hülsenfrüchte

Noch im vorigen Jahrhundert nahmen Hülsenfrüchte einen großen Platz in unserer Ernährung ein. Sie sättigten gut, lieferten Eiweiß und Kohlenhydrate und waren preiswert. In vielen Ländern der

[5] R. Steiner: Naturgrundlagen der Ernährung. Themen aus dem Gesamtwerk. Stuttgart 1981 S. 88–96

Die einzelnen Lebensmittel

Welt verzehrt man sie auch heute noch in großen Mengen. In den Industrieländern Europas sind sie jedoch ziemlich von den tierischen Lebensmitteln wie Fleisch, Fisch, Eiern und Milchprodukten verdrängt worden. Viele Menschen lehnen sie sogar ab, weil sie schwer verdaulich sein können und den Ruf des »Arme-Leute-Essens« haben. Dies ist aber falsch. Wer nur an dicke Eintöpfe mit einheitlichen Geschmack denkt, mag damit vielleicht recht haben, aber Hülsenfrüchte lassen sich zu vielen, gut bekömmlichen und abwechslungsreichen Speisen zubereiten.[6]

Die Familie der Hülsenfrüchte oder Leguminosen enthält viele Nahrungspflanzen wie Bohnen, Erbsen, Linsen, Erdnuß oder Sojabohne. Hülsenfrüchte sind unterschiedlich in ihrer Erscheinung. Ihr Wachstum zeigt viel Bewegung: lange Triebe mit Wickelranken, die Blüte mit ihrem beweglichen Schiffchen, die luftgefüllte Hülse, die in der Reife aufspringt, um die Samen zu entlassen. Die eigene Aufrichtekraft ist gering, sie benötigen Hilfe durch Zäune oder Stöcke.

Eindrucksvoll ist die Blüte, die so an tierische Formen erinnert, daß man ihr den Namen des Schmetterlings gab. Aus der Blüte entwickelt sich die Hülse, in der die Samen heranreifen. Die Samen machen ähnlich wie das Getreide mehrere Reifestadien durch. In der Grünreife erntet man grüne Bohnen und Schoten, die unreifen Erbsen. Danach wird der Samen immer fester und trockener in der Gelb- und schließlich Vollreife. Die Schalen der Hülse werden ledrig hart und springen in der Totreife auf. Die Samen sind die eigentlichen Lebensmittel. Sie zeichnen sich durch vielfältige Formen und Farben aus, wie sie in keiner anderen Pflanzenfamilie zu finden sind. Die Sojabohne gibt es in schwarz, weiß, orange und grün. Die einzelnen Bohnen haben auch unterschiedliche Größe – von der kleinen Mungbohne bis zu den großen weißen Bohnen.

---

[6] Benita von Eichborn: Hülsenfrüchte in der Vollwertküche. München 1984

Bemerkenswert ist bei den Hülsenfrüchten ihre große Vitalität. Legt man die Samen in feuchte Watte, so gehören sie zu den keimfreudigsten Arten. Daneben haben sie gegenüber den anderen Pflanzenfamilien eine Besonderheit: Sie vermögen den Stickstoff der Luft zu binden und bauen damit größere Mengen Eiweiß auf. Dies gelingt ihnen nur mit Hilfe von sogenannten Knöllchenbakterien, mit denen sie in Symbiose, Gemeinschaft leben. Andere Pflanzen sind darauf angewiesen, daß der Stickstoff bereits in Verbindungen vorliegt wie beispielsweise Nitrat. So zeichnen sich die Hülsenfrüchte durch einen hohen Gehalt an Eiweiß aus, wie er sonst nur von tierischen Produkten erreicht wird. Dieser hohe Eiweißgehalt macht die Hülsenfrüchte zu einem wichtigen Lebensmittel, vor allem in Ländern, in denen andere eiweißreiche Lebensmittel knapp und teuer sind.

Allerdings enthalten Hülsenfrüchte auch vielfältige Giftstoffe auf Stickstoffbasis wie Saponine und Hämagglutinine. Man kann den Eindruck haben, als wenn sie das übergroße Angebot an Stickstoff nicht vollkommen bewältigen und deshalb statt Eiweiß auch diese Gifte ausbilden. Durch Wärmeanwendung wie Kochen oder Blanchieren kann man diese unerwünschten Stoffe zerstören. Deshalb dürfen die meisten Hülsenfrüchte, besonders alle Arten von Bohnen, *nicht* roh gegessen werden. Ausnahme sind junge Schoten. Auch beim Keimen wird nur ein Teil dieser Stoffe abgebaut, weshalb gekeime Bohnen immer blanchiert werden sollten.

Das Eiweiß der Hülsenfrüchte ist recht kompakt und schwer und wirkt teilweise belastend bei der Verdauung. Es fehlt ihm die Aminosäure Methionin, weshalb Hülsenfrüchte der Ergänzung durch andere Lebensmittel bedürfen. Hier sind besonders die Getreide geeignet. Viele traditionelle Gerichte wie Mais und Bohnen, Linsen und Spätzle, Linsen und Reis zeigen die gute Verträglichkeit. Auch Gemüse vermag ergänzend zu wirken.

Die Schwere des Eiweißes führte dazu, daß verschiedene geistige Richtungen, etwa die Philosophenschulen im Altertum, Hülsenfrüchte als Nahrung ablehnten. So ist dieses Verbot von Pythagoras überliefert. Sie gelten als nährend für den Bauch, aber belastend für geistige und spirituelle Tätigkeiten. Hier muß zwischen den einzelnen Arten unterschieden werden. Während gerade Bohnen durchaus beschwerend wirken können, sind Linsen und Erbsen weitaus »leichter« und verträglicher. Außerdem kommt es natürlich entscheidend auf die Verzehrsmengen an. Wer heute einmal wöchentlich Hülsenfrüchte ißt, erlebt eventuell sogar eine günstige »Erdung« und Beschwerung, die in unserer hektischen, stressigen Zeit positiv zu sehen ist.

Zur Verbesserung der Bekömmlichkeit weicht man Hülsenfrüchte über Nacht ein und verwendet vielfältige Gewürze wie die blähungsmindernden Doldenblütler Kümmel, Fenchel, Anis oder Koriander.

Die einzelnen Hülsenfrüchte

Erbsen (Pisum sativum)

Am bekanntesten sind die grünen und gelben Gartenerbsen. Es gibt mehlig kochende Formen, die sich gut für Püree eignen, und kleinere, festere Sorten. Häufig werden Erbsen geschält, um einen Teil der ballaststoffreichen Schale zu entfernen und sie verdaulicher zu machen. Allerdings gehen dabei auch wertvolle Inhaltsstoffe verloren. Bei richtigem Einweichen der ungeschälten Ware gibt es eigentlich auch keine Probleme mit Blähungen. Erbsen werden meist zu Eintöpfen und Suppen, kombiniert mit Getreide oder Kartoffel, verarbeitet. Auch Erbsmehl – gemahlene Erbsen – werden im Handel für schnelle Suppen angeboten.

Pal- oder Schalerbsen
Sie reifen recht früh und sind sehr stärkereich

Markerbsen
Sie sind zuckerreich und süß, reifen spät. Gern werden sie grün (unreif) gegessen.

Kichererbsen

Diese Erbsen wachsen in wärmeren Gegenden Südeuropas, Mitteleuropas und im Mittleren Osten. Sie zählen zu den größten Erbsen und besitzen einen ausgeprägten Eigengeschmack.

Linsen (Lens culinaris)

Zu den ältesten Hülsenfrüchten zählen die Linsen. Man fand Überreste bereits aus der Zeit 6000 v. Chr. Ihr lateinischer Name weist darauf hin, daß sie als Lebensmittel für Feinschmecker gelten. Je größer der Same ist, desto teurer ist er. Allerdings schmecken die kleineren Sorten oft besser und zerkochen nicht so leicht. Von der Farbe her gibt es grüne Linsen mit gelbem Kern, die sich bei der Lagerung dunkelbraun färben. Geschälte Linsen sind gelb und zerkochen leicht. Rote Linsen stammen aus südlicheren Ländern, sie besitzen einen orangenen Kern, beim Kochen werden sie gelb. Sie sind klein und sehr aromatisch. Gern würzt man sie mit Curry. Puy-Linsen bleiben beim Kochen recht fest und sind sehr gut verträglich.

Linsen sollten bei der Zubereitung etwas Säure erhalten wie mit Obstessig, Trockenfrüchte, Zitronensaft, Obstdicksäfte, Brottrunk oder Kwaß. Vom Getreide paßt Reis sehr gut zu Linsen. Auch mit Teigwaren lassen sie sich kombinieren.

Bohnen

Die Bohnen sind wohl die artenreichste Hülsenfrucht. Am bekanntesten sind die Phaseolus-Arten. Dazu gehören die südamerikanische Feuerbohne, die asiatischen Mung-, Mond-, Azukibohnen, die Teparybohne und die weiße Bohne. Daneben gibt es die dicken Bohnen (Vicia-Arten) und die Sojabohne (Glycine max.).

Fast alle Bohnen sind nur gekocht oder mit Wärme behandelt genießbar, da nur dann ihre Giftstoffe zerstört sind. Dies gilt auch für die unreif geerntete grüne Bohne (Stangen- oder Buschbohne).

Die einzelnen Bohnenarten sind sehr unterschiedlich in Größe und Farbe wie auch in ihren Kocheigenschaften.

Die einzelnen Lebensmittel

Chinabohne
Dies ist eine weiße kleine Bohne mit schwarzem Augenfleck. Sie kocht mehlig.

Weiße Bohnen
Sie sind die bekanntesten Bohnenkerne, werden besonders für Eintöpfe verwendet.

Rote Bohnen
Sie stammen aus Afrika und Amerika, eignen sich gut für Salate, schmecken leicht süßlich. Sie werden gern mit Mais kombiniert.

Wachtelbohnen
Sie erhielten ihren Namen von ihrer gesprenkelt braunen Schale, mit der sie an Wachteleier erinnern. Sie kochen recht weich und sind für Eintöpfe beliebt.

Mungobohne
Dies ist eine kleine runde Bohne aus Asien, die für Eintöpfe und zum Keimen verwendet wird.

Azukibohne
Die kommt aus Japan, ist recht klein, braun bis schwarz gefärbt und sehr mild. Sie zählt zu den feinsten Bohnenarten und findet vielseitige Verwendung.

Dicke Bohnen (Pferde-, Sau- oder Ackerbohnen)
Sie haben große, flache braune bis grüne Samen. Zunächst sehen sie etwas schrumpelig aus, werden beim Kochen jedoch prall und fest. Als Getreide paßt am besten Grünkern dazu.

Sicherlich werden Hülsenfrüchte nicht täglich auf unserem Speiseplan zu finden sein. Allerdings sollten sie ein wenig aus ihrer Vergessenheit gehoben werden. Gerade im Winter können sie ab und an unseren Speisezettel bereichern. Auch im Sommer bieten sich beispielsweise Salate aus gekochten oder gekeimten Linsen an. Beim Einkauf sollte man zunächst auf die Anbauqualität achten. Zu bevorzugen sind unsere heimischen Sorten, aus denen sich vielfältige Gerichte zubereiten lassen.

Obst

Unter Obst versteht man die süßen Früchte von Bäumen und Sträuchern. Dazu rechnet man auch die Früchte einiger einjähriger Pflanzen wie Melonen oder Kürbisse.

Obst zeichnet sich dadurch aus, daß es als Frucht den Wachstumsprozeß der Pflanze oder des Baumes im Jahreslauf miterlebt. Es benötigt viel Kräfte von Luft, Licht und Wärme zur Reifung. Besonders das Element der Wärme bewirkt die Reifung der Früchte. Dabei bilden sich die für Obst typischen Inhaltsstoffe wie Farb-, Duft-, Aromastoffe wie auch Zucker. Die Fruchtsäuren entstehen bereits im frühen Fruchtbildestadium, haben also mit der Reifung nicht viel zu tun. Der Geschmack wird durch das Zucker-Säuren-Verhältnis bestimmt. Da Zucker erst mit der Reife entsteht, kann auch erst bei ausgereiftem Obst ein volles arttypisches Aroma erreicht werden. Säurereich sind vor allem die Beerenfrüchte wie auch die Kiwi. Die Farbe des Obstes steht im Gegensatz zum Grün der übrigen Pflanze. Grüne Früchte signalisieren eigentlich Unreife wie grüne Erdbeeren. Manche neuen Apfelzüchtungen weisen aber ausgereift eine grüne Schalenfarbe auf. Bezeichnenderweise dominiert bei ihnen mehr der säuerliche Geschmack als der süße.

Man unterscheidet Obst nach seiner Formbildung in Kern- oder Schalenobst.

Obstarten:
Kernobst   Apfel, Birne, Quitte, Weißdorn, Hagebutte, Elsbeere, Speierling, Eberesche

Die einzelnen Lebensmittel

Steinobst	Aprikosen, Kirsche, Pfirsich, Nektarine, Pflaume, Mirabelle, Reneclaude, Zwetsche, Kornelkirsche, Dattel
Beerenobst	Johannisbeere, Heidelbeere, Himbeere, Brombeere, Stachelbeere, Preiselbeere, Holunder, Sanddorn

Südfrüchte

Kapselfrüchte	Banane, Kürbis, Melone
Zitrusfrüchte	Apfelsine, Mandarine, Grapefruit, Pampelmuse, Zitrone, Limette, Kumquat

Exotisches Obst

Samenobst	Granatapfel, Passionsfrucht (Maracuja), Litschipflaume
Beerenobst	Papaya, Kaki, Kiwi, Guave, Feigenkaktus
Steinobst	Mango

Obst wirkt als Frucht gemäß der Dreigliederung vor allem auf das Stoffwechsel-Gliedmaßen-System und damit auf innere Organe und das Blut. Obstkuren, Saftfasten haben eine stoffwechselanregende und entschlackende Wirkung. Dies erscheint als »innere Reinigung«. Auch fühlt man sich bei solchen Kuren leicht, angeregt und dynamisch. Daher wird von manchen Ernährungsrichtungen ein zeitweiliges Obstessen wie jeden Vormittag oder ein Obsttag pro Woche empfohlen. Obst ist *ausgereift* recht gut verträglich. Es gibt aber auch empfindliche Menschen, die säurereiches Obst schlechter vertragen. Dies verstärkt sich bei einer ballaststoffreichen, kleiehaltigen Kost und Zuckerzusatz. Vor allem rohes Steinobst (Pflaume, Kirsche) bekommt nicht jedem Menschen in Verbindung mit Milchprodukten oder Vollkorngetreide. Hier hilft oft ein schonendes Dünsten des Obstes und die Verwendung von den leichten Getreiden wie Reis, Hirse, Bulgur oder Grütze. Gedünstetes Obst ist dagegen fast immer gut bekömmlich. Kernobst wie Apfel, Birne, Quitte zählt zu den verträglichsten Arten. Es stimmt nicht, daß Obst nur allein ohne andere Lebensmittel problemlos zu verdauen wäre.

Welche Obstarten soll man verzehren?

Während Anfang des 20. Jahrhunderts nur die heimischen Früchte erhältlich waren, kamen bald schon Südfrüchte wie die Zitrusarten (Zitrone, Apfelsine, Mandarine, Pampelmuse) sowie Ananas und Banane hinzu. Seit einigen Jahren sind nun auch weitere exotische Obstarten im Angebot wie Kiwi, Papaya, Guave oder Mango.

Südfrüchte gibt es inzwischen aus ökologischem Anbau. Seit neuestem werden auch exotische Obstarten auf kleinen Plantagen ökologisch angebaut und gelangen zu uns.

Gegen den Import exotischer Obstarten sprechen einige Gründe. So ist zum einen der lange energieaufwendige Transport, die frühzeitige Ernte vor der Reife sowie die Belegung von Anbauflächen mit »Luxusprodukten« für Europäer zu nennen.

Anders sieht es aus, wenn neue Züchtungen der exotischen Früchte einen Anbau im Mittelmeerraum oder unserem gemäßigten Klima ermöglichen, wie es bei der Kiwi der Fall ist.

Brauchen wir Südfrüchte und Exoten?

Südfrüchte und neuerdings auch die exotischen Obstarten werden vermehrt gekauft. Wie verträgt sich dieser Trend mit der Aussage, doch mehr regionale und jahreszeitengemäße Lebensmittel zu verzehren? (s. S. 197)

Diese Früchte zeichnen sich durch Süße, säuerliche Frische und umfassendes Aroma aus. Dies sind Eigenschaften, über die auch das heimische Obst verfügt. Sie werden allerdings in Jahreszeiten angeboten, in denen es bei uns wenig heimisches Obst gibt, nämlich Spätherbst bis Frühling. Die Reifezeiten unseres Obstes liegen etwas anders.[7]

---

[7] S. Krebs, Y. Tempelmann: Die Jahreszeitenküche: Früchte und Beeren. Hrsg. Aktion Gesünder Essen. Zürich 1988

Die einzelnen Lebensmittel

Reifezeiten des Obstes

Frühling	Erdbeere
Sommer	Johannisbeere, Heidelbeere, Himbeere, Brombeere, Stachelbeere, Preiselbeere, Aprikose, Pfirsich, Nektarine, Kirsche, Pflaume, Mirabelle, Reneclaude, Melone, Apfel
Herbst	Hagebutte, Holunder, Apfel, Birne, Quitte, Sanddorn, Weintraube

Im Winter steht eigentlich nur Lagerobst zur Verfügung. Der Schwerpunkt der Reifezeit des Obstes liegt im Sommer. Obst vermittelt Frische und Leichtigkeit, anregende, milde Fruchtsäure und Aroma. Die Herbstfrüchte sind schwerer und gehaltvoller und meist säureärmer mit Ausnahme von Wildfrüchten wie Sanddorn. Das Sommerobst regt uns an zu äußerer und innerer Beweglichkeit, macht uns offen und belastet nicht. Der Zucker gelangt schnell ins Blut, die Säuren führen zur Anregung. Dies korrespondiert mit unserem Lebensempfinden körperlicher und seelischer Art: Bewegungsfreude, offene Lebensart, Hinwendung an die äußere Welt, Dynamik.

Im Winter ist das Lebensgefühl dagegen nach innen gerichtet. Es dominiert die äußerliche Ruhe und innere Arbeit. Dies ging in früheren Zeiten in Einklang mit der Arbeit. Die meisten Menschen waren in der Landwirtschaft tätig und hatten im Winter wenig zu tun, man reparierte und besserte aus. Heute wird in der Arbeitswelt und auch im privaten und Freizeitbereich sommers wie winters die gleiche Leistung verlangt. Man muß entgegen seinem jahreszeitlich empfundenen Körpergefühl im Winter genauso fit und dynamisch sein, also eigentlich »Sommerleistungen« erbringen. Diese veränderte Lebensweise mit zunehmendem Streß verlangt andere Nahrung. Hier helfen die vitamin-, säure- und zuckerreichen Südfrüchte und Exoten, die erforderlichen Anregungen zu bringen.

Obst- und Fruchtsäfte

Häufig wird nicht nur Obst gegessen, sondern man genießt die flüssigen Bestandteile, den Saft. Frisch gepreßter Saft wird als Obstsaft bezeichnet, ist er zur Haltbarmachung pasteurisert, so heißt er Fruchtsaft. Gesetzlicherseits sind Zucker- und Wasserzusatz erlaubt, dann muß das Produkt aber eine andere Bezeichnung tragen wie Nektar oder Fruchtsaftgetränk. Am empfehlenswertesten sind die reinen Säfte. Es gibt allerdings eine Gruppe von Beerensäften, die zu sauer sind, um sie ohne Zusatz zu genießen. Sie werden gezuckert und verdünnt als Nektar angeboten. Neuerdings mischt man sehr saure Säfte mit süßen wie Apfel- und Johannisbeersaft, um reine Säfte ohne Zuckerzusatz anzubieten. Neuerdings gibt es auch Fruchtsaft-Trunke, die mit natürlichen Süßungsmitteln wie Apfeldicksaft oder Ahornsirup gesüßt sind.

Häufig wird Fruchtsaft »aus Konzentrat« verkauft. Hierbei ist der eigentliche Saft eingedickt worden. Die empfindlichen Aromen werden gesondert isoliert. Das eingedickte Konzentrat kann dann platzsparend gelagert oder transportiert werden. Zur Abfüllung wird neues Wasser und Aromen zugefügt. Dieser Vorgang trennt und isoliert die zusammengehörigen Bestandteile des Saftes. Der Geschmack erleidet fast immer Einbußen dadurch, die Qualität wird gemindert. Die Vorteile für den Hersteller haben also negative Folgen. Daher sind reine Fruchtsäfte, wie sie von einigen Firmen angeboten werden, vorzuziehen.

Fruchtsäfte gibt es erst seit etwa 1920, da vorher die Technik des Pasteurisierens noch nicht ausgereift war. Inzwischen steigt der Verbrauch an Säften stetig an (s. Tabelle)

Verbrauch von Fruchtsäften und -nektaren in l/Kopf und Jahr

Jahr	1920	1931	1937	1959	1985	1986
Verbrauch	0,003	0,033	1,5	5,0	25,2	28,5

Die einzelnen Lebensmittel

Fruchtgehalt bei Säften (gesetzliche Mindestvorgaben)

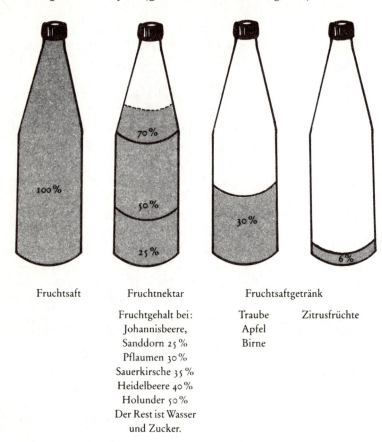

Fruchtsaft   Fruchtnektar   Fruchtsaftgetränk

Fruchtgehalt bei: Traube   Zitrusfrüchte
Johannisbeere,   Apfel
Sanddorn 25 %   Birne
Pflaumen 30 %
Sauerkirsche 35 %
Heidelbeere 40 %
Holunder 50 %
Der Rest ist Wasser
und Zucker.

Sind Säfte zu empfehlen?

Manchmal wird gegen die Säfte eingewendet, daß sie nicht alle Inhaltsstoffe der vollen Frucht enthalten und deshalb »isoliert« seien. Fruchtsäften fehlen die Ballaststoffe, die ja in den festen Bestandteilen des Obstes verbleiben. Der Verlust an Vitaminen und Mineralstoffen ist gering wie an folgender Tabelle abzulesen ist.

Was geht beim Saftpressen verloren?

	Kohlen-hydrate g	Wasser g	Ballast-stoffe g	Kalzium mg	Kalium mg	Vitamin C mg	B₁ mg
Apfelsine, geschält	11,9	85,9	0,6	42	189	50	0,09
Apfelsinensaft, ungesüßt	11,0	87,6	0,1	13	186	42	0,08
Apfelsaft, ungeschält	12,1	84,0	0,8	7	110	4	0,03
Apfelsaft	11,2	87,0	k. Ang.	7	108	1	0,02

Quelle: H.D. Cremer: Die große Nährwerttabelle, München, S. 38; I. Elmadfa u.a.: Die große Vitamin- und Mineralstofftabelle. München 1984. S. 40, 74

Oft wird auch gesagt, daß man kaum so viel Obst essen würde, wie zur Herstellung von einem Glas Fruchtsaft nötig seien. Dies ist richtig, aber gerade daran zeigt sich, daß der Mensch hier eine Möglichkeit hat, die Kräfte und Stoffe des Obstes zu konzentrieren, um die dynamische und anregende Wirkung zu steigern, ohne das menschliche Verdauungssystem zu überfordern. Fruchtsäfte sind gerade für Kinder, Kranke und Rekonvaleszenten geeignet. Allerdings sollte Fruchtsaft selten pur zum Durstlöschen getrunken werden. Besser ist es, ihn mit Wasser, Mineralwasser oder Früchtetee zu verdünnen.[8]

---

[8] P. Kühne: Fruchtsäfte in der menschlichen Ernährung. »Reform Rundschau« 1,2 (1988).

Die einzelnen Lebensmittel

5.3. Milch

Milch zählt zu den ältesten Lebensmitteln der Menschen und gilt in vielen Ländern Europas als Grundnahrungsmittel. Lebensmittelrechtlich wird unter dem Begriff Milch »die Flüssigkeit verstanden, die aus den Milchdrüsen der Kuh abgesondert wird«. Milch wird also der Kuhmilch gleichgesetzt. Milch anderer Tiere wie von Schaf, Ziege oder Stute muß dementsprechend kenntlich gemacht werden.

Geschichte der Milch und Verbrauch

Der heutige Verbrauch der Milch liegt in Deutschland bei etwa 90 kg pro Person und Jahr. Es gibt auch Völker, die keine Milch verwenden. Dies trifft auf viele asiatische und afrikanische Länder zu. Auch bei den Indianern wird keine Milch getrunken. Dies hat oft klimatische – wie sollte Milch bei hohen Außentemperaturen frisch gehalten werden – oder auch religiöse und kulturelle Gründe. Besonders die Völker Europas – hier vermehrt Nord-, Mittel- und Osteuropas – trinken auch als Erwachsene Milch. Dies trifft ebenfalls auf europäische Auswanderer und deren Nachkommen zu. Bei vielen anderen Völkern erhalten nur die Kinder Milch, meist nach der Stillzeit als Übergangsperiode bis zum 3.–4. Lebensjahr. Sonst werden entweder gesäuerte Milchprodukte wie Käse oder gar keine Milch und Milchprodukte verzehrt.

Milch wurde in frühen Zeiten ein Lebensmittel, als der Mensch Ackerbauer und Viehzüchter wurde. Nach alten Quellen geschah die Hausrindzüchtung in der Zeit Zarathustras, als die mesopotamisch-persische Hochkultur existierte. Viehherden dienten zur Gewinnung von Fleisch und Milch sowie von Gebrauchsartikeln wie Leder, Häuten, Wolle und Knochen. Kühe gaben ursprünglich nur Milch, solange sie ein Kalb versorgen mußten. Dies wurde durch die Züchtung ausgedehnt und die Milchmenge pro Tier gesteigert. Es handelt sich bei der Milch also nicht um ein nur für das Kalb bestimmtes Nahrungsmittel, wie manchmal behauptet wird, sondern ist eigens vom Menschen als Lebensmittel herangezogen worden.

Ebenso wie ein Getreide die dicken Körner nicht alle zur Fortpflanzung benötigt, sondern einen Teil davon sozusagen Mensch und Tier »schenkt«, ohne in seiner Existenz gefährdet zu werden, so produzieren die Kühe mehr Milch, als zur Versorgung ihrer Kälber nötig wäre – sie schenken sie quasi dem Menschen.

Milchqualität

Die Milchqualität der Rohmilch bestimmt sich im wesentlichen aus folgenden Faktoren:
– der Rinderrasse
– der Tierhaltung
– des Futters und etwaiger Futterzusätze
– der Hygiene

Die einzelnen Rinderrassen unterscheiden sich unter anderem in der Milchleistung und teilweise auch in der Zusammensetzung der Milch.

Die Tierhaltung sollte artgemäß erfolgen und möglichst Weidegang beinhalten.

Eine große Bedeutung hat die Fütterung. Daher ist ein vielseitiges, ökologisch angebautes Futter aus der Region wichtig. Zuviel Silage oder zuviel Rübenblätter verändern beispielsweise die Milch so, daß sie unverträglicher wird. Weidegras mit vielfältigen Pflanzen und Heilkräutern hält nicht nur das Tier gesünder, sondern verbessert auch die Milchqualität.

Verbraucher fürchten oft Rückstände in der Milch, die durch Futterzusätze oder Futterverunreinigungen (Pflanzenbehandlungsmittel, Schadstoffe) in die Milch gelangen können. Es gibt gesetzliche Regelungen, die bestimmte *Höchstmengen* für Rückstände vorsehen. Besser ist es, den Weg der ökologischen, und hier besonders der biologisch-dynamischen Landwirtschaft zu gehen, wo auf Pflanzenbehandlungsmittel, importierte Futtermittel mit möglichen Rückständen und auf fragwürdige Zusätze konsequent verzicht wird.

Milch ist ein sehr empfindliches Lebensmittel. So muß auf besondere Hygiene beim Melken geachtet werden, damit es nicht zu Verunreinigungen oder erhöhter Bakterienzahl kommt.

Nach dem Melken würde Milch schnell in ihren natürlichen Konservierungszustand, die Sauermilch übergehen, wenn sie nicht sofort gekühlt würde. Die einzelnen Milchbestandteile sind empfindlich gegenüber äußeren Einflüssen. So verändert starkes Rühren, Pumpen, Kälte und Wärme nicht nur die Mikroflora, sondern auch das Gleichgewicht zwischen Eiweiß und daran gebundenen Mineralstoffen. Gerade diese feinen Strukturen bestimmen jedoch die Qualität, weisen also auf eine innewohnende Bildefähigkeit (Bildekräfte) hin.

Milchverarbeitung und Milchsorten

Rohmilch darf unerhitzt nur ab Hof verkauft oder als besonders kontrollierte Vorzugsmilch im Handel angeboten werden.

Sonst wird Milch, wie gesetzlich gefordert, erhitzt. Am häufigsten ist die Pasteurisierung, eine Erhitzung auf 74°–80°C für 15–30 sec. Dabei wird ein Großteil der Bakterien, also der »Milchflora« abgetötet. Wesentlich intensiver ist die Ultrahocherhitzung. Hier wird die Milch für wenige Sekunden auf 135–150°C erhitzt, danach schockartig abgekühlt und in sterile Behältnisse abgefüllt. Diese H-Milch ist keimfrei, monatelang ungekühlt haltbar, aber vitaminärmer und im Eiweiß verändert. Sie wird in der Vollwert- und Reformernährung abgelehnt.

Neben der Wärmebehandlung wird Milch außer Rohmilch auf einen Fettgehalt »eingestellt«, also 3,5 % für Vollmilch und 1,5 % für fettarme Milch.

Eine weitere Behandlung der Milch ist die *Homogenisierung* des Fettes. Dabei werden die von einem Eiweißhäutchen umhüllten

Fettkügelchen zerschlagen, damit das Fett nicht mehr aufrahmt, sondern sich gleichmäßig in der Milch verteilt. Dieses Verfahren ist aber bei fast allen handelsüblichen Milchsorten üblich. Es ist gesundheitlich umstritten.

Inhaltsstoffe der Milch

Milch ist ein wertvolles Lebensmittel, das die wichtigsten Nährstoffe enthält wie Eiweiß, Fett und Kohlenhydrate. *Milcheiweiß* besteht aus Kasein und den Molkeneiweißen Albumin und Globulin. Das *Milchfett* zählt zu den leichtverdaulichsten Fetten. Fettbegleitstoff ist das *Cholesterin*, welches bei allen tierischen Lebensmitteln vorkommt. Dieser Inhaltsstoff ist heute aufgrund von Über- und Fehlernährung verbunden mit mangelnder Bewegung zu einem Problem geworden. Da der Cholesteringehalt der Milch (12 mg) im Vergleich mit anderen Lebensmitteln recht niedrig liegt (Sahne 110 mg, Hühnerei 580 mg, Rindfleisch 70 mg), braucht er vom gesunden Menschen nicht besonders beachtet zu werden. *Fettlösliche Vitamine* wie Vitamin A und das verwandte Carotin sowie Vitamin E bereichern das Spektrum. Ferner finden sich die *essentiellen Fettsäuren* Linol- und Linolensäure in der Milch. Das einzigste Kohlenhydrat ist der *Milchzucker* (Laktose). Er zählt zu den am wenigsten süßen Zuckern, ist leicht verdaulich. Von den Mineralstoffen ist vor allem das *Calcium* zu nennen. Auch bei der Versorgung mit natürlichen *Fluorid* und *Jodid* ist Milch aufgrund der hohen Verzehrsmenge bedeutend.

Bedeutung der Milch in der menschlichen Ernährung

Milch ist vor allem für Kinder und Jugendliche wichtig. Bei Erwachsenen tritt der Milchkonsum zurück, es überwiegen die gesäuerten Milchprodukte.

Milch trägt besonders zur Versorgung von Eiweiß und Calcium bei. Dabei handelt es sich um ein »leichtes«, nicht »beschwerendes «Eiweiß in Vergleich zu anderen tierischen Produkten. Bildlich ausgedrückt ist die Milch in ihrer Wirkung nicht so irdisch wie Fleisch, das von »mit den Beinen auf der Erde stehenden« Tieren stammt, sondern das zur Ernährung von Jungtieren dient, die sich erst auf der Erde einrichten müssen. Rudolf Steiner sprach daher von Milch als einem Lebensmittel, das dem Menschen zwar Festigkeit gibt, ohne ihn aber zu sehr zu belasten. Milch wirkt aufbauend auf den Organismus, vor allem durch die Strukturen, die von Form- und Bildekräften gestaltet sind.

Milch gilt von jeher bei Vegetariern nicht als tierisches Produkt, weil es vom lebenden Tier gewonnen wird und nicht Bestandteil des tierischen Körpers ist. Sie steht zwischen tierischen und pflanzlichen Lebensmitteln.

Ein regelmäßiger Milchkonsum ist wünschenswert. Dies gilt besonders, wenn kein Fleisch, Fisch und Eier gegessen werden, wie es gesundheitlich vorteilhaft ist. Allerdings ist von zu hohem Milchverbrauch gekoppelt mit viel Sahne, Butter und Quark und weiteren Milchprodukten abzuraten.

Milchallergien und Milchunverträglichkeiten

In den letzten Jahren wird häufiger von Milchallergien bei Kindern gesprochen. Manche Mütter verzichten aus Angst vor Allergien sogar darauf, ihrem Kind Milch zu geben. Tatsächlich vertrugen schon immer etwa 8 % der Bevölkerung im erwachsenen Alter keine Kuhmilch. Sie haben durch jahrelangen Verzicht die Fähigkeit verloren, das Casein zu verdauen, wie es bei anderen Völkern auch der Fall ist. Milchallergie, genauer gesagt Milcheiweißallergie bei Kindern tritt heutezutage häufiger auf, soweit es überhaupt statistische Grundlagen zum Vergleich gibt. Daran ist sicherlich nicht nur die Milch »schuld«, denn die Allergien auf andere Grundnahrungsmittel wie Getreide oder Nüsse werden ebenfalls verstärkt beobachtet. Genaue Ursachen sind nicht bekannt, aber sicherlich ist die zunehmende Umweltverschmutzung mit daran beteiligt, die kleine Kinder mehr als den Erwachsenen belastet.

Bei Milcheiweißallergien, die ärztlich diagnostiziert werden sollten, muß das Kind auf Kuhmilch verzichten. Häufig wird mit Wasser verdünnte Sahne vertragen. Diese Allergie bildet sich des öftern mit etwa 2½–3½ Jahren zurück.

Eine seltene Erkrankung ist die Milch*zucker*unverträglichkeit, die angeboren ist. Sie tritt manchmal im Kleinkindalter auch als Folge heftiger Durchfälle auf, heilt dann aber nach einiger Zeit wieder aus. Hier muß ebenfalls Milch gemieden werden, manchmal werden die gesäuerten Milchprodukte, die wenig oder keinen Milchzucker mehr enthalten, vertragen.

Milchprodukte

Die wichtigsten Milchprodukte sind die Arten von Sauermilch und Käse. Sauermilchprodukte entstehen durch Bakterien, die den Milchzucker zu Milchsäure vergären. Früher konnte man Milch zum spontanen Säuern aufstellen, sie wurde zu Dickmilch. Heute impft man die Milch besser mit etwas fertiger Dickmilch an. Bei der Säuerung wird auch das Eiweiß etwas gelockert, es entstehen zahlreiche Aromen. Dadurch sind Sauermilchprodukte leichter verträglich und besser für Erwachsene geeignet als Milch.

Dickmilch

Sie ist die »heimische« Sauermilch, die durch Milchsäurebakterien bei Zimmertemperatur entsteht. Sie enthält eine milde Säure und ist gut verträglich.

Yoghurt

Yoghurt säuert mit speziellen Bakterienkulturen bei höheren Temperaturen (35–40 °C) und bildet eine stärkere Säure aus. Bei kleinen Kindern wirkt er oft abführend.

Die einzelnen Lebensmittel

Schwedenmilch

Diese dickflüssige Sauermilch enthält eine ganz milde Säure und ist auch für empfindliche Menschen recht gut verträglich.

Buttermilch

Sie fällt bei der Butterherstellung an und ist eine erfrischende, leichte Sauermilch.

Quark

Er wird aus Dickmilch gepreßt, wobei die Molke abläuft. Quark ist recht eiweißreich. Er wird in mehreren Fettgehaltsstufen angeboten.

Käse

Beim Käse unterscheidet man zwei große Gruppen: Sauermilchkäse und Labkäse. Milch für Sauermilchkäse wird durch Bakterien gesäuert ähnlich wie Dickmilch oder Sauermilch. Labkäse entstehen durch Zufügung eines Ferments aus dem Kälbermagen, dem Lab. Heutzutage wird Lab mikrobiell gewonnen. Die Labgerinnung ermöglicht milde und vielfältige Käsearten.

Käse ist eine Weiterführung des Naturproduktes Milch. Es entstehen neue Formen und Aromen, die eine vielfältige Anregung für den Menschen geben.

Um die Käsesorten zu ordnen, unterscheidet man sie zum einen nach dem Fettgehalt in Trockenmasse (F.i.Tr.).

1. Doppelrahmstufe   höchstens   85 % Fett i.Tr., mindestens 60
2. Rahmstufe   mindestens 50 % Fett i.Tr.
3. Vollfettstufe   mindestens 45 % Fett i.Tr.
4. Fettstufe   mindestens 40 % Fett i.Tr.
5. Dreiviertelfettstufe mindestens 30 % Fett i.Tr.
6. Halbfettstufe   mindestens 20 % Fett i.Tr.
7. Viertelfettstufe   mindestens 10 % Fett i.Tr.
8. Magerstufe   höchstens   10 % Fett i.Tr.

Diese Angabe ist analytisch nützlich, für die Verbraucher aber schwer zu durchschauen. Ein Frischkäse mit 50% Fett i. Tr. enthält nämlich weniger Fett als ein Schnittkäse mit 45% (s. Tabelle)

Beispiele	Fettgehalt i. Tr. %	tatsächlicher Fettgehalt g in 100 g Käse
Camembert	30	12
Tilsiter, Gouda	30	15
Quark, vollfett	40	10
Brie	45	20
Edelpilzkäse	45	22
Wilstermarschkäse	45	24
Rahmfrischkäse	50	20
Doppelrahmfrischkäse	60	27
Butterkäse	60	33
Tilsiter	60	37

Die einzelnen Käsegruppen werden nach Wassergehalt der fettfreien Käsemasse (Gesamtgewicht − Fett = fettfreie Käsemasse) bestimmt. Es gibt folgende Gruppen mit einigen bekannten Sorten:

1. *Hartkäse*
   Emmentaler, Bergkäse, Chester
2. *Schnittkäse*
   Gouda, Edamer, Tilsiter
3. *Halbfeste Schnittkäse*
   Butterkäse, Steinbuscher, Edelpilzkäse, Weißlacker
4. *Weichkäse*
   Brie, Camembert, Romadur, Limburger
5. *Frischkäse*
   Quark, Schichtkäse, Cottage Cheese, Rahm-, Doppelrahmfrischkäse
6. *Sauermilchkäse*
   Handkäse, Korbkäse, Harzer Roller, Olmützer Quargel

Die einzelnen Lebensmittel

Ferner gibt es Schmelzkäse, der aus Hart- oder Schnittkäse unter Verwendung von Wärme und Schmelzsalzen hergestellt wird. Er ist nicht zu empfehlen. Kochkäse ist ein Sauermilcherzeugnis, der durch Schmelzen erzeugt wird. Molkenkäse wird aus Molke unter Zusatz von Sahne oder Butter hergestellt.

Lagerung von Käse
Käse ist ein nachreifendes Lebensmittel, welches »atmen« will. Daher eignet sich die Käseglocke als idealer Aufbewahrungsort. Einzupacken ist Käse am besten in gewachstem Pergamentpapier, Plastikfolien sollten geöffnet werden. Größere Käsestücke schlägt man zum Schutz vor Austrocknen in Leintücher (Handtücher) ein und bewahrt sie kühl, aber nicht zu trocken auf. Weichkäse und stark riechende Sorten trennt man von anderen Käsen. Weichkäse sollten etwa ½ Stunde vor dem Verzehr in Zimmertemperatur aufgehoben werden, da sie dann ihr volles Aroma entfalten.

5.4. Ölsaaten

Zu den Ölsaaten zählt man Sesam, Leinsamen, Sonnenblumenkerne, Mohn, Raps, Baumwollsaat, Kürbiskerne und Senf. Mit Ausnahme der Kürbiskerne sind sie alle von kleiner Größe im Gegensatz zu den Nüssen. Sie benötigen fast alle Wärme und viel Licht. Sie liefern für den Menschen nicht nur wertvolles Öl, sondern auch Eiweiß und Kohlenhydrate. Das Eiweiß der Ölsaaten ergänzt gut das Getreideeiweiß und auch das von Milch und Milchprodukten. Daher ist es sinnvoll, sie miteinander zu kombinieren. So wird Mohn gern mit Milch verwendet, Sesam, Leinsamen oder Mohn setzt man dem Brot und den Brötchen zur Verfeinerung und ernährungsphysiologischen Aufwertung der Eiweißarten zu. Aus allen Ölsaaten gewinnt man hochwertiges Öl, welches ein wichtiger Bestandteil der Ernährung ist. Das wichtigste Öl ist das Sonnenblumenöl. Leinöl ist ein heilkräftiges Öl, welches mit Quark verzehrt eine anregende Wirkung gibt.

Sesam

Sesam wächst heran mit den Kräften des Lichtes und Wärme. Er benötigt wenig Feuchtigkeit. Er enthält ein hochwertiges Öl und Eiweiß. Von den pflanzlichen Lebensmitteln besitzt er den höchsten Calciumgehalt, weshalb er bei milchfreier Kost sehr empfohlen wird. Ebenso ist er reich an Eisen.

Sesam kann man geschält oder ungeschält erhalten. Geschälter Sesam ist fast weißlich, etwas leichter bekömmlich, aber gemindert in seinem Gehalt an Mineralstoffen und Vitaminen.

Leinsamen

Der Lein ist eine der ältesten Kulturpflanzen, die neben dem Öl auch Fasern für den Flachs liefert. Die Leinpflanze ist zart und fein gestaltet. Sie scheint dem Luft- und Lichtbereich anzugehören, alles wirkt zurückgehalten, um die Kräfte für die Ölbildung im Samen aufzusparen.

Neben der Versorgung des Menschen mit einem hochwertigen Öl liefern Leinsamen auch andere wertvolle Inhaltsstoffe. Der Schleim konzentriert sich an der Oberfläche des Samens. Er vermag mit Flüssigkeit zusammen aufzuquellen. Diese Fähigkeit nutzt man diätetisch, indem Leinsamenschleim bei Reizungen des Magen-Darm-Bereichs gegeben werden. Dazu wird Leinsamen aufgekocht. Will man den Leinsamen als Abführhilfe verwenden, so soll er erst im Darm aufquellen und die Darmperistaltik, Darmbewegung anregen. Allerdings muß man dazu genügend trinken. Leinsamen wird gern in Müslimischungen verwendet und dem Brot zugegeben. Er eignet sich für alle Getreidespeisen als geschmackliche und ernährungsphysiologische Ergänzung. Ebenso günstig wirkt er eingestreut in Salate oder Yoghurts.

Leinsamen enthält geringe Mengen an Linamarin, einem Stoff, der Blausäure in sich trägt. Unter küchenüblicher Verwendung

Die einzelnen Lebensmittel

kann Blausäure aber nicht freiwerden. Übrigens enthalten auch Getreide, Zuckerrohr, Bambus, Bohnen und Kerne des Steinobstes Blausäure in teils weit höherer Konzentration. Daher ist der Linamaringehalt des Leinsamens ohne negative Bedeutung.

Sonnenblumenkerne
Die Sonnenblume weist ein mächtiges Wachstum auf. Dafür stellt sie auch große Ansprüche an Boden, Feuchtigkeit, Licht und Wärme. Sie ist eine sehr harmonische ausgeglichene Pflanze, deren Name die Verwandtschaft mit der Sonne verdeutlicht. Sonnenblumenkerne enthalten bis zu 50% wertvolles Öl, etwa 30% Eiweiß und wenig Kohlenhydrate. Wegen ihres geringen Wassergehaltes und des Schutzvitamins E sind sie ungeschält lange haltbar. Wie andere Ölsaaten sind sie reich an Eisen und Vitaminen. Sonnenblumenkerne werden als Kräftigungsmittel geschätzt. Sie sind Bestandteil des »Studentenfutters«, einer Ölsaaten-Nuß-Rosinen-Mischung. Sie ist so zusammengestellt, daß mit ihr geistige Anforderungen besser zu bewältigen sind: die süßen Trockenfrüchte versorgen die Nerven mit Zucker, das fette Öl mit seinem Lecithingehalt und die Mineralstoffe der Nüsse und Ölsaaten liefern die Nährstoffe für das Gehirn und sorgen für eine längere Sättigung. Sonnenblumenkerne steigern so die Leistungsfähigkeit des Menschen.

Gut eignen sie sich – besonders leicht angeröstet oder gekeimt – für Salate und Gemüse. Teilweise werden die Kerne gemahlen und Backwaren zugesetzt.

Mohn
Der Mohn ist eine alte Kulturpflanze, die aus Kleinasien stammt und heute vorwiegend in Asien verbreitet ist. Die Pflanze ist durchzogen von Milchsaft, der das Rauschmittel Opium enthält. Im eßbaren Samen befindet es sich nicht. In Deutschland ist der Mohnanbau nicht gestattet, um Mißbrauch vorzubeugen. Mohnsamen haben in ihrer Wirkung eine gewisse Schwere und ein Phlegma, stehen

also im Gegensatz zu den aktivierenden Sonnenblumenkernen. Sie gelten als Pflanze des Mondes, wie es im Namen schon anklingt.

Mohnsamen gelten als gute Nahrungsergänzung gerade für Getreide und Milch. Gemahlener Mohn wird mit Milch zu Gebäck verarbeitet (Mohnstollen, Mohnstrudel, Mohnkuchen) oder ungemahlen auf Gebäck wie Brötchen gestreut. Mohngebäcke schmekken etwas süß, benötigen daher weniger Süßungsmittel und wirken wie ein Gewürz.

Kürbiskerne

Sie stammen vom Ölkürbis, der besonders weichschalige Samen ausbildet. Die Kürbispflanze ist ein Gurkengewächs, stark von der Massigkeit und Schwere bestimmt. So ist auch die Farbe der Kerne dunkelgrün, nicht vom Licht durchdrungen. Kürbiskerne haben einen pikanten Geschmack, enthalten wertvolles Öl und Eiweiß. Sie werden auch wegen ihrer Heilwirkung bei Prostatabeschwerden und Störungen der Blasenfunktion geschätzt.

Kürbiskerne eignen sich als Zwischenmahlzeit zum Knabbern, zu pikanten Gemüsen und Getreidegerichten oder in Salaten.

Nüsse und Mandeln

Zu den Nüssen gehören: Mandeln, Walnüsse, Haselnüsse, Paranüsse, Cashewnüsse, Erdnüsse, Pistazien, Pinienkerne, Maronen (Edelkastanien) und Kokosnüsse. Von diesen Arten sind Maronen und Kokosnüsse etwas gesondert zu betrachten, da sie sich im Nährstoffgehalt wie auch der Verwendung von den übrigen Nüssen unterscheiden. Die Nüsse zeichnen sich dadurch aus, daß sie recht fett- und eiweißreich sind und relativ viele B-Vitamine enthalten.

Nährstoffe der Nüsse und Mandeln

Das Eiweiß der Hasel-, Wal-, Para- und Cashewnüsse wie auch der Mandel weist zum Getreide einen guten Ergänzungswert auf. Daher kombiniert man Getreidegerichte, Teige und auch Brot gern mit Nüssen.

Die einzelnen Lebensmittel

Fett macht energie- und mengenmäßig den Hauptanteil der meisten Nüsse aus. Es handelt sich bei den Fetten um hochwertige Öle. Kohlenhydrate sind in den Nüssen nur in geringerer Menge enthalten. Sie tragen mit zur Sättigungswirkung bei. Von Bedeutung ist noch der Gehalt an den Mineralstoffen Eisen und Magnesium und die Vitamine E und die B-Gruppe.

Haselnuß
Die Haselnuß ist eine Nuß, die in unserem gemäßigtem Klima wächst. Man unterscheidet zahlreiche Sorten, die sich in Größe und Farbe unterscheiden wie die großen, runden Römer oder die großen, etwas spitzen Levantiner.

Nach dem Reaktorunfall in Tschernobyl wiesen viele Haselnüsse hohe Belastung an Radioaktivität auf, weshalb besorgte Verbraucher sie ganz von ihrem Speiseplan strichen. Inzwischen ist die meiste Ware nur gering belastet.

Sie werden roh verzehrt, ebenso ganz oder gemahlen als Zutat zu Backwaren oder in Nougat oder Krokant, Eis, Schokolade oder zu Salaten verwendet. Sie wirkend lockernd im Gebäck. Ihr Lecithingehalt macht sie als »Nervennahrung« beispielsweise im Studentenfutter begehrt.

Haselnußmus besteht aus feinst gemahlenen, pürierten Haselnüssen. Es dient als Brotaufstrich oder zum Würzen. Haselnüsse werden in der Schale oder geschält als »Kerne« angeboten. Gehackte oder gemahlene Nüsse werden schnell ranzig. Daher empfiehlt es sich, ungeschälte oder geschälte Ware zu kaufen und diese selber zu mahlen. Die Frische einer Haselnuß erkennt man an der inneren Farbe: weiß sind junge Nüsse, eine gelbliche Farbe und größere Hohlräume deuten auf »betagte« Exemplare hin.

Walnüsse
Diese Nuß stammt von einem Baum, weshalb man sie in der Schweiz auch als Baumnuß bezeichnet. Aufgrund ihres hohen Linolsäuregehaltes werden sie auch ungemahlen bald ranzig. Deshalb

galt es früher, Walnüsse bis Maria Lichtmeß (2. Februar) zu verzehren. Die Walnuß weist eine interessante Form auf, die an das menschliche Gehirn erinnert. Daher wurde sie nach alter medizinischer Signaturlehre als aufbauend für Gehirn und Nerven angesehen, was heute analytisch bestätigt wird. Die Walnuß kommt meist in der Schale oder als Walnußkern zum Verkauf. Gemahlene Ware würde zu schnell ranzig werden. Man verwendet sie in Studentenfutter zum Rohverzehr, in Gebäck und Backwaren oder Eis. Walnüsse werden auch unreif in Essig eingelegt.

Eine nahe Verwandte der Walnuß ist die Pekanuß. Sie wächst vor allem in Nordamerika.

Die Mandel

Die Heimat der Mandeln ist Kleinasien. Sie werden bereits im Alten Testament erwähnt. Es gibt zwei Mandelsorten: die Krachmandel, deren Schale leicht zu knacken ist, und die Steinmandel, die bei uns fast ausschließlich geschält angeboten wird. Der weißliche Mandelkern wird von einer zimtfarbenen Haut umhüllt, die sehr reich an Ballaststoffen ist. Daher werden Mandeln in der Vollwertküche möglichst mit Haut verwendet. Daneben gibt es noch die Bittermandel, die als Würzmittel zum Backen genutzt wird. Sie enthält jedoch die giftige Blausäure, weshalb höchstens fünf Bittermandeln in einer Packung verkauft werden dürfen. Sieben Stück können bereits tödlich wirken.

Mandeln werden wie Haselnüsse als Backzutat und roh verzehrt. In der Vollwertküche kennt man auch Mandelsaucen sowie Mandeln zu Salaten, Gemüsen, Brat- oder Backlingen und im Müsli. Ferner benötigt man Mandeln zur Marzipanherstellung. Mandelmus wird als Brotaufstrich sowie für Saucen und Suppen verwendet. Außerdem nutzt man es in der Säuglingsnahrung als Kuhmilchersatz (Mandelmilch) oder als Getreideersatz bei der Flaschennahrung mit Milch.

Durch Rösten verbessert man den Mandelgeschmack. Mandeln sind ganz, mit oder ohne Schale sowie gemahlen, grob gehackt und gestiftelt erhältlich.

Die einzelnen Lebensmittel

Cashewnüsse

Die Cashewnüsse stammen von einem Baum, der im tropischen Amerika wächst. Sie werden auch als Elefantenlaus bezeichnet, weil ihre Frucht wie ein gekrümmtes Anhängsel an dem birnenförmig verdickten Fruchtstiel sitzt. Dieser Fruchtstiel, der Cashewapfel, wird in seiner Heimat roh verzehrt. Die Cashewnüsse sind von einer Fruchtschale umgeben, die ein für Menschen giftiges Öl enthält, welches jedoch technisch genutzt wird. Es wird vor dem Trocknen und Schälen der Kerne extrahiert. So werden Cashewnüsse immer geschält angeboten.

Paranüsse

Die Para- oder Brasilnuß, im Volksmund auch Fettnuß genannt, erhielt ihren Namen von der brasilianischen Provinz Para. Sie wächst im tropischen Urwald an bis zu 40 m hohen Bäumen und wird gesammelt. Die Samenschale ist sehr hart, wie man leicht beim Nüsseknacken feststellen kann. Sie werden bei uns geschält und ungeschält angeboten. Sie zeichnen sich durch einen besonders hohen Fettgehalt aus, während sie kaum Kohlenhydrate enthalten. Außerdem enthalten sie Vitamin B1 sowie wichtige Mineralstoffe. Die Paranuß geriet in die öffentliche Aufmerksamkeit, als man entdeckte, daß sie relativ viel natürliches (radioaktives) Radium enthielt. Allerdings fand man heraus, daß sie ebenfalls reich ist an den Mineralstoffen, die besonders anregend auf unser Entgiftungs- und Abwehrsystem wirken. Insofern spricht nichts gegen einen Verzehr von weihnachtlichen Paranüssen.

Erdnuß

Die Erdnuß ist eine Hülsenfrucht, die aus Südamerika stammt. Ihren Namen hat sie von ihrer auffallenden Eigenschaft, ihre Frucht in der Erde zu bilden. Die Erdnüsse werden getrocknet, oftmals geröstet, kandiert oder gesalzen. Sie stellen für viele Menschen gerade in den Entwicklungsländern ein wertvolles eiweißreiches Lebensmittel dar. Darin unterscheiden sie sich auch von den anderen Nüssen.

Ihr Eiweiß ist nicht so schwer verdaulich wie das anderer Hülsenfrüchte, trotzdem aber eher »erdhaft« im Gegensatz zum Getreide. Man sollte daher bei uns nicht zu viele Erdnüsse verzehren. Ihr hoher Fettgehalt sättigt gut. Sie werden oftmals dem Getreide beigemischt und werten so das Getreideeiweiß auf. Man stellt aus ihnen auch Mehl oder Grütze her, woraus man in Indien eine Art Fladen backt. Ein gekochter Erdnußmehlbrei mit Wasser versetzt gibt »Erdnußmilch«, ein Ersatz für Kuhmilch. Selbst Kaffee-Ersatz wird aus den Samen produziert. Die besonders in Amerika beliebte Erdnußbutter besteht aus gemahlenen, gerösteten Erdnüssen, denen Erdnußöl zur Erzielung der butterähnlichen Konsistenz zugesetzt wird.

Bei uns werden Erdnüsse überwiegend roh oder geröstet verzehrt. Sie dienen als pikantes Knabbergebäck oder als Bestandteil von Nußmischungen.

Pistazien

Die Pistazie wird auch Alepponuß, grüne Mandel oder Pimpernuß genannt. Auffallend ist ihre grüne Farbe, die sie von den anderen Nüssen unterscheidet. Diese grüne Farbe entsteht durch Einlagerung des Blattgrüns, des Chlorophyll – ein seltener Vorgang bei einem Samen, der auf Vitalität schließen läßt. Pistazien enthalten wertvolle Nährstoffe, vor allem hochwertiges Öl, Mineralstoffe wie Eisen und Calcium. Da sie leicht ranzig werden, müssen sie kühl gelagert und bald verbraucht oder beispielsweise durch Rösten haltbar gemacht werden. Pistazien enthalten auch Vitamin C – etwa 7 mg pro 100 g, was anderen Samen fehlt.

Sie werden zum Verzieren von Backwaren und Konfekt verwendet. Wegen ihres mandelartigen Aromas nimmt man sie zum Würzen von Wurst wie Mortadella. Sie können frisch oder geröstet gegessen werden. Gesalzene Pistazien sollten wegen des allgemein hohen Salzverbrauchs kaum verzehrt werden.

Pinienkerne

Diese kleinen walzenförmigen Samenkerne stammen von der Schirmpinie. Sie wachsen in den Zapfen heran und sind von einer harten Samenschale umgeben. Zur Ernte werden die Kerne von Hand aus den Zapfen herausgeholt, was den hohen Preis verständlich macht.

Piniensamen sind durchzogen von Ölen. Sie enthalten relativ viel B-Vitamine. Sie werden gern zu Salaten oder Backwaren gegeben.

Maronen (Edelkastanien)

Die Marone stammt von einem Baum, der den Buchen verwandt ist. Sie liebt die Wärme, weshalb sie vor allem in Südeuropa verbreitet ist. Gegessen werden die Früchte, die von einer harten Schale umhüllt sind.

Die Marone zählt zwar zu den Nüssen, enthält jedoch andere Nährstoffe. Während die Nüsse nur etwa 5 % Wasser enthalten, also ganz auf Dauerhaftigkeit angelegt sind, besteht die Marone zu 50 % aus Wasser, wird deshalb oft auch eher als Gemüsefrucht bezeichnet. Sie enthält kaum Öl und wenig Eiweiß verglichen mit den Nüssen, dafür aber viele Kohlenhydrate, darunter bis zu 13 % Zucker. Man kann sie eher mit einem Getreide als mit der fett- und eiweißreichen Nuß vergleichen. Sie enthält viele B-Vitamine und Vitamin C, was sie mit der Pistazie gemeinsam hat. Die Marone ist eine nährende, kräftigende Nuß. Sie wurde bereits von Hildegard von Bingen sehr empfohlen. Maronen können geröstet oder gekocht verzehrt werden. Häufig püriert man die gekochten Maronen. Mit Zucker versetzt heißen sie *Vermicelles* und finden in der Konditorei Verwendung. Maronen können als Mehl verbacken werden. Man verwendet sie viel in der Diätetik für Menschen mit Zöliakie, da ihr Eiweiß kein Gluten enthält.

Kokosnüsse

Kokosnüsse stammen von der Kokospalme und kommen aus tropischen Ländern. Sie machen eine lange Reifezeit von fast einem Jahr durch, verbinden sich also stark mit den Kräften des Jahreslaufs. Sie werden geerntet, wenn sich innen noch etwas Flüssigkeit, die Kokosmilch befindet. Kokosnüsse enthalten wie die anderen Nüsse viel Öl, haben aber wenig Eiweiß und Kohlenhydrate. Sie sind ähnlich wie die Marone recht wasserreich. Kokosnüsse weisen B-Vitamine auf, von den Mineralstoffen ist vor allem der hohe Gehalt an Selen zu nennen.

Man kann das weiße Kokosfleisch direkt verzehren. Oft wird es weiterverarbeitet zu Kokosflocken. Kokosfett ist eines der wenigen festen Pflanzenfette, es eignet sich zum Braten.

5.5. Süßungsmittel

Als Alternative zum raffinierten Zucker werden die natürlichen Süßungsmittel empfohlen. Sie sind Lebensmittel, die durch einfache, physikalische Verfahren wie Filtrieren, Eindicken oder Trocknen aus den Rohstoffen gewonnen wurden. Sie enthalten noch ihre natürlichen Begleitstoffe wie Vitamine und Mineralstoffe und weisen neben dem süßen Geschmack einen arttypischen Eigengeschmack auf.

Allerdings greifen sie in konzentrierter und klebriger Form wie der weiße Zucker die Zähne an, daher ist Zähneputzen hinterher notwendig. Aber auch sie sollen nicht in großen Mengen verwendet werden, da dann zuviel Süßes in der Nahrung wäre. Anders als beim *nur süßen* Zucker braucht man jedoch wegen ihres ausgeprägten arteigenen Geschmacks weniger davon.

Der Diabetiker, der Zuckerstoffe nicht wie der Gesunde verwerten kann, muß sich auch bei den natürlichen Süßungsmitteln beschränken.

Die einzelnen Lebensmittel

Natürliche Süßungsmittel

Pflanzenteile	Süßungsmittel	Herkunft
Wurzel	Zuckerrübensirup	Zuckerrübensaft, eingedickt
Stengel	Vollrohrzucker (Sucanat, Rapadura)	Zuckerrohrsaft, eingedickt
Blatt	Ahornsirup	Blattsaft des Zuckerahorns
Blüte	Honig	von der Biene aus Nektar
Frucht	Apfeldicksaft Birnendicksaft Dattelsirup Feigensirup Trockenfrüchte süßes Obst	aus Apfelsaft, eingedickt aus Birnensaft, eingedickt, oft entsäuert aus Dattelsaft, eingedickt aus Feigensaft, eingedickt getrocknete Früchte
Samen	Malzextrakt	auf gemälztem Getreide wie Reis oder Gerste, eingeweicht, eingedickt

Süßungsmittel gibt es aus allen Pflanzenbereichen. Die mildesten stammen aus dem Stengel-Blatt- und Blütenbereich, die süß-säuerlichen aus der Frucht. Aus dem Wurzelbereich kommt ein kräftiges und etwas streng schmeckendes Süßungsmittel.

Zuckerrübensirup

Er wird aus dem Zuckerrohsaft der Zuckerrübe durch Einkochen gewonnen. Er ist im Geschmack recht mächtig und eignet sich als Süßungsmittel für Gebäck und Kuchen sowie als Brotaufstrich.

Vollrohrzucker

Unter Vollrohrzucker versteht man den eingedickten Rohsaft des Zuckerrohrs. Im Gegensatz zur Zuckerrübe kann hier die Konzentrierung über die Sirupstufe hinaus erfolgen, ohne daß wegen des zu intensiven Beigeschmacks eine Raffination erforderlich würde. Vollrohrzucker erkennt man im Gegensatz zum Rohrohrzucker an seinem Malzgeschmack. Er unterliegt keiner Raffination, wird nur gefiltert. Er eignet sich gut zum Backen und Süßen von Desserts und vielerlei Getreidespeisen. Vollrohrzucker kann auch in der Säuglingsernährung eingesetzt werden.

Ahornsirup

Dieses Süßungsmittel wird aus dem Baumsaft des Zuckerahorns im Frühjahr gewonnen. Da der Ertrag bei einem 20jährigen Baum nur etwa 1 kg pro Saison beträgt, ist der hohe Preis dieses Süßungsmittels verständlich. Ahornsirup ist ein sehr mildes, aromatisches Süßungsmittel, das für alle Gerichte geeignet ist. Es wird auch in der Säuglingsernährung genutzt.

Honig

Honig stammt aus dem Blütennektar und wird von den Bienen umgewandelt und konzentriert. Daher gilt er lebensmittelrechtlich als tierisches Lebensmittel. Honig unterscheidet man zum einen nach der »Tracht«, das heißt der Herkunft des Nektars wie Akazie, Wiesenblumen oder Klee. Dadurch bestimmt sich Konsistenz, Aroma und Geschmack. Ferner wird die Qualität durch die Art der Gewinnung gebildet. Sie soll mit geringer Temperatur, ohne chemische Hilfsmittel und große mechanische Beanspruchung erfolgen.

Honig erhält verschiedene Substanzen, die ihm heilende Eigenschaften zuordnen. Sie sind jedoch sehr empfindlich, weshalb sorgsamer Umgang zu empfehlen ist. Das Backen mit Honig zerstört diese Heilqualität. Besser ist es, ein anderes Süßungsmittel wie Vollrohrzucker oder Zuckerrübensirup zum Backen zu verwenden.

Die einzelnen Lebensmittel

Süßes Obst

Das natürlichste Süßungsmittel sind die frischen, ausgereiften Früchte. In ihrer Reifezeit benötigt man kaum andere Süßungsmittel, um das Süßebedürfnis zu stillen. Zu den sehr süßen Früchten zählen vor allem Weintrauben, Heidelbeere, Mirabelle und Reneclaude und natürlich die Südfrüchte Banane, Feige, Dattel, Kaki oder Litschi. Bei den säurereichen Obstsorten relativiert sich das Süßeempfinden.

Trockenfrüchte

Trockenfrüchte werden durch Trocknen der ganzen Frucht gewonnen. Man erhält sie von Datteln, Feigen, Weintrauben (Rosinen, Sultaninen, Korinthen) sowie von den heimischen Obstsorten Apfel, Pflaume, Aprikose oder Birne. Es gibt sie inzwischen auch in ökologischer Qualität.

Bei Trockenfrüchten besteht leicht die Gefahr des Schädlingsbefalls, weil sie durch die Süße für Insekten wie Käfer interessant werden. Daher konservierte man sie früher vielfach mit Schwefel, was heute kaum noch der Fall ist, vielleicht mit Ausnahme von Aprikosen, die dadurch hell bleiben. Häufig werden sie aber als Vorratsschutzmaßnahme begast, was nicht deklariert werden muß. Unbegaste Ware wird teilweise von den Herstellungsländer nicht außer Landes gelassen. Daher sind unbegaste Trockenfrüchte schwer und oft nur in Naturkostläden erhältlich.

Trockenfrüchte eignen sich als Kraftnahrung im Studentenfutter. Sie süßen Kuchen und Gebäck, Marmelade und Müsli. Wenn sie eingeweicht werden, kann man das Wasser gut zum Süßen verwenden.

Obstdicksäfte

Sie stammen vom Obst wie Äpfel oder Birnen, seltener von Datteln oder Feigen. Der Fruchtsaft wird bis zum Dicksaft bzw. Sirup konzentriert. Obstdicksäfte weisen einen fruchtigen, süßsäuerlichen Geschmack auf und eignen sich zum Süßen von Milchprodukten,

Kompott oder einigen Gebäcken. Manche Obstdicksäfte werden entsäuert wie bestimmte Birnendicksäfte und schmecken dadurch sehr mild und aromatisch.

Malzextrakt
Malzextrakt wird aus Getreide gewonnen. Man nutzt dazu die kohlenhydratreichen Arten Gerste und Reis. Die Getreide werden zum Keimen gebracht, wobei sich ein Teil der Stärke in Zucker verwandelt. Danach darrt (trocknet) und schrotet man das gekeimte Getreide und weicht es in Wasser ein. In dieses Wasser gehen die löslichen Inhaltsstoffe des Schrotes über. Man konzentriert diese Würze bis zum Extrakt oder Sirup. Malzextrakt hat einen intensiven Eigengeschmack, Reismalzextrakt ist etwas milder. Man nutzt ihn als Brotaufstrich, in der Säuglingsernährung und für Gebäcke.

5.6. Getränke

Der Mensch benötigt täglich etwa 2–2,5 l Flüssigkeit. Davon wird ein Teil – etwa ¾–1 l – bereits durch die feste Nahrung abgedeckt. Der Rest von 1–1,5 l muß durch Getränke zugeführt werden. Menschen, die viel Rohkost, Salat, Obst und gegartes Gemüse essen, nehmen mehr Wasser durch die feste Nahrung auf als die oben genannten Durchschnittswerte angeben. Sie werden daher weniger trinken und auch weniger Durst verspüren. Bei hohen Außentemperaturen, starkem Schwitzen, anstrengender körperlicher Arbeit oder Krankheiten wie Fieber, Durchfällen oder Erbrechen erhöht sich selbstverständlich die benötigte Flüssigkeitsmenge.

Durststillende Getränke sollen wenig Energie zuführen, also kalorienarm sein. Sie enthalten demzufolge auch kaum Nährstoffe. *Nährstoffhaltige* Getränke ersetzen oder ergänzen dagegen eher einen Teil der Nahrung. Sie enthalten neben der Flüssigkeit auch nennenswerte Menge an Eiweiß, Zucker oder Vitaminen und anderen

Inhaltsstoffen. Dazu zählen Milch, Fruchtsäfte oder die zuckerreichen Erfrischungsgetränke.

Genußgetränke werden vor allem wegen ihrer speziellen Wirkung beispielsweise beim Kaffee oder Schwarztee wegen der Anregung durch das Coffein getrunken.

Soll man vor oder beim Essen trinken? Darauf ist keine allgemeine Antwort zu geben. Wenn der Erwachsene oder gar Kinder vor dem Essen sehr durstig sind, so empfiehlt es sich, etwas nicht sättigendes wie Wasser oder Tee zu trinken. Gibt es ein »trockenes« Essen ohne Suppe, Salat oder Soße, so ist ein Getränk zum Essen oftmals angebracht. Es sollte aber langsam Schluck für Schluck getrunken werden. Keinesfalls sollte man damit die Nahrung herunterspülen oder das Kauen ersetzen. Kalorienfreie Getränke »verdünnen« nicht den Nahrungsbrei im Magen, sondern werden über eine spezielle Magenfalte, die »Magenstraße« ohne Verweildauer weitergeleitet.

Wasser

Das häufigste Getränk ist Wasser. Trinkwasser ist ein vom Wasserwerk aufbereitetes Wasser. Es stammt von Oberflächengewässern, Quellen oder aus dem Grundwasser. Es ist mineralarm. Durch die Umweltsituation ist eine Aufbereitung unumgänglich und auch gesetzlich vorgeschrieben. Ein Problemstoff ist das Nitrat. In Gegenden mit viel Weinbau oder intensiver Landwirtschaft sind oft höhere Nitratmengen im Wasser. Sie sind gesetzlich auf 50 mg Nitrat/l begrenzt. Für Säuglinge empfehlen Wissenschaftler allerdings deutlich niedrigere Werte, die bei 20–25 mg/l Nitrat liegen. Trinkwasser unterscheidet sich in der Wasserhärte, dem Vorkommen von Calcium- und Magnesiumverbindungen. Bis auf sehr hohe Härtegrade ist dieses Wasser nicht abzulehnen, da die Mineralstoffe der menschlichen Versorgung dienen. Enthärtungsmaßnahmen durch Wasserfilter dienen somit eher dem Geschmack, denn das harte Wasser »schluckt« Aroma. Aus gesundheitlichen Gründen ist der

Einsatz von Wasserfiltern kaum nötig. Zum Kochen kann fast immer Trinkwasser verwendet werden.

Mineralwasser
Mineralwasser enthält mindestens 1 g Mineralstoffe pro Liter Wasser. Es versorgt den Menschen damit zusätzlich mit Mineralen. Für Kleinkinder ist es gerade deswegen weniger geeignet, für Erwachsene stellt es eine zusätzliche
Versorgungsquelle dar. Zu empfehlen sind kohlensäurearme, stille Wasser. Es gibt sehr viele verschiedene Sorten, die auch große Geschmacksunterschiede aufweisen.[9] Im Zweifel wähle man ein regionales Wasser.

Heilwasser
Diese Wasser üben aufgrund ihrer besonderen Zusammensetzung eine gesundende Wirkung aus. So werden sie eingesetzt beispielsweise zur Förderung der Ausscheidung, bei Verstopfung oder Magenübersäuerung. Auf dem Etikett ist der jeweilige Anwendungsbereich abzulesen. Demzufolge ist ein Heilwasser kein Getränk auf Dauer wie Mineralwasser, sondern für bestimmte Lebenssituationen geeignet.

Quellwasser
Diese Wasser enthalten im Gegensatz zum Mineralwasser wenig Mineralien ähnlich wie das Trinkwasser. Die bekanntesten sind die sogenannten Gletscherwasser. Sie eignen sich als Dauergetränk und können auch gut in der Säuglings- und Kleinkindernährung eingesetzt werden.

---

[9] M. Strick: Mineralwasser und Heilwasser. Ein kritischer Führer. 2. Aufl. München 1989

Die einzelnen Lebensmittel

Kräuter- und Früchtetee

Als sehr altes Hausgetränk sind Kräuter- und Früchtetees anzusehen. Es sind Getränke, die durch Aufguß mit heißem Wasser auf Kräuter zubereitet werden. Während Kräutertees früher viel stärker wegen ihrer Heilwirkung getrunken wurden, sieht man sie heute eher als ein alltägliches Getränk an. Ausnahme davon sind Arzneitees, die ähnlich wie Heilwasser für bestimmte Krankheiten angeboten werden wie Abführtee, Blasentee oder Blutreinigungstee. Kräutertees sind dagegen Getränke für den Alltag.

Sie stammen von Blatt, Blüte und Frucht, manchmal auch von Wurzel oder Samen. Kräutertees lassen sich auf frisch geernteten Pflanzenteilen, getrockneter Ware oder auch im Beutel zubereiten. Von Instantees ist eher abzuraten, weil sie meist sehr gesüßt sind.

Die beliebtesten Kräutertees sind Pfefferminz, Kamille und Hagebutte. Für kleine Kinder ist Fencheltee zu empfehlen. Ebenso gut eignen sich Melisse, Zitronenmelisse, Ackerschachtelhalm (Zinnkraut) oder Verbene. Die Früchtetees enthalten etwas Vitamin C, ebenso einige Blattees wie Brennessel, ferner Mineralstoffe, Aroma- und Geschmacksstoffe.[10]

Kräutertees werden häufig gemischt, da dadurch harmonische Geschmacksqualitäten entstehen. Seit einiger Zeit gibt es einige neue Früchtetees. Gab es früher nur roten Hagebutten-, Malven- bzw. Hibiscustee sowie Apfel- und Zitronentee zu kaufen, so werden heute viele neue Teemischungen unter phantasievollen Namen wie »Kaminfeuer«, »Tropentraum« oder »Morgentau« angeboten.

Ihre Zutaten lassen sich nach drei Bereichen gliedern:
a) farbgebende Zutaten
b) geschmackgebende Zutaten
c) geruchsgebende Zutaten

---

[10] Kräutertee. Heft von »AID-Verbraucherdienst informiert« Nr. 1222 (1989)

Auswahl an Kräutertee und Früchtetees

Tee	Wirkung	bekannte Mischungen
Anis	blähungshemmend	Kümmel, Fenchel
Apfelschalen	erfrischend	Hagebutte, Zitrone
Birkenblätter	leicht harntreibend	
Brennessel	eisenhaltig, stoffwechselanregend, leicht harntreibend	
Fenchel	blähungshemmend, entkrampfend, auch für Säuglinge und Kinder	Kümmel, Anis
Gänsefingerkraut	gegen Blähungen und Koliken auch für Säuglinge	
Hagebutte	erfrischend, Vitamin C-haltig	Apfelschalen, Hibiscus
Hibiscus (Malve)	aromatisch, rot	Hagebutte, Zitrone, Gewürze
Johanniskraut	beruhigend, nervenstärkend	
Kamille	entzündungshemmend, beruhigend	
Kümmel	blähungshemmend	Anis, Fenchel
Lindenblüten	schweißtreibend	
Marienblatt	appetitanregend, leicht bitter	
Pfefferminz	wärmend, beruhigend	Kamille, Melisse
Ringelblume	entzündungshemmend	
Rotbusch (Roibush)	anregend, erfrischend	mit Gewürzen
Salbei	schweißhemmend, gegen Halsschmerzen	Melisse
Schachtelhalm	kieselhaltig, bei Hautleiden	
Schafgarbe	bei Appetitmangel, etwas bitter	
Tausendgüldenkraut	wie Scharfgarbe, nur stärker	
Thymian	belebend, bei Husten	
Verbene (Eisenkraut)	erfrischend, aromatisch	
Zitronenmelisse	erfrischend	Pfefferminz, Kamille
Zitronenschale, -saft	erfrischend	Schale ohne weiße Haut verwenden, sonst bitter

Die einzelnen Lebensmittel

a) Farbgebende Zutaten

Gewünscht ist eine kräftige rote Teefarbe. Leider geben unsere heimischen Früchte kein solches intensives Rot. Nur die Hagebutte kann kräftig dosiert eine hellrote Farbe beisteuern. Dagegen gibt die tropische Malve oder Hibiskus eine intensive rote Farbe.

Außerdem gibt es noch den Rotbusch- oder Roibushtee, der von einem südafrikanischen Strauch stammt. Seine Blätter geben die rote Farbe, ein ausgeprägtes Aroma und Spurenelemente und Vitamin C.

b) Geschmacksgebende Zutaten

Um dem Tee einen Geschmack zu geben, müssen die geschmacksgebenden Substanzen gut wasserlöslich sein, damit sie sich aus den Zutaten herauslösen und ins heiße Wasser übergeben. Dies ist schwierig, da solche Aromen oftmals fettlöslich sind wie ätherische Öle.

Gute Aromaquellen sind: getrocknete Apfel- oder Zitronenstückchen, Orangen- oder Zitronenschale, getrocknete Blätter von Johannisbeere, Erdbeere, Zitronenmelisse und Gewürze. Als Gewürze werden gern zur Geschmacksbildung genommen: Zimt, Vanille, Koriander und Nelken. Weniger gut ausgewertet werden: Rosinen oder Korinthen, getrocknete Bananen, Ananas oder Nüsse.

Will man einen Früchtetee beispielsweise mit Kirschgeschmack herstellen, so geht es kaum mit getrockneten Kirschteilen. Trotzdem gibt es Kirsch-, wie auch Rhabarber-, Johannisbeer- oder Maracujatees. Dies geschieht durch Zusatz von natürlichen Aromen – aus einem Früchteauszug gewonnen – oder mit naturidentischen Aromen, die synthetisch bzw. mikrobiell hergestellt sind. Besonders die naturidentischen Aromastoffe sind in der Vollwerternährung unerwünscht. Sie gelten als »fremde« Substanzen für den Organismus, da sie einer ganz anderen Herstellung entstammen und unverträglich für Allergiker und Pseudoallergiker sein können. Die natürlichen Aromen sind besser zu bewerten, aber auch nicht ideal.

Es gibt aber auch Tees ohne zugesetzte Aromen, die oft als »Kinder-Früchtetee« angeboten werden.

c) *Geruchsgebende Zutaten*
Hierbei handelt es sich um Zutaten, die ihr Aroma im Tee entfalten sollen. Da Aroma oft leichtflüchtig ist, »verduften« viele Aromastoffe vorher oder beim Überbrühen mit heißem Wasser. Manchmal werden aber auch bestimmte Zutaten gerade wegen ihres Geruchs zugefügt, da die Tees dann (kauf)anregend riechen. Ihr Geschmack ist dagegen oft enttäuschend. Wie bei den geschmacksgebenden Substanzen gibt es auch hier künstliche Aromen. Dies ist noch überflüssiger, da sie zu den eigentlichen Getränk kaum etwas beitragen.

Die Früchtetees mit natürlichen Zutaten sind eine gesunde, wohlschmeckende Bereicherung der Getränke für Kinder und Erwachsene.

Gemüsesäfte

Gemüsesäfte sind »flüssiges« Gemüse. Wie Fruchtsäfte aus dem Obst, werden sie aus dem Gemüse gepreßt. Zur Haltbarkeit pasteurisiert man sie. Gemüsesäfte können von einer Art wie Möhrensaft stammen oder von verschiedenen Arten wie Mischsäfte oder Cocktails. Die wichtigsten Gemüsesäfte sind Tomaten- und Möhrensaft. Es gibt auch Rote Bete- oder Selleriesaft. Aus geschmacklichen, ernährungsphysiologischen und Haltbarkeitsgründen wird Gemüsesaft oft milchsauer vergoren. Gemüsetrunk ist ein mit Wasser verdünnter Gemüsesaft. Gemüsesaft ist wie Fruchtsaft kein Getränk zum Durststillen. Er eignet sich zur Nahrungsergänzung und -aufwertung oder zum Saftfasten.

Die einzelnen Lebensmittel

Milchsaure Getränke

Zu den milchsauren Getränken zählen neben den erwähnten milchsauren Gemüsesäften die Sauermilchgetränke (s. S. 219), Molke und aus Brot vergorener Kwaß oder Brottrunk.

Molke ist die Flüssigkeit, die bei der Herstellung von Quark oder Käse anfällt. Sie enthält Eiweiß, Mineralstoffe, Vitamine und Milchsäure. Molke ist ein durststillendes Getränk, welches sich gut mit Fruchtsäften kombinieren läßt, aber auch wertvolle Substanzen liefert. Molke ist für manche Milchallergiker verträglich, weil sie kaum Casein enthält.[11] Es gibt sie als Molkenpulver inzwischen auch in biologisch-dynamischer Qualität.

Kwaß ist ein altes russisches Getränk aus Getreide oder Brot mit Zusatz von Kräutern. Bei uns gibt es dieses milchsaure Getränk vergoren aus Brot unter dem Namen *Brottrunk* (Fa. Kanne) und Kwaß. Ihm werden heilende Eigenschaften beispielsweise für Verstopfung, Darmbeschwerden, Hautleiden, Erkältung und anderes bescheinigt. Es hat eine stoffwechselanregende Wirkung und löscht gut den Durst. Da es recht sauer ist, kann man es mit Apfelsaft oder Mineralwasser mischen.

Zur Herstellung wird ein Sauerteigbrot mit warmem Wasser angesetzt. Etwas Honig und Rosinen beschleunigen die milchsaure Gärung. Nach etwa 7 Wochen wird der fertige Kwaß abezogen und in Flaschen gefüllt. Dieses Getränk wurde in dieser Art Anfang der achtziger Jahre vom Bäckermeister W. Kanne neu entwickelt.[12]

---

[11] K.-H. Wagner: Die Molke als Kurmittel sowie in der Diätetik und Ernährung. Sonderdruck »Die Milchwirtschaft« 1980
[12] Wissenschaftliche Untersuchungen zum Thema Kanne-Brottrunk, Kanne-Fermentgetreide. Lünen 1988

Getränke aus Getreide

Früher viel verbreitet waren sogenannte Getreideabkochungen. Am bekanntesten ist Barley-water, Gerstenwasser, das in Großbritannien bis heute verbreitet ist. Dazu kocht man Getreidekörner in viel Wasser und seiht ab. Es befinden sich die löslichen Inhaltsstoffe des Getreides im Wasser wie Mineralstoffe, Zucker, Kohlenhydrate, Vitamine. Mit Gewürzen und Fruchtsaft ergibt sich ein kräftigendes Getränk, welches auch durststillend wirkt. Bei Erkrankungen kann es auch heiß getrunken werden.

Kaffee-Ersatz – Landkaffee

Dieses Getränk gab es früher viel mehr. Es ist unter vielen Namen verbreitet: Kaffee-Ersatz, Muckefuck, Landkaffee, Getreidekaffee, Zichorienkaffee, Malzkaffee. Es handelt sich um ein coffeinfreies Getränk aus gerösteten Pflanzenteilen. Verwendet werden dazu a) gemälztes, geröstetes Getreide wie Gerste oder Roggen (Malzkaffee, Getreidekaffee), b) Wurzeln wie Zichorie, Zuckerrübe, c) zuckerreiche Früchte wie Datteln, Carob, Feigen, d) gerbstoffreiche Samen wie Eicheln. Kaffee-Ersatz wurde als Imitat des Bohnenkaffees hergestellt, wenn dieser zu teuer oder nicht erhältlich war. Es ist jedoch nicht nur als ein Ersatz zu sehen, sondern ein empfehlenswertes Getränk für Menschen, die auf Coffein verzichten wollen oder müssen. Mit Milch verdünnt eignet sich milder Getreidekaffee auch für Kinder.

Genußmittel

Zu den Genußmitteln zählen: Kaffee, schwarzer Tee, Kakao, Cola, Matetee und Alkohol. Seit kurzem gibt es auch wieder die coffeinhaltige Pflanze Guarana, einer Liane aus dem Regenwald.

Bis auf Alkohol enhalten alle Coffein, einen nervenanregenden Stoff.

Alkohol wie in Spirituosen, Sekt, Wein oder Bier ist eine Substanz, die zu einem eingeschränkten Bewußtsein bis hin zu völligem Kontrollverlust führen kann. Dies steht im Gegensatz zu der Persönlichkeitsentwicklung des Menschen. Da Alkohol auch die Gefahr der Sucht beeinhaltet, ist ein Verzicht oder allenfalls mäßiger Genuß anzuraten. Alle spirituell strebenden Menschen sollten auf Alkohol verzichten, da er gerade jene Bereiche schwächt, auf die eine geistige Entwicklung baut. Da Alkohol in unserer Gesellschaft sehr verbreitet ist, kann man ihn nicht ignorieren. Fast alle Jugendlichen sammeln ihre Erfahrung damit, sehen wie ihre Eltern und andere Erwachsene mit alkoholischen Getränken umgehen. Hier muß sich der Erwachsene über seine Vorbildfunktion klar sein.

Genußmittel dienen dem Genuß, nicht der Ernährung. Der Genuß wird zum einen durch Aromen erreicht, die das Seelische in uns ansprechen (s. S. 159). Zum anderen wirken die darin enthaltenen pharmakologischen Substanzen wie Coffein oder Alkohol auf unser Nervensystem, so daß sich seelische Auswirkungen ergeben. Diese sind erwünscht beim Genuß der Getränke. Allerdings wird der gesamte Körper beeinflußt, die Lebensprozesse werden geschwächt. Die Wirkung der coffeinhaltigen Getränke sei nur kurz angedeutet.[13] Sie beruht auf einer Veränderung der Beziehung der Wesensglieder miteinander.

Kaffee	Anregung des logischen Denkens, konzentrationsfördernd, schnell wachmachend
Tee	Anregung der Phantasie, langfristig wachmachend
Kakao	Anregung des geordneten, festgelegten Denkens, körperlich beruhigend, leicht anregend
Mate	wie schwarzer Tee, aber leichter, wachmachend

---

[13] P. Kühne: Lebensmittelqualität und bewußte Ernährung. Stuttgart 1985. S. 191–201

Cola	Anregung des schnellen Intellekts, körperlich beruhigend, wachmachend
Guarana	langfristig wachmachend

Bei Kakao und Cola ist zu berücksichtigen, daß sie immer kombiniert mit anderen Substanzen genossen werden: Kakao mit Zucker und Cola mit Zucker und Phosphorsäure. Dies beeinflußt ihre Wirkung. Colagetränke sind besonders für Kinder abzulehnen. Als Ersatz für Kakao wird Carob, die Frucht des Johannisbrotbaumes empfohlen. Guarana wird als Pulver angeboten, enthält relativ viel Coffein, ist sehr teuer und in der Wirkung am ehesten dem schwarzen Tee verwandt.

Bei Genußmitteln ist die Grenze des Bekömmlichen oft schnell erreicht. Überdosierungen können zu Beschwerden wie Schlaflosigkeit, Nervosität, Kopfschmerzen, Herzbeschwerden, Magenschmerzen oder zu großem Redefluß führen. Der gesunde Erwachsene kann Genußmittel natürlich in Maßen trinken. Dies liegt ganz in seiner freien Entscheidung. Für Kinder sind sie allerdings abzulehnen.

Zuckerhaltige Erfrischungsgetränke

Zu dieser Gruppe zählen Limonaden, Brausen und Colagetränke. Auf letztere wurde bei den Genußmitteln schon eingegangen. Limonaden enthalten neben sehr wenig Fruchtsaft oder Fruchtkonzentrat viel Wasser und Zucker. Sie werden daher in einer gesunden Ernährung abgelehnt. Brausen haben künstliche Aromen zur Geschmacksgebung neben Zucker und Wasser und sind damit noch weniger zu empfehlen. Sogenannte »Light«-Getränke enthalten oft statt Zucker Süßstoff. Sie sind deshalb kalorienärmer. Wer jedoch mit Getränken wenig Energie, also Kalorien zu sich nehmen will, der greife lieber auf kalorienfreies Mineralwasser zurück.

Die einzelnen Lebensmittel

5.7. Kräuter und Gewürze

Der Begriff *Gewürze* sagt, daß es sich bei diesen Lebensmitteln um würzende, also geschmacksgebende Produkte handelt. Neben den Gewürzen werden *Kräuter* wegen ihres Aromas zum Würzen verwendet. Kräuter und Gewürze stammen von Pflanzen.

Was unterscheidet Kräuter und Gewürze von anderen Lebensmitteln?

Kräuter und Gewürze besitzen für den Menschen so gut wie keinen Energiewert. Ihre verzehrte Menge ist sehr klein, so daß die vorhandenen Mineralstoffe und Spurenelemente keine Rolle für die Ernährung spielen. Ihr Wert bestimmt sich aus den würzenden Aromen, die überwiegend zur Gruppe der ätherischen Öle gehören.

- kein Energiewert
- geringe Verzehrsmenge
- würzende Substanzen (ätherische Öle)

Es fällt auf, daß Gewürze und Kräuter in der konventionellen Ernährungslehre eher untergeordnet betrachtet werden.

Einen ganz anderen Stellenwert haben Gewürze und Kräuter dagegen in der Volksheilkunde und in den alternativen Ernährungsweisen. Dort werden sie zwischen Lebensmittel und Heilmittel eingeordnet. Damit üben sie zwar keine therapeutische, aber eine gesundende Wirkung aus. So betont gerade die Vollwerternährung die Bedeutung der Kräuter und Gewürze und setzt sie vielfältig in ihren Rezepten ein.

Schaut man auf nationale Küchen, so findet man in den südlichen und wärmeren Ländern reiche Verwendung besonders der intensiven tropischen Gewürze, in den kälteren Ländern dagegen mehr der milderen heimischen Kräuter.

Gewürze werden wegen ihres Geschmacks der Nahrung zugefügt. Sie regen die Wahrnehmungsfähigkeit, das Schmecken an.

Was unterscheidet Kräuter und Gewürze von anderen Lebensmitteln?

Beim Verzehr gewürzter Speisen vermehrt sich der Speichelfluß, die Verdauung der Kohlenhydrate im Speichel intensiviert sich, es ergibt sich eine bessere Mundspülung und damit ein größerer Kariesschutz und Schutz der Mundschleimhaut vor Verletzungen.

Senf stimuliert beispielsweise die Salzsäure im Magen, was die Eiweißverdauung verbessert. Paprika und Chillies hemmen die Magensaftproduktion, was förderlich bei Entzündungen der Magenschleimhaut sein kann. Die Wirkung der Gewürze reicht bis in den Stoffwechsel hinein. So regen sie beispielsweise die Harnbildung an (Wacholder, Sellerie) oder die Milchbildung der stillenden Frau (Kümmel, Fenchel, Anis), verstärken die Menstruation (Nelken, Senf, Beifuß), verändern die Blutzusammensetzung (Paprika) oder das Herzschlagvolumen (Paprika, Enzian). Belastendes, beschwerendes Essen mindert die Fähigkeit zum Denken, zur Konzentration. Hier wirken die Gewürze entlastend, weil sie sowohl die Verdauungsorgane als auch innere Organe zu vermehrter Wahrnehmung anregen und daher die Nahrungsverwertung verbessern und beschleunigen. So ist die Wirkung zum einen in einer schnelleren und intensiveren Verdauung und Stoffwechseltätigkeit zu sehen, zum anderen in einer Entlastung der »blockierten« Gehirnfunktionen. Sie unterstützen somit die Bewußtseinsentwicklung, die Entwicklung der Individualität.[14]

Das Wachstum der Pflanzen wird durch Kräfte bewirkt. So spricht man von den terrestrischen oder irdischen Kräften der Erde und des Wassers und den kosmischen, von außen einstrahlenden Kräften des Lichtes und der Wärme. Zur Ergrünung der Pflanze ist Licht notwendig. Die Wärme wird zunächst wenig benötigt, erst mit dem Ausbilden von Blüte, Frucht und Samen aber in immer stärkerer Weise. Dies läßt sich gut an Früchten aus kühlen und warmen Sommern studieren. Gewürze zeichnen sich dadurch aus, daß sie viel der kosmischen Kräfte in sich aufnehmen, um ihr Aroma und feine, luftige Gestaltungen zu bilden. Die terrestrischen Kräfte

---

[14] P. Kühne, wie 13 S. 165–179

wirken viel schwächer auf sie ein, wie am Fehlen von massigen Formen zu sehen ist.[15]

Wenn man sich die Ernährung heute anschaut, so ist zu sehen, daß häufig Nahrungsmittel mit terrestrischen Wirksamkeiten verzehrt werden wie Gurken und Kohl, vielfach aber auch Produkte, die durch intensive Düngung oder Züchtung ins Gigantische vergrößert sind. Ebenso beschwerend wirkt der umfangreiche Konsum tierischer Produkte oder gar erst eine Vielzahl industriell gefertigter Waren. Hier können die Gewürze einen Ausgleich bieten, der dem Menschen das Gleichgewicht der vier Kräfte vermittelt.

Einzelne Gewürze

Es gibt eine Vielzahl von Gewürzen. Sie lassen sich besser überschauen, wenn man ihre Zugehörigkeit zur Pflanzenfamilie kennt. Die wichtigsten sind:

Doldenblütler
Anis, Dill, Fenchel, Kerbel, Koriander, Kümmel, Liebstöckel, Petersilie

Lippenblütler
Basilikum, Bohnenkraut, Majoran, Pfefferminz, Rosmarin, Salbei, Thymian

Korbblütler
Beifuß, Estragon, Wermut

Kreuzblütler
Kresse, Meerrettich, Senf

Nachtschattengewächse
Chilli, Cayenne, Paprika

---

[15] G. Schmidt-Kennedy, U. Renzenbrink: Vom Wert der Gewürze; in: Natur-Ernährung-Gesundheit. Lebenshilfen 1. Stuttgart 1988, S. 57–77

Ingwergewächse
Gelbwurz (Kurkuma), Ingwer, Kardamom

Die wichtigsten tropischen Gewürze sind neben den genannten: Vanille, Zimt, Lorbeer, Pfeffer, Nelken und Piment.

Die *Doldenblütler* regen den Organismus an, Luftprozesse zu ordnen wie Blähungen, Aufstoßen, Darmkrämpfe. Sie werden vor allem Speisen mit vielen Kohlenhydraten zugesetzt wie Getreide oder Brot (Kümmel, Fenchel, Anis, Koriander). Einzelne Gewürze vermitteln auch eine süße Komponente, weshalb sie in Gebäck eingesetzt werden wie Koriander, Fenchel und Anis. Die Blattgewürze Dill, Kerbel und Petersilie helfen wäßrige Gerichte wie von Gurken oder Zucchini leichter zu machen und aromatisch aufzuwerten.

Die *Lippenblütler* haben sich sehr mit dem Element Wärme verbunden, was sich an ihrem Gehalt an ätherischen Ölen ablesen läßt. Sie wirken entkrampfend sowohl im Verdauungsbereich wie auch in den Atmungsorganen (Thymian, Ysop) und helfen bei Appetitlosigkeit (Bohnenkraut, Pfefferminz). Ihr leicht feuriges Aroma regt den Menschen zu mehr Bewußtheit an, ohne gleich die Schärfe der tropischen Gewürze zu bemühen. Sie unterstützen vor allem die Verdauung der Kohlenhydrate wie Getreide und auch Bohnen, hier besonders das Bohnenkraut.

Die *Zwiebelgewächse* treten mit ihrer Schärfe hervor, die von Schwefelverbindungen stammt. Knoblauch ist der intensivste Vertreter, gefolgt von Schnittlauch und Zwiebel. Die Zwiebelgewächse regen den Flüssigkeitshaushalt an, helfen bei Entzündungen der Ohren (aufgelegte Zwiebel) oder Bronchien (Zwiebelsaft). Knoblauch wirkt so stark, daß er bei größerer verzehrter Menge sogar durch die Haut nach außen tritt.

Schwefel hat eine Beziehung zum Eiweiß, es gibt keine Eiweißstrukturen ohne Schwefel, so daß die Zwiebelgewächse die Verdauung von Eiweiß unterstützen.

Die *Korbblütler* bringen leicht bittere Gewürze hervor. Alle Bit-

Die einzelnen Lebensmittel

terkräuter regen Leber und Galle an und intensivieren dadurch die Verdauung von Fett und den Aufbau im Stoffwechsel. Die Korbblütlergewürze werden überwiegend bei deftigen Fleischgerichten verwendet wie Estragon, Beifuß.

Die Gewürze der *Kreuzblütler* enthalten ebenfalls scharf schmeckende Schwefelverbindungen ähnlich den Zwiebelgewächsen. Man nutzt sie deshalb zur Lockerung von trägem Eiweiß wie bei Kohlgewächsen oder fetten Fleischgerichten. Besonders verbreitet ist Senf. Er kann als ganzer Same, gemahlen oder mit Essig und Süßungsmittel zubereitet eingesetzt werden.

Die *Nachtschattengewächse* liefern leicht bis kräftig scharfe Gewürze mit der auffallenden roten oder orangenen Farbe. Sie regen den Flüssigkeitsorganismus an, ja fordern ihn teilweise heftig heraus, so daß alles Flüssige in Bewegung gerät, sogar der Tränenfluß (scharfe Pepperoni). Sie vermögen faden, wäßrigen Speisen das rechte Aroma zu verleihen wie den Gurkengewächsen. Allerdings ist ihre intensive Schärfe eher für wärmere Klimazonen notwendig, weshalb sie bei uns vorsichtig dosiert werden sollten.

Die *tropischen Gewürze* sind stärker von Wärme- und Lichtkräften durchdrungen als unsere heimischen Kräuter. Man erkennt dies an dem intensiveren Aroma und den ausgeprägten Farben. Daher dominieren sie auch mehr in fremden Küchen wie vor allem der indischen. Die tropischen Gewürze bringen einerseits sehr scharf-feurige Gewürze hervor wie Piment, Nelken, Cayenne oder Pfeffer, aber auch süße Aromen wie Zimt oder Vanille. Sie vermögen die jeweilige Geschmackskomponente der Gerichte zu prägen, also langweilige Speisen zu befeuern, ihnen Farbe zu geben oder die Süße zu verstärken.

Curry ist eine Mischung verschiedenster Gewürze wie von Gelbwurz, Paprika, Pfeffer, Senf und anderen. Er soll vor allem Reisgerichte beleben und anregend machen. *Pfeffer* ist wohl das meistverbreitetste Gewürz bei uns. In der Vollwertküche wird er allerdings weniger benutzt, da seine intensive Schärfe leicht alle zarteren Aromen übertönt.

Hinweise zur Verwendung

Samengewürze wie Kümmel, Senfkörner oder Piment werden mitgekocht, ebenso ganze Gewürzblätter wie Lorbeer oder Liebstökkel. Gerebelte Gewürze setzt man erst beim Nachquellen bei Getreide oder am Ende des Kochvorganges bei Gemüse zu. Sie brauchen nur etwas mitzuziehen. Gemahlene Gewürze gibt man erst beim letzten Abschmecken zu den Speisen, sie würden sonst ihr Aroma verlieren.

Salz

Kochsalz ist der einzige mineralische Bestandteil der Nahrung, den wir nicht durch eine Pflanze oder ein Tier zu uns nehmen. Es gibt die Grundwürzung der Speisen. Salz verwenden die Menschen schon seit langer Zeit für ihre Ernährung. Völker, die kaum Salz erhalten können, nehmen basenreiche Pflanzenaschen als Ausgleich. Auch die höheren Tiere haben ein Salzbedürfnis, wie man bei Ziegen deutlich sehen kann, wenn sie dem Menschen begierig den Schweiß ablecken. Kochsalz setzt sich aus den Elementen Natrium und Chlor zusammen. Natrium befindet sich in allen Muskel- und Nervenzellen und ist dort mitbeteiligt an der Gewebespannung und der Erregbarkeit der Zellen. Salzmangel führt zu Schwäche, niedrigem Blutdruck, Krämpfen und schließlich Bewußtlosigkeit. Zuviel Kochsalz erhöht den Blutdruck, macht wach, aber auch fester. Salz hat mit dem Bewußtsein zu tun. Es ist die stoffliche Grundlage für die Wachheit gegenüber der Umwelt, für das Selbstempfinden. Heutzutage ist die Bewußtheit ein wichtiges Kriterium in der Gesellschaft. So ist der übergroße Salzverbrauch vielleicht zu verstehen.

Es wird zu viel Salz gegessen. Ursache ist nicht der natürliche Salzgehalt, sondern das zugesetzte Salz, die gesalzenen Speisen. Besonders Wurst, Käse, Fischwaren und Brot enthalten viel davon. Generell enthalten tierische Produkte mehr Salz als pflanzliche. Der übermäßige Salzverbrauch wird zu einer Belastung des Organismus

Die einzelnen Lebensmittel

und erhöht das Risiko für Herz-Kreislauferkrankungen. So sollen stark gesalzene Fertiggerichte gemieden, mehr Kräuter und Gewürze verwendet und nicht zu viel Süßes gegessen werden. Der sehr süße und sehr salzige Geschmack setzt die Sensibilität unserer Geschmacksnerven herab, es werden stärkere Aromen notwendig, um überhaupt noch schmecken zu können.

Es gibt auch Gewürzsalze wie Kräutersalz, welches nur zwischen 60 und 78 % Salz enthält, dafür aber gemahlene Kräuter.

Das Kochsalz ist in drei Variationen erhältlich:
- Meersalz
- Salinensalz
- Steinsalz

Steinsalz wird bergmännisch abgebaut und ist zu 99 % reines Kochsalz. Salinensalz stammt aus salzreichen Solen, die aus der Erde treten, und wird konzentriert. Meersalz wird in speziellen Anlagen aus Meerwasser gewonnen und anschließend gereinigt. Meersalz enthält noch andere Mineralstoffe, aber auch unerwünschte Schadstoffe, weshalb eine Raffination notwendig ist. Bei mäßigem Salzverbrauch ist dieser Anteil aber so gering, daß er kaum ins Gewicht fällt. Die Unterschiede der Salze liegen eher in ihrem Ursprung begründet: dem festen Element beim Steinsalz, dem flüssigen, bewegten bei den Solequellen und dem frei beweglichen des Meersalzes. Alle vermitteln sie hauptsächlich die Festigkeit und Reinheit.

Seit einiger Zeit gibt es auch Diätsalze wie jodiertes Speisesalz. Es ist eine Alternative für Menschen, die an Jodmangel leiden und bei denen die Gefahr einer Kropfbildung besteht. In Zukunft soll es auch ein fluoridiertes Salz zu kaufen geben. Dieses ist nicht zu empfehlen. Es soll zur Vorbeugung gegen Karies dienen. Karies ist aber keine Fluormangelkrankheit. Außerdem müßten Kinder ja dieses Salz erhalten, und für sie sollte der Salzverbrauch niedrig liegen.

Andere Diätsalze enthalten kein Kochsalz, sondern statt Natrium das Element Kalium. Sie werden bei speziellen salzarmen Diäten eingesetzt, um eine Würzung zu erzielen.

5.8. Fleisch und Fisch

Diese tierischen Lebensmittel gehören nicht unbedingt zu einer gesunden Ernährung. Sie können, müssen aber nicht Bestandteil sein. Generell sollten sie dann in geringer Menge in der Nahrung erhalten sein. Dies ist aus gesundheitlichen Gründen, aber auch ethischen dem Tier gegenüber zu sehen.

Fleisch und Fisch stammen direkt vom Tierkörper (s. S. 99). Sie enthalten Stoffe und Kräfte des Tieres. An Nährstoffen dominieren das Eiweiß und Fett, Kohlenhydrate sind kaum enthalten. Tierische Nahrung ist irdischer als pflanzliche, führt den Menschen mehr in die materielle Realität. Nicht umsonst essen Menschen, die körperlich schwer arbeiten, mehr Fleisch als andere. Auch Männer haben einen größeren Fleischverbrauch als Frauen.

In der Geschichte gab es immer Zeiten, in denen viel Fleisch bzw. wenig Fleisch verzehrt wurde.[16] Die fleischreichen Perioden zeichnen sich meist dadurch aus, daß eine bestimmte Kulturentwicklung wie die Römerzeit oder das Mittelalter auf seinen Höhepunkt strebte, die Menschen mehr auf Erhalt des Bestehenden, als auf Neuerung aus waren. Die tierischen Lebensmittel gaben dazu die notwendige Festigkeit und Hinwendung zum Bekannten, Bewährten. Die Perioden mit überwiegend pflanzlicher Nahrung waren oft äußerlich arm an irdischen Dingen, aber häufig bereitete sich hier eine neue Kulturepoche vor: der Beginn des Mittelalters, die Anfänge der Neuzeit. Wir haben heute in den Industrieländern des Westens und Ostens einen hohen Fleischverbrauch. Bei uns sinkt er seit den letzten Jahren etwas ab. Stehen wir nicht auch auf dem Höhepunkt der Neuzeit mit ihrer technisch-industriellen Ausrichtung?

Menschen, die ihre spirituellen Fähigkeiten ausbilden, sich einer esoterischen Schulung unterziehen, werden die Nahrung vom toten Tier als Belastung empfinden und aus innerer Abkehr darauf ver-

---

[16] P. Kühne, wie 13 S. 45–46

zichten. Dies gilt nicht für Menschen, die sich wissensmäßig spirituelle Inhalte aneignen, also esoterische Bücher lesen oder Kurse besuchen.[17]

Fleisch als Lebensmittel

Zur Bewertung des Fleisches muß man zuerst die Fleischqualität betrachten. Sie setzt sich zusammen aus:
- Tierart und -rasse
- Haltung und Fütterung
- Schlachtbedingungen
- Verarbeitung

Wenn man die heute weitverbreitete Massentierhaltung, die Fütterung mit genormtem Futter meist aus Importen sieht, die Probleme mit der Gülle (Mist und Jauche), dann kommt man eigentlich nur zu einer Ablehnung der Fleischnahrung. Als akzeptable Alternative bleibt die Tierhaltung mit Herden, die vom eigenen Land ernährt werden können, so daß auch die Gülle sinnvoll aufbereitet zur Düngung einzusetzen ist. Diese Voraussetzungen existieren in der ökologischen Tierhaltung.

Ein Tier muß, um Lebensmittel zu werden, geschlachtet werden. Selbstverständlich sollte die Schlachtung unter Bedingungen erfolgen, die dem Tier kein überflüssiges Leid oder Schmerz zufügt. Dies beginnt bei Viehtransporten zum Schlachthof und den Schlachtbedingungen. Das Töten der Tiere ist der Punkt, weshalb viele Menschen den Fleischverzehr ablehnen. Dies liegt in der freien Entscheidung des einzelnen. Allerdings gibt es wenige Vegetarier und viele Gemischtköstler. Viele essen zwar Fleisch, machen sich aber keine Gedanken über das Tier. Rudolf Steiner wies auch darauf hin, daß manche Menschen nicht die Verdauungsfähigkeit besitzen, um sich nur vegetarisch zu ernähren. Jedoch sollte der fleisch-

---

[17] R. Steiner: Das christliche Mysterium GA 97. Vortrag Leipzig 25.4.1906

Fleisch als Lebensmittel

essende Mensch die Verantwortung gegenüber den Tieren sich bewußt machen. Dazu gehört auch, daß er Fleisch und Wurst kauft, die aus ethisch vertretbarer Tierhaltung stammen, und daß er nicht zuviel Fleisch verzehrt.

Die Weiterverarbeitung des Fleisches zu Wurst und Wurstwaren ist eine alte Handwerkstradition. Es gibt in Deutschland sehr viele Wurstsorten im Vergleich zu anderen Ländern. Leider erfolgt die Verarbeitung oftmals unter Zugabe von Zusatzstoffen, was in Zukunft durch neue Techniken verändert werden sollte. Bei den Wurstwaren unterscheidet man drei Herstellungsarten:

Rohwürste
Tee- und Mettwurst, Landjäger, Schinken, Salami
Brühwürste
Würstchen, Fleischwurst, Mortadella
Kochwurst
Leberwurst, Blutwurst, Sülzen

Die häufigsten Wurstsorten sind Brühwürste mit etwa 780 Sorten, gefolgt von Rohwürsten mit 560 Sorten und Kochwürsten mit etwa 365 Sorten. Die Rohwürste werden mit Luft und chemischen Substanzen wie Pökelsalz haltbar gemacht. Brühwürste werden mit Hitze (ca. 75 °C Pasteurisierungstemperatur) und Pökelsalz, Kochwürste durch Kochen und teilweise durch Räuchern konserviert. So findet man das Einwirken von Luft und Erde (Pökelsalz), feuchter Wärme und Erde und feuchter Wärme. Wie bei den Konservierungsverfahren der pflanzlichen Lebensmittel (s. S. 93) kann man bei den Rohwürsten von den Kräften der Verfestigung und Aromatisierung, bei den Brühwürsten von einer leichten Lockerung und Aromatisierung und bei den Kochwürsten von einer stärkeren Lockerung der Strukturen und geringer Aromatisierung sprechen. Das vielfach angewandte Pökeln bewirkt eine Fixierung, stoppt Abbauprozesse, färbt das Fleisch rot (Umrötung). Gerade das Pökelsalz ist aber wegen seines Nitritgehaltes gesundheitlich umstritten.

Generell sollten wenig Fleisch und Wurstwaren verzehrt werden.

Die einzelnen Lebensmittel

So wird empfohlen, 1–2 x wöchentlich Fleischgerichte zu essen. Zu bevorzugen ist Fleisch von ökologisch arbeitenden Höfen wie vom Demeter-Hof.

Fisch

Der Fisch zählt zu den tierischen Lebensmitteln. Man unterscheidet Süß- und Meerwasserfische. Darüber hinaus können die Fische nach Raubfischen und Pflanzenfressern differenziert werden.

Raubfische
Störe, Hechte, Forellen
Haie, Goldbarsche, Thunfische, Kabeljau, Schellfisch, Lachs, Makrele
(Heilbutt, Scholle, Seezunge)

Pflanzenfressende Fische
Karpfen, Schleie, Brassen
Heringe, Stinte, Sprotten, Sardinen

Raubfische sind »tierischer« als die anderen aufgrund ihrer Nahrung und Lebensweise. Der Fisch ist mehr ein Wildtier als ein Haustier, obwohl er auch in Teichen und Fischfarmen herangezogen wird. Dies bedingt, daß er mehr von der tierischen Eigenart in sich trägt als Haustiere, ähnlich wie landlebende Wildtiere. Dies zwingt den Menschen beim Verzehr zu einem intensiven Abbau dieser Nahrung, die ihn auch einseitiger anregt. Deshalb riet Rudolf Steiner davon ab, kleinen Kindern Fisch zu geben.

Aufgrund seiner Lebensweise im Wasser ist der Fisch beweglicher, sein Fleisch nicht fest und starr. Es wirkt daher nicht so irdisch-festigend wie das Fleisch der Landtiere.

Eine weitere Besonderheit der Meeresfische zeigt sich, wenn man das Einwirken der Elemente anschaut. Während alle Pflanzen nur durch die Sonne gedeihen und auch die Landtiere sie brauchen und gern aufsuchen, entbehren viele Meeresfische die direkte Sonneneinstrahlung. Wohl nehmen sie durch die feinverteilte Luft im Wasser quasi Sonnenwirkungen auf, aber dieses Element entfaltet wenig Wirkung in ihnen. Nun werden Lebensmittel mit verinnerlichten Licht- und Wärmekräften gerade für die Anregung der seelisch-geistigen Bereiche des Menschen empfohlen. Solche Meeresfische tragen dazu kaum bei, ja sie verstärken Tendenzen der terrestrischen, wäßrig-irdischen Kräfte (s. S. 247).

Der Fischverbrauch liegt heute nicht sehr hoch. Ein Großteil der verzehrten Fischprodukte ist zudem in nicht sehr empfehlenswerter Form erhältlich: verpackt, in Panaden mit Zusätzen und recht fettreich, gepreßt in eckige Formen.

Auch die Qualität ist heute teilweise fraglich bei der Meeresverschmutzung. Bei Zuchtfischen muß bedacht werden, ob Haltung und Fütterung artgemäß sind und ökologischen Ansprüchen genügen.

Eier

Das Ei stammt von lebenden Tier, aus ihm soll bei erfolgter Befruchtung ein neues Tier, ein Küken entstehen. Es ist somit nicht wie Fisch und Fleisch zu sehen, sondern liegt eher zwischen Milch und Fleisch.

Das Ei besteht aus drei Teilen: der harten, kalkreichen Schale, dem ungeformten Eiklar und dem runden geformten Dotter. Die mineralische Schale wird nicht verzehrt. Das Eidotter ist nährstoffreich. Das Eiklar besteht im wesentlichen aus ungeformtem Eiweiß, das aber starke Formkräfte entfalten und zu festen Strukturen aufgebaut werden kann. Dies geschieht, wenn es dazu angeregt wird wie beim Schlagen zu Eischnee. Diese Formbildekraft, verbunden mit der Nährstoffdynamik, macht das Ei zu einem Lebensmittel, welches starke innere Aufbaukräfte anregt, die aber auch betätigt sein wollen. Dies ist in Jahreszeiten, wo der Mensch selber solche Dynamik in sich spürt und auslebt wie im Frühling (Ostern) günstig. Im Winter, wo Hühner früher mauserten und kaum Eier legten, kann die vom Ei im Menschen angeregte Dynamik ungenutzt bleiben und dann stören, indem beispielsweise Cholesterin und Fett belastend und beschwerend wirken. Kleinkinder sollten wenig Ei erhalten, da sie zuviel eigene Formkräfte für das ungeformte Eiklar aufwenden müssen und die Eiweißdynamik auch leicht zu mächtig werden kann. Interessanterweise haben Ärzte kleinen Kindern, die zu früh für ihr Alter wach und »geformt« erscheinen, ab und an Eierspeisen empfohlen.

Für Erwachsene ist mäßiger Eierverzehr anzuraten von 2–3 Eiern pro Woche. Dabei ist wiederum auf die Qualität von Hühnerhaltung und Fütterung zu achten.

11. Allgemeine Ernährungsempfehlungen

1. Die Bedeutung des Rhythmus

Der Mensch lebt eingebettet in Rhythmen, ohne daß ihm das immer bewußt ist. So erlebt man den Tag- und Nachtrhythmus, den Jahreszeitenrhythmus und andere Rhythmen gestalten Abläufe, sie vermitteln zwischen der Polarität verschiedener Handlungen. Rhythmus ist durch Bewegung, Veränderung und Wiederkehr gekennzeichnet. Er ist gebunden an das Lebendige, an die Kräfte des Lebendigen. So laufen die Stoffwechselprozesse des Menschen in rhythmischer Weise ab. Gestaltet sich der Mensch seine Lebensweise in rhythmischer Form, so gewinnt er an Kraft, eine unrhythmische Lebensweise kostet Kraft.[1]

Der Mensch erlebt im Hinblick auf seine Ernährung Rhythmen in verschiedenster Weise:
- Kosmische Rhythmen wirken auf die Lebensmittel ein
- Rhythmen wirken im menschlichen Leben

Kosmische Rhythmen

Der Jahreszeitenrhythmus

Der Jahreszeitenrhythmus wird durch die Sonne bestimmmt. Sie durchwandert in einem Jahr den Tierkreis. Dabei ergeben sich die Jahreszeiten durch die Neigung der Erdachse zur Ekliptik, der

---

[1] Wilhelm Hoerner: Zeit und Rhythmus. 2. Aufl. Stuttgart 1991

scheinbaren Kreisbahn der Sonne. Sie sind in den Klimagebieten der Erde verschieden. Am Äquator in den Tropen kennt man nur zwei Jahreszeiten: Regen- und Hitzezeit, in den mittleren Zonen hat man eine Dreiheit von Überschwemmungszeit, Saatzeit, Erntezeit wie im alten Indien. Vier Jahreszeiten treten in den gemäßigten Zonen auf. Sie bestimmen das Wachstum und Leben der Pflanze und Tiere. Der Mensch erlebt sie mit seinem Organismus und auch im seelischen Bereich.

Noch im 19. Jahrhundert hatten die Menschen vor allem in ländlichen Gegenden ein anderes Verhältnis zu den Jahreszeiten. Dies erfolgte aber eher durch die Abhängigkeit als durch freiwillige Tat. So war im Frühjahr die Nahrung knapp, das Gemüseangebot gering, waren die Vorräte aus dem Herbst verbraucht. Dafür sprossen die ersten Frühjahrskräuter. In diese Zeit fällt auch die christliche Fastenzeit. Man aß wenig Nahrhaftes, meist aus Mangel, dafür ergänzte man die Nahrung durch bildekräftereiche frische Wildkräuter. Diese Pflanzen regten den Körper zur Reinigung und Entschlackung an und führten das knappe Vitamin C zu. Der Sommer kam mit seinem Reichtum an Obst und Gemüse. Die Fruchtsäure der Beeren löste die Oxalsäure der Kräuter und des Rhabarbers ab. Es dominierte die leichte Kost, die warme Jahreszeit erforderte sowieso keine fetten, nährstoffreichen Mahlzeiten, sondern eher frische anregende Kost. An tierischen Produkten gab es Milch und Eier. Der Herbst bescherte die große Ernte. Das Grundnahrungsmittel Getreide wurde geerntet, Ölsaaten, Nüsse und Hülsenfrüchte reiften heran. In dieser Zeit wurde reichhaltiger gegessen, um dem Körper Fett für die kalte Jahreszeit zuzuführen. Im Winter dominierte die schwere Kost. Die reichlichen Vorräte, im Herbst angelegt, wurden verbraucht. Tiere waren geschlachtet worden (Martinsgans, Schweine), so daß Fleisch zur Verfügung stand. Diese äußerlich gegebene Verbundenheit mit den Jahreszeiten gibt es heute nicht mehr. Man muß sich nun selbst bemühen, eine Beziehung in seiner Ernährung auszubauen. Daneben feierte man früher die herausragenden Tage der Jahreszeiten: den längsten und kürzesten Tag im Jahr: Sommersonnwende (21.6.) und Wintersonnwende (22.12.), Frühlingsanfang (21.3.) und Herbstanfang (23.9.), die beiden Tage, an den Tag und Nacht gleich lang sind. Sie wurden bereits in vorchristlicher Zeit festlich begangen. Sie sind heute teilweise abgelöst durch die christlichen Jahresfeste (s. S. 275)

Es wurde bereits erwähnt (s. S. 197), daß der Verzehr von jahreszeitlich reifen Lebensmitteln den Menschen stützt, daß die Impulse der äußeren Umgebung den inneren seelischen Regungen entgegenkommen. Dies entspricht einer Grundversorgung mit Lebensmitteln. Da der Mensch sich aber als bewußtes Wesen über die Einflüsse der Jahreszeiten erhebt, ist eine weitergehende Ernährung unabhängig von den Jahreszeiten durchaus wichtig. Dies gilt vor allem, wenn die Lebensweise den Impulsen der jeweiligen Jahreszeit entgegengerichtet ist, wie es am Beispiel der Südfrüchte dargestellt wurde (s. S. 210).

Tag- und Nachtrhythmus

Der Wechsel von Tag und Nacht wird durch die Drehung der Erde um sich selbst bestimmt. Dieser Rhythmus wird mit dem Jahreslauf der Sonne verändert. Tag und Nacht bestimmen sehr stark das pflanzliche Leben wie auch bei Mensch und Tier seelische und lebendig-organische Bereiche. Nicht nur Schlafen und Wachen, auch Arbeit und Freizeit, Essenaufnahme und Nahrungspausen richten sich danach aus. Der Mensch vermag sich bewußt gegen den Rhythmus zu stellen und Tag und Nacht für sich verändern. Allerdings führt dies oft zu gesundheitlichen Problemen. Auch beim Essen kommt es bei Nachtarbeitern oft zu Störungen, denn beispielsweise ist kaum jemand in der Lage, um Mitternacht eine umfangreiche Mittagsmahlzeit einzunehmen.

Der Rhythmus von Tag und Nacht gliedert sich in vier Phasen: Mittag und Mitternacht, Morgen und Abend. Fast alle Menschen spüren, daß diese einzelnen Tageszeiten eine unterschiedliche Qua-

Die Bedeutung des Rhythmus

lität aufweisen. So kann man beispielsweise eine bestimmte Tätigkeit nicht zu jeder Tageszeit verrichten.

Aus Rhythmusforschungen an Pflanzen weiß man, daß der Stoffwechsel und die Substanzbildung während der Tageszeiten unterschiedlich ist.[2] So ist dem Morgen eine Entfaltungstendenz, eine gelockerte Struktur zugeordnet, dem Abend eine Verfestigung, Zusammenziehung. Erntet man Früchte oder Salate am Morgen, so unterstützt man ihre lockernde Wirkung, Wurzelgemüse am Abend geerntet, werden in ihrer gestaltenden, nährenden Kraft gestützt. Will man aber beispielsweise Möhren für geschwächte Menschen ernten, so bietet sich der Morgen an, wurzelhafter sind sie am Abend.

Wochen- und Monatsrhythmus

Der Mond umläuft in etwa 28 Tagen die Erde. Dabei tritt er uns in verschiedenen Phasen entgegen: Neumond–Vollmond, zunehmender – abnehmender Mond. Der Wochenrhythmus von sieben Tagen entspricht einem Viertel des Mondumlaufs. Während sich Tag und Nacht täglich für uns nur geringfügig ändern, weist jeder Tag eine andere Beziehung zum Mond auf, da dieser so rasch wandert und sein Bild ein anderes für uns ist. Im alten Chaldäa (ca. 600 v. Chr.) wurden die einzelnen Tage den Planeten zugeordnet. Dies ist an den Namen, besser in französischer oder englischer Sprache zu erkennen:

Sonntag	Dimanche	Sunday	Sonne
Montag	Lundi	Monday	Mond
Dienstag	Mardi	Tuesday	Mars
Mittwoch	Mercredi	Wednesday	Merkur
Donnerstag	Jeudi	Thursday	Jupiter
Freitag	Vendredi	Friday	Venus
Samstag	Samedi	Saturday	Saturn

[2] R. Hauschka: Ernährungslehre 7. Aufl. Frankfurt 1979, S. 176–178

Jeder Wochentag hatte eine andere Qualität, die mit dem jeweiligen Planten harmonierte. Früher lebten die Menschen diese Tage mit, auch heute noch spüren wir, daß der Montag nach dem freien Sonntag ganz anders erlebt wird als der Freitag, da sich unsere Lebens- und Arbeitswelt diesem Rhythmus angepaßt haben. Die Siebenheit der Wochentage mit den Planetenwirksamkeiten führte zu einem intensiven rhythmischen Miterleben.

Vielfach hat dies auch Eingang gefunden in die Ernährung. Üblicherweise werden beispielsweise Speisepläne nach den Wochentagen festgelegt. Dabei spielen jedoch überwiegend praktische Erwägungen (Restesuppe und ähnliches) oder religiöse Bräuche (freitags Fisch oder Ei) eine Rolle. Gerade für kleine Kinder etwa bis zur Schulreife wird durch rhythmische Speiseplangestaltung die Woche erst erlebbar, denn ihnen sagen die Namen der Wochentage nichts.

Solche Ausrichtung der Ernährung auf den Wochenrhythmus kann auch mit Bezug auf die Pflanzen erfolgen. So spielen die kosmischen Kräfte der Planeten für alle Pflanzen eine Rolle. Bestimmte Pflanzenfamilien und einzelne Arten sind aber teilweise besonders von einer Planetenwirkung geprägt. Für die einzelnen Getreidearten ist dies dargestellt worden.[3] Sie können somit in Beziehung zu den Wochentagen gesetzt werden. Darüber gibt es auch ein Kochbuch, welches Rezepte nach dem Wochenrhythmus beinhaltet.[4]

Weizen	Sonne	Sonntag
Reis	Mond	Montag
Gerste	Mars	Dienstag
Hirse	Merkur	Mittwoch
Roggen	Jupiter	Donnerstag
Hafer	Venus	Freitag
Mais	Saturn	Samstag

[3] U. Renzenbrink. Die sieben Getreide. Dornach 1981 S. 138–146
[4] Emma Graf: Getreideküche im Rhythmus der Wochentage 9. Aufl. Peiting 1991

Solcher Wochenrhythmus kann viel Positives bewirken. So lernt man die verschiedenen Arten des Getreides kennen. Man setzt sich selber einen Nahrungsrhythmus für die oft unrhythmische Speiseplangestaltung, der zudem nicht beziehungslos zu den Wochentagen ist.

Allerdings ist solche Beziehung für den heutigen Menschen kein Muß mehr. Ein Wochenrhythmus kann auch durch andere markante Speisen oder Zubereitungsformen gefunden werden und muß nicht durch wechselnde Getreidearten erfolgen. Udo Renzenbrink weist darauf hin, daß es auch eine Beziehung zwischen Mensch und Getreide gemäß dem Temperament gibt, die man ebenfalls zur Grundlage seiner Ernährung machen kann (s. S. 290 ff.).

Immer muß bedacht werden, daß der Mensch sich aufgrund seiner Entwicklung und Lebensweise über die feste Zuordnung zu solchen kosmischen Rhythmen erheben kann.

Ein weiterer Mondrhythmus wurde von Maria Thun in der Landwirtschaft untersucht. Der Mond durchwandert in knapp 28 Tagen den Tierkreis. Jedes Tierkreisbild wird seit alters her in Beziehung zu den Elementen gesehen. Ordnet man hier die einzelnen Pflanzenteile zu, so erhält man folgendes Schema:

Element	Mond steht vor:	Pflanzenteil
Erde	Steinbock / Stier / Jungfrau	Wurzel
Wasser	Fisch / Krebs / Skorpion	Blatt
Luft	Wassermann / Zwilling / Waage	Blüte
Feuer	Widder / Löwe / Schütze	Frucht/Same

Jede Pflegemaßnahme am Boden und an der Pflanze eröffnet die Möglichkeit, die jeweilige Tierkreiskraft durch den Mond gespiegelt wirksam werden zu lassen. Man kann anhand eines Kalenders feststellen, vor welchem Tierkreisbild der Mond steht.[5] Die gezielten Pflegemaßnahmen unterstützen somit bestimmte Wachstumsprozesse wie an Tagen der Erdzeichen die Wurzelzone oder an Tagen von Luftzeichen die Blüten- und Aromabildung.

Es ist versucht worden, solche Rhythmen in der Ernährung zu berücksichtigen, also beispielsweise an Blatt-Tagen Salate oder Kohl als Gemüse zu essen, an Wurzeltagen Rettich, Pastinake oder Sellerie und an Blütentagen süße Speisen, Blumenkohl oder Brokkoli sowie an Fruchttagen Gurke, Zucchini, Kürbis, Tomate oder Hülsenfrüchte.[6] Die Erfahrungen sind noch zu gering, um darüber ein abschließendes Urteil bilden zu können. Es ist sicherlich zu begrüßen, wenn der Mensch wiederum eine Möglichkeit findet, sich an kosmischen Rhythmen aus freier Entscheidung zu orientieren.

Rhythmen im menschlichen Leben

Auf den Menschen wirken kosmische Rhythmen nicht nur durch die Lebensmittel ein. Sie sind ebenso – oft verwandelt – in ihm wirksam. Daneben schafft sich der Mensch selber Rhythmen durch regelmäßiges Essen, bewußte Nahrungswahl und im Gestalten des Jahres nicht nur orientiert an den Jahreszeiten, sondern vor allem an den Zeiten der christlichen Jahresfeste.

Organrhythmus

Der schwedische Forscher Forsgren entdeckte in den zwanziger Jahren, daß unsere inneren Organe in einem Rhythmus tätig werden, der sich an den Tag- und Nachtrhythmus der Erde orientiert und nicht durch die Nahrung von außen angeregt wird. Für die

---

[5] Maria Thun: Aussaatkalender. Eigenverlag Biedenkopf
[6] Babara Goletz: Der tägliche Speiseplan im Zusammenhang mit kosmischen Rhythmen »Ernährungsrundbrief« Nr. 62 (1987) S. 20–26

Die Bedeutung des Rhythmus

Ernährung sind die Rhythmen der Stoffwechselorgane wie von der Leber und Galle besonders wichtig. Die Galle dient der Fettverdauung und Fettemulgierung. Sie wird in der Leber gebildet und in der Gallenblase gespeichert, um in den Darm abgegeben zu werden. Dabei findet die Gallebildung in einem Eigenrhythmus statt, der unabhängig von der Nahrungszufuhr ist.

So liegt das Maximum der Gallenbildung und Möglichkeit zur Fettresorption aus dem Darm bei 15 Uhr. Wenn man berücksichtigt, daß die Nahrung mindestens 1–3 Stunden bis in den Darm benötigt, so wäre die günstigste Zeit für eine fetthaltige Hauptmahlzeit um den Mittag, keinesfalls am Abend. Zum Abend nimmt die Gallenbildung ab und weist nachts um 3 Uhr die geringste Rate auf. Am Vormittag steigt sie an bis zum Nachmittag.

Ebenso gibt es bei der Leber einen Rhythmus. Die Leber hat vielfältige Stoffwechselaufgaben. Bedeutsam für den Kohlenhydrat-

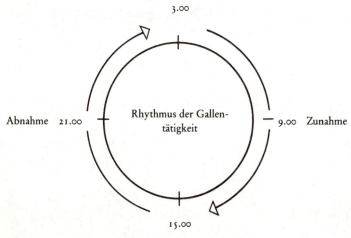

stoffwechsel ist die Bildung von Glycogen, dem einzigen Speicherkohlenhydrat des Menschen (s. S. 114). Die Glycogenbildung weist wiederum einen Eigenrhythmus auf. Danach findet ein Kohlenhydratabbau zum Zucker bis zum Nachmittag statt. Dann baut die Leber Zucker auf, konzentriert die Nährstoffe.

Die Nahrung sollte deshalb am Abend leicht, fettarm und mäßig sein. Besser als ballaststoffreiche Kohlenhydrate ist eine leichte Süße. Auch die Bauchspeicheldrüse und die Nieren arbeiten nach einem Rhythmus, der wiederum die größte Stoffwechselleistung am Nachmittag um 15 Uhr und die geringste nachts um 3 Uhr aufweist. Nachts wird konzentriert, zurückgehalten und angereichert und nachmittags ausgeschieden, umgewandelt und aufgenommen. Diese Organrhythmen arbeiten im Tag-Nacht-Rhythmus der Erde. Sie sind damit ortsgebunden. Unternimmt der Mensch eine weite Reise, so differiert sein Eigenrhythmus von dem der neuen Orts-

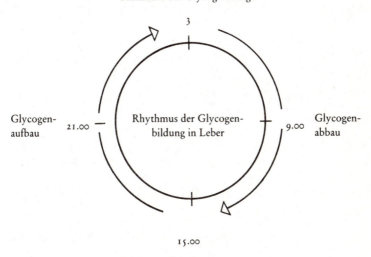

Die Bedeutung des Rhythmus

zeit. Es dauert ein paar Tage oder manchmal sogar Wochen, bis sich der Organismus umgestellt hat.[7]

Man unterstützt die Organrhythmen, wenn man seine Ernährung daran orientiert. Ein normales Frühstück als kräftiger Tagesbeginn, eine Hauptmahlzeit zu Mittag, einen geringen Nachmittagsimbiß und ein einfaches, fettarmes Abendessen.

Auch der Monden-Rhythmus äußert sich im Menschen, wie man aus der Rhythmusforschung weiß. So ist bei Reisen der dritte Tag meist belastend, ansonsten macht sich der Wochenrhythmus geltend. Für die Ernährung kann man empfehlen, an solchen kritischen Tagen eine leichte, eventuell vegetarische Kost mit viel Obst und Gemüse zu sich zu nehmen, um den Organismus weitgehend zu entlasten.

Auf den »Biorhythmus« kann hier nicht weiter eingegangen werden. Er beruht auf drei Phasen von 23 (männliche Periode), 28 (weibliche Periode) und 33 Tagen (geistige Periode), die vom Geburtstag des Menschen an zählen. Die Rhythmen durchlaufen positive und negative Zeiten. Dabei kommt es zu vielfältigen Kombinationen, die eine Auswirkung auf die Verfassung des Menschen haben sollen.

Ein weiterer Rhythmus ergibt sich aus der Beziehung des Pulsschlags zur Atemfrequenz. Nachts um 3 Uhr weist er ein ausgeglichenes Verhältnis von 4:1 auf, am Tage verändert es sich um so stärker, je unrhythmischer die Lebensweise ist.

Nahrungsrhythmen, aufgrund derer erst ab 12 Uhr gegessen werden darf, um angeblich die Organtätigkeit der Ausscheidung nicht zu behindern, lassen sich nicht bestätigen. Dies gilt auch für die Empfehlung, deshalb bis 12 Uhr nur Obst zu verzehren.[8]

---

[7] G. Wachsmuth: Erde und Mensch. Ihre Bildekräfte, Rhythmen und Lebensprozesse. 2. Aufl. Kreuzlingen 1952. S. 398a

[8] H. und M. Diamond: Fit für's Leben. 12. Aufl. TB Ritterhude 1991 S. 44–46

Rhythmen in der Verdauung

Mit dem Essen gelangt die Nahrung in den Mund, über Speiseröhre, Magen in den Darm. In der Speiseröhre setzt eine rhythmische Beförderung der Nahrung ein. Der Organismus führt die rhythmischen Prozesse fort in der Magenbewegung und der Darmperistaltik, so daß die Nahrung immer mehr dem individuellen Menschen angepaßt wird. Diese rhythmischen Prozesse finden im Unbewußten statt, der Mensch kann sie kaum oder nicht beeinflussen. Lediglich im Mund kann man durch Kauen rhythmisch auf die Nahrung einwirken. Jede Nahrung sollte gut gekaut werden, da sie dann besser verdaulich ist. Man muß nicht so weit gehen, wie der Amerikaner Fetscher, der verlangte, jeden Bissen 50x zu kauen! Aber gründliches Kauen ist anzuraten, da neben der Verdünnung und erster Verdauung auch bereits eine Rhythmisierung beginnt, die der Nahrung das Fremde nimmt und sie dem Menschen näherbringt.

Mahlzeitenrhythmus

Der Mensch ist fähig, sich selbst eine rhythmische Lebensweise zu schaffen. Von der Ernährung her betrifft dies zunächst die Nahrungsaufnahme. Der Säugling und das kleine Kind besitzen die Fähigkeit, zu festen Zeiten ihre Nahrung zu verlangen. Es ist für sie auch sehr wichtig, da sich dadurch ihr Tagesablauf gliedert. Menschen früherer Zeiten hatten sehr feste Gewohnheiten, bedingt durch ihre Lebens- und Arbeitsverhältnisse. Bei uns hat sich dies gelockert, ist nur noch in Gemeinschaften üblich. Durch technische Möglichkeiten der schnellen Nahrungszubereitung, durch ein großes Nahrungsangebot an Imbissen, Außer-Haus-Verpflegung oder Snacks setzte sich ein lockerer Umgang mit dem Essen durch. Von den früher eingehaltenden drei Hauptmahlzeiten fand eine Vermehrung auf viele kleine Einzelmahlzeiten statt bis hin zum krankhaften »Nibbling«, dem ständigen Essen. Dies belastet unser Stoffwechselsystem, die Verdauung wird schlechter, die Nahrung weniger gut ausgenutzt.

Bereits Bircher-Benner forderte Anfang des Jahrhunderts die drei Hauptmahlzeiten in Regelmäßigkeit einzunehmen. Auch sollte man nur bei Hunger essen, sonst eine Mahlzeit ausfallen lassen. Bei der heutigen bewegungsarmen Lebens- und Arbeitsweise bekommt es vielen Menschen besser, wenn sie fünf Mahlzeiten zu sich nehmen. Lediglich bei Diäten können weitere Mahlzeiten eingenommen werden. Vor allem das Zwischendurch-Essen irritiert den Organismus und sollte vermieden werden.

Empfehlenswerter Mahlzeitenrhythmus

Drei Mahlzeiten	oder	fünf Mahlzeiten
Frühstück		Frühstück
		kleines 2. Frühstück
Mittagessen		Mittagessen
		Nachmittagsimbiß (Vesper, Kaffee)
Abendessen		Abendessen

Die Mahlzeiten sollten möglichst regelmäßig eingenommen werden, ohne daß dies verkrampft und pedantisch geschieht.

Ein weiterer, aus freier Entscheidung gesetzter Rhythmus ist das Fasten, in dem ein freiwilliger Nahrungsentzug für eine begrenzte Zeit vorgenommen wird (s. S. 347).

Alltagskost und Festessen

Wer sich Kochbücher aus dem 19. Jahrhundert anschaut, gerät oft ins Staunen: Mehrere Gänge mit großen Portionen wurden zu einer Mahlzeit verzehrt. Aber diese Rezepte sind nicht so aussagekräftig. Es gab zwar solche reichhaltigen Gerichte, aber nur selten und zu bestimmten Anlässen. Das Leben vollzog sich in einem anderen

Rhythmus als heute. Man könnte von einer kargen Alltagskost und einer üppigen festlichen Küche sprechen. Heute könnte man sagen, daß es fast täglich Festtagsgerichte gibt. Oftmals schmecken uns die Lebensmittel darum nicht mehr, weil wir sie immer essen können, auch wenn es sich um Delikatessen handelt. Die Folge ist, daß wir nach neuen, fremden Genüssen streben, um unsere Bedürfnisse befriedigen zu können.

Ein Phänomen ist, daß man von Appetitlosigkeit spricht, seltener von Hunger. Man ist satt und mag oft zu den Mahlzeiten gar nichts mehr essen, läßt sich aber vom Aussehen und Aroma der Speisen verführen. Jeder kennt dagegen sicher das besondere Gefühl, wenn er mit Hunger eine Mahlzeit verzehrt. Oftmals erinnert man sich noch lange an eine Speise, weil es ein großer Genuß war, obwohl es sich vielleicht um ein einfaches Gericht gehandelt hat.

Im Gegensatz zu der kargen Alltagskost gab es dann die Feste. Dies waren vor allem die christlichen Jahresfeste: Ostern, Pfingsten, Himmelfahrt, Johanni (24.6.), Michaelstag (29.9.), Martinstag (11.11.), Adventszeit und Weihnachten. Dazu kamen der Sonntag und die persönlichen Feste wie Taufe, Hochzeit und Trauerfeier. An all diesen Festtagen gab es keine Alltagsküche, sondern je nach der Bedeutung des Tages und den Möglichkeiten der Familie ein Festessen.

Die Polarität von einfacher Alltagskost zu üppigen Festtagsspeisen trug mehr zu einer gesunden Ernährung bei als die heutige eintönige Üppigkeit.

Damals lebte der Mensch mit diesem Rhythmus des Wechsels, ohne sich tiefere Gedanken darüber zu machen, heute ist uns diese Selbstverständlichkeit verlorengegangen. Die Fülle an Lebensmitteln erschwert es auch, muß man doch freiwillig Verzicht üben, um im Alltag etwas bescheidener zu essen. Es ist aber sinnvoll, die Willensstärke aufzubringen und zunächst einmal vor Festtagen bewußt einfach zu essen, um die folgenden Festtage voll Freude und Appetit auf die Speisen zu erleben.

Dies bedeutet nicht, daß die Alltagskost lieblos und vernachlässigt sein soll. Nur ist sie einfacher gestaltet mit Eintopf, Auflauf, Getreide mit Gemüse oder Salat, der aufwendige Nachtisch bleibt dem Sonntag vorbehalten, Fleisch und raffinierte Zubereitungen treten in den Hintergrund.

Die Festzeiten im Jahreslauf

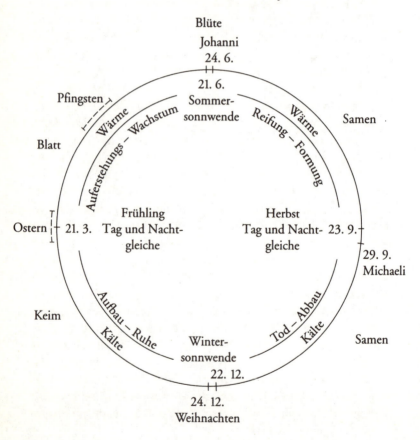

Im Rhythmus der christlichen Jahresfeste

Die christlichen Jahresfeste liegen *nahe* bei den Festen der Jahreszeiten, fallen aber nicht zusammen. Allerdings haben sie einen Bezug zueinander. Es lassen sich ähnliche Gesten beobachten. So wird zum Frühjahrsbeginn die Auferstehung der Natur aus dem Tod im Winter gesehen, zum Osterfest feiert man die Auferstehung des Christus. Hier folgen einige Hinweise, wie die Ernährung helfen kann, den besonderen Charakter des Festes zu prägen.

Zu Festen gestaltet man alltägliche Tätigkeiten so um, daß das Außergewöhnliche des Tages zur Geltung kommt. Ein andersartig und festlich gedeckter Tisch und spezielle Gerichte betonen den Festtag. Manche Speisen können die Stimmung des Tages unterstützen.

Ernährung zu Ostern

Ostern ist verbunden mit dem aufkeimenden Leben in der Natur. Der Tod Christi und seine Auferstehung verdeutlichen sich in dem sichtbaren Tod der Natur im Winter und dem erwachendem Leben im Frühling. Alle Osterbräuche spiegeln diese Erfahrung wider. Ostern ist das Fest des Lebens, des anbrechenden Frühlings in der Natur wie auch seelisch-geistigen Lebens. Das versteckte Neue muß gesucht werden. Dies erfordert Aktivität. Die Natur erwacht. Der Mensch macht sich auf, um Osterwasser zu holen, Osterspaziergänge zu machen. Immer spielt die Bewegung, die Betätigung eine Rolle. Quellwasser, mit Lebendigkeit aus der Erde hervorbrechend, erscheint wie das neue Leben. Das Ei ist bei allen Völkern das Symbol der Fruchtbarkeit und des Lebens. Aus ihm entwickelt sich ein Jungtier. Das Hühnereiweiß gilt als vollwertigste, das am meisten zum Wachstum beiträgt. Auch der Hase mit seiner übergroßen Fruchtbarkeit zeigt diese Beziehung. Jungtiere wie das Osterlamm haben ihre Beziehung zum Sternbild Widder und damit zu Christus.

Die Ernährung greift diese Impulse auf. Mit Gebildbroten in der Karwoche als Osterkreuz und als Lamm zum Ostersonntag und natürlich mit buntgefärbten Hühnereiern wird die österliche Stimmung auf den Festtisch gebracht. Auch Gebäcke in Form von Hasen, Hennen oder als Osternest sind gern gesehen.

Was ist mit den Schokoladeneiern? Gehören sie zum Osterfest? Der süße Geschmack führt nach innen. Man ißt nichts Süßes, um wach zu werden oder seine Sinne anzuregen, sondern eher um in eine besinnliche oder gemütliche Stimmung zu kommen, also wenn man seine Aktivität nach innen wendet. Dies ist der österlichen Stimmung aber entgegengerichtet. Das Süße gehört zum Weihnachtsfest. Noch Anfang des 20. Jahrhundert gab es Ostern nur Hefegebäck, das ungesüßt und brotähnlich war. Daneben dominierte das Hühnerei. Der Geschmack, der anregt, äußerlich wirkt und wach macht, ist das Saure. Damit ist die milde Michsäure oder die anregende Oxalsäure gemeint, die den Menschen in seinem Stoffwechsel aktiviert, die Wintermüdigkeit vertreibt und ihn entschlackt. Diese Säuren sind in den ersten Wildkräutersalaten enthalten, der Schafgarbe oder dem Scharbockskraut.

Was ist mit dem Hühnerei? Sollen kleine Kinder Ostern Eier essen, obwohl sonst zur Zurückhaltung geraten wird? Die Dynamik des Hühnereis regt die Wachstumskräfte an. Gerade in der Frühjahrszeit ist der Organismus ebenfalls auf Erneuerung und Wachstum eingestellt. Man beobachte nur, wann Kinder ihren Wachstumsschub haben. So kann der Organismus in dieser Zeit besser als sonst die Eiweißdynamik verwerten. Deshalb paßt das Ei gut zur Osterzeit. Als Alternative zu Schokoladeneiern können zusätzlich selbstgemachte Eier aus Getreideschrot, Nüssen und natürlichen Süßungsmitteln angeboten werden. Durch Zusatz von Fermentgetreide (Fa. Kanne) oder Zitronensaft erhalten sie einen angenehmen säuerlichen Geschmack, der gerade in der Frühjahrszeit als belebend empfunden wird.

Für die Mittagsmahlzeit sind die frischen Salate, eventuell mit Wildkräutern zu empfehlen. Will man tierische Produkte essen, so wähle man weniger Fleisch von ausgewachsenen Tieren wie Rind, welches durch sein Eiweiß eine Schwere vermittelt und der Dynamik entbehrt, sondern lieber das Fleisch von Jungtieren wie Lamm. Als Hauptgericht kann man ja auch etwas »verstecken«: Gefüllte Teigrollen, Gemüsewickel, Pasteten, Aufläufe mit Teigdeckeln eignen sich dafür. Für Kinder kann dann noch eine Nuß oder ähnliches in dem Gericht oder dem Gebäck verborgen werden. Dies gibt eine gespannte Aufmerksamkeit, wer diesen Glücksbringer findet.

Ernährung zu Pfingsten

Während zu Ostern das Erwachen des Frühlings begrüßt wird, erleben wir den Frühling zur Pfingstzeit schon auf dem Höhepunkt. Pfingsten liegt 50 Tage nach Ostern, also im warmen Spätfrühling oder Vorsommer.

Zu Pfingsten erlebten die Jünger in der Gemeinschaft bei ihrer Andacht die Erfüllung mit dem Heiligen Geist. Sie wurden durchflutet mit der Weisheit des Lichts und der Intensität der Wärme. Bedeutsam ist es, daß dieses Erlebnis nicht jedem allein zuteil wurde, sondern in der tätigen Gemeinschaft aller Individuen. Pfingsten ist daher das Fest der christlichen Gemeinschaft, der Gemeinsamkeit.

Wirksam wird dieses neue kosmische Bewußtsein erst, wenn sich der Mensch dafür empfänglich macht, in sich eine spirituelle Offenheit schafft. Solche Offenheit gegenüber religiösen, kosmischen Impulsen kann durch eine körperliche Leichtigkeit und Beweglichkeit unterstützt werden. Dies bedeutet für die Ernährung, daß man sich nicht mit zu schwerer Nahrung belastet, auch nicht zu viel tierische Nahrung zu sich nimmt, also nicht Fleisch von ausgewachsenen Tieren wie Rind, Schwein und Hammel, besonders fette Speisen oder reife Hülsenfrüchten (Ausnahme Linsen). Entlastende Nahrungsmittel sind vor allem Gemüse, besonders vom Blatt und Früchten, weniger Wurzelgemüse und die leichten Getreide wie Hirse, Reis und Hafer. Dazu passen gut Milch und Milchprodukte.

Wer auf Fleisch nicht verzichten möchte, sollte sich auf junge Tiere beschränken (Kalb, Lamm) oder Geflügel oder Fisch vorziehen.

Wenn man sich die jahrestypischen Gemüse anschaut, erlebt man, wie »passend« sie für diese Zeit sind. Spargel ist ein Blattsproß, der in sich die Bildekraft für die grüne Pflanze trägt und so dem Menschen »Antrieb« vermitteln kann. Rhabarber bringt mit seinen Säuren den Stoffwechsel in Regsamkeit. Dies verdeutlicht, wie positiv die Bevorzugung der jahreszeitlichen Nahrungsmittel wirken kann.

Es gibt den ersten Freilandsalat, Rettiche, Radieschen, Mairübchen und Stielmus, Spinat und Spargel. Wesentlich mehr findet sich im Kräutergarten, wo ab Mai die meisten unserer heimischen Küchenkräuter heranwachsen. Beim Obst sieht es noch dünn aus, denn die Früchte verlangen nach der Sommerwärme. So gibt es Rhabarber und erste Erdbeeren. Diese Frühlingsvielfalt, Frühlings-»gemeinschaft« kann die Grundlage für pfingstliches Essen geben. So wie viele Blumen anfangen zu blühen, so sollte auch eine Vielfalt »aufblühen«. Am einfachsten ist dies mit Salaten. Sie können bunt gemischt werden mit dem Grün von Kopf-, Pflücksalat oder Spinat, dem Rot des Radieschens, weiß des Rettichs und vielen schmackhaften Kräutern.

Beim Essen kann man vielleicht etwas auswählen, bei dem die Gemeinsamkeit betont wird. So könnte man ein Frühstück vereinbaren, bei dem jeder etwas für den anderen tut. Zum Mittag könnte jedes Familienmitglied eine Komponente für die anderen zubereiten. Mit Gästen kann man ausmachen, daß jeder etwas mitbringt, so daß es ein Überraschungsessen mit vielerlei liebevoll zubereiteten Speisen wird.

Es gibt einige Gerichte, bei denen gemeinsam zubereitet und gegessen wird wie Fonduc oder Raclette. Allerdings ist der schwer verdauliche, erhitzte Käse wenig für die wärmere Jahreszeit wie zu Pfingsten geeignet. Am ehesten wäre an Gemüse- oder Fischfondue zu denken.

Ernährung zu Johanni

Der 21.6. ist der längste Tag des Jahres und die kürzeste Nacht. Er wurde schon von den germanischen Völkern mit einer Sonnwendfeier geehrt. Bis zu dieser Zeit »wächst« die Sonne, bleibt täglich etwas länger bei uns, dann zieht sie sich zurück, ihre Hinwendung zu diesem Teil der Erde nimmt ab. Ebenso breitet sich die Natur aus, dehnt sich wie beim Einatmen weit aus. Alles wächst, die Blätter entfalten sich, die Blüten bilden sich aus und öffnen sich. Mit der Sonnwende beginnt eine Umkehr. Das Wachstum in der Natur nimmt ab. Die zur Außenwelt geöffnete Blüte schließt sich zur Frucht- und Samenbildung. Damit setzt in der Natur eine »Verinnerlichung« ein.

Das Johannifest wird am 24.6., drei Tage nach der Sonnenwende gefeiert. Es ist der Geburtstag Johannes des Täufers. Dieser große Eingeweihte und Prediger sah seine Aufgabe darin, die Menschen seiner Zeit zu wandeln und damit auf die Ankunft Christi vorzubereiten. Mit seinen flammenden, mitreißenden Predigten führte er sie zu einem Sinneswandel. Die Taufe im Jordan war der äußere Abschluß dieser inneren Wandlung. So steht das Johannifest für die Wandlung, die Hinwendung vom äußeren sinnesorientierten Leben zu einer Stärkung des bewußten Innenlebens. Die Parallelen zum Vorgange in der Natur sind deutlich.

Eine Möglichkeit, diese »Wende« im äußeren Naturgeschehen zu erleben, stellt der Rhabarber dar. Traditionell erntet man die Rhabarberstangen bis zum Johannitag, danach nicht mehr. Es gibt verschiedene Erklärungen dafür, zum einen nimmt der Oxalsäuregehalt zu wie auch bestimmte Farbstoffe, die Anthrachinone, so daß er für den Menschen nicht mehr so bekömmlich ist. Auch braucht die Rhabarberpflanze nun ihre Kräfte zum Erhalt und kann sie nicht unbegrenzt in die neue Stengel- und Blattbildung geben. So stellt Johanni die Grenze, wo die Stengel dieser Pflanze verzehrt werden sollen. Jetzt wendet man sich bewußt den *Früchten* anderer Pflanzen zu.

Die Bedeutung des Rhythmus

Reif sind die Erdbeeren und bei warmen Junitagen die Johannisbeeren. Sie tragen ihren Namen ja gerade daher, weil sie zur Johannizeit Juni/Juli reifen. So gehören Beeren auf jeden Fall zum Johannitag als frische Früchte pur oder mit Honig gesüßt, als Kompott, rote Grütze, Obstkuchen, Früchtequark oder -yoghurt.

Als Johannes der Täufer in der Wüste lebte, ernährte er sich von wildem Honig. Dieser wilde Honig soll angeblich das süße Fruchtmark des Johannisbrotbaumes sein, der danach seinen Namen erhielt. Es ist als Pulver unter dem Namen Carob erhältlich, das man ähnlich wie Kakao verwenden kann. Auch hier könnte man ein Carobgebäck oder Carobdessert zubereiten als Speise des Johannes.

Ansonsten sind sicherlich die Blüten ein Symbol für die Entfaltung der Natur. Es gibt verschiedene eßbare Blüten, die man zum Salat oder zur Dekoration verwenden kann wie Gänseblümchen, Ringelblumen oder blaue Borretschblüten. Auch Lindenblüten oder Holunderblüten können für Tee gesammelt werden.

Zur Johanniszeit gehört eine eher leichte, nicht beschwerende Kost. Vom Getreide eignen sich vor allem Hirse, Hafer, Polenta, Reis (Risotto) sowie die Getreidezubereitungen als Grütze, Bulgur oder Cous-Cous. Junge Gemüse, Blattsalate, frische Kräuter und erste Früchte bereichern die Kost. Von den Hülsenfrüchten sind die jungen, grünen Erbsen beliebt, ansonsten sind Linsen, besonders die farbenfrohen, roten Sorten geeignet.

Milch und vor allem Sauermilchprodukte gehören jetzt viel zum Essen. Die »vitalen, dynamischen« Eier, die zur Osterzeit bis Himmelfahrt ihre größte jahreszeitliche Bedeutung hatten, treten in den Hintergrund. Bei Fetten sind *Öle* eine wichtige Ergänzung zum reichlichen Salat und Gemüse.

Wer Fleisch essen möchte, sollte insgesamt eher zurückhaltend sein und dann die mageren, leichten Arten bevorzugen wie Geflügel, Fisch oder Fleisch junger Tiere (Kalb, Lamm). Insgesamt kann man zu dieser Zeit das reichhaltigste Angebot an Früchten und jungem, zartem Gemüse genießen und sollte dies auch als Grundlage seiner Ernährung verwenden.

Ernährung in der Michaelizeit

Während der Sommer die Menschen hinauszieht zu Spiel und Bewegung im Freien in Luft und Wasser, wird den Menschen jetzt Widerstand entgegengesetzt, sei es durch Stürme, gegen die man sich behaupten muß, sei es durch Kühle, die zu dickerer Kleidung zum Schutz des Körpers zwingt.

In diese Zeit fällt der Herbstesanfang (23.9.), die Tag- und Nachtgleiche. Dieser durch kosmische Rhythmen bestimmte Wendepunkt markiert die Änderung im äußerlich-natürlichen Geschehen der Natur. Etwas später liegt Michaeli, der Michaelstag am 29.9, der Beginn der etwa dreiwöchigen Michaelszeit. Hier feiert man den Sieg des Erzengels Michael über den Drachen. Der Erzengel Michael wird als mutiger, unerschütterlicher und gerechter Held dargestellt. Er weicht nicht den Gefahren, dem Bösen aus, sondern begegnet ihnen mit innerer Kraft, festem Willen und Mut. Diese Eigenschaften können als geistige Herausforderung an den Menschen angesehen werden. Insofern markiert der Michaelstag den Wendepunkt im geistigen Geschehen, von dem lockeren, leichten nach außen hingegebenen Wesen des Sommers. Jetzt dominiert größere Bewußtheit, Tatendrang und Kraft.

Für den Michaelitag selber ist es eine schöne Sitte, an die Legende anzuknüpfen und aus Teig kleine Schwerter oder Drachen mit den Kindern zu formen.

Für die Erwachsenen kann die Michaelizeit mit einer bewußten Stärkung des Willens einhergehen. Der Wille gründet sich nicht nur in Seele und geistigem Leben, sondern auch im körperlichen. So gibt es im Bereich der Ernährung viele Möglichkeiten, den Willen zu kräftigen. Dies kann beginnen beim bewußten Verzicht auf unerwünschte Gewohnheiten wie zu vielem Essen, zu vielem Naschen oder zu vielen Genußmitteln. Hier wird die Zurückdrängung oder Beherrschung von »Gelüsten«, Begierden oder Abhängigkeiten angestrebt. Dazu kann die bewußte Gestaltung des Alltags treten. So können neue Gewohnheiten eingeführt werden, ein rhythmischer

Tagesablauf angestrebt werden. Solche Aktivitäten kosten Kraft, bis sie zur feststehenden Gewohnheiten werden, Fähigkeiten, die eng mit den Impulsen des Erzengels zusammenhängen.

Weihnachtsessen

Weihnachten ist das Fest der Liebe, der Freude und auch der Familie. Daher wird gern auch beim Essen die Gemeinsamkeit betont: der Verzehr von einem Gericht, von dem jeder eine Portion erhält. Auch die traditionellen Fleisch- und Geflügelbraten symbolisieren dies. Sie sind allerdings sehr gehaltvoll, so daß sie für viele Menschen recht belastend und schwer verdaulich sind. Gerade zu Weihnachten sollte jeder sich vorher gut überlegen, was gegessen werden soll und wie die Aufgaben des Besorgens und Zubereitens gut verteilt werden, damit das Essen nicht eine Belastung wird.

Auch sollte man bedenken, daß oft ein Nachmittagskaffee mit Plätzchen und Kuchen geplant ist, dann kann die Mittagsmahlzeit nicht zu üppig und fett ausfallen, sondern sollte leicht und gut verträglich sein.

Und die Kinder? Was erwarten sie von dem Weihnachtsessen? Wer größere Kinder hierzu befragt oder selber an seine Kindheit denkt, wird erstaunt sein. Das Weihnachtsessen wird oft mit einem bestimmten Essen oder einer bestimmten Beilage oder Zutat verbunden. Dies weist darauf hin, daß für Kinder die Gewohnheit wichtig ist und nicht wie für die Erwachsenen die Abwechslung. So ist ein allseits akzeptiertes Weihnachtsessen, das jedes Jahr gekocht wird, für die Kinder oft »weihnachtlicher« als neue raffinierte Alternativen. Wer allerdings mit dem bisher praktizierten Weihnachtsessen nicht zufrieden ist, sollte versuchen, eine der Familie gemäße Speise zu finden.

Wer eine vegetarische Alternative zum traditionellen Braten sucht, findet mit Aufläufen, Getreidebraten (z. B. aus Grünkern), Gemüsepie oder Getreidepasteten, auch Gemüsekuchen (ähnlich wie Quiche oder auch Pizza) wohlschmeckende Alternativen.

Dazu können die Beilagen die Festeszeit unterstreichen. Aromatische Ölsaaten wie Kürbiskerne, Pistazien oder Pinienkerne sind kleine Kostbarkeiten, die zur Festeszeit Salate, Suppen oder Hauptgerichte bereichern und schöne Garnierungen ergeben.

Nüsse und Mandeln gehören zur Weihnachtszeit. Warum nicht einmal eine Mandelcremesuppe (mit Mandelmus) oder Nußsauce zubereiten? Trockenfrüchte können nicht nur in Plätzchen und Kuchen, sondern auch als Füllung oder für den Dessert verwendet werden.

2. Die Bedeutung der Temperamente

Wenn man eine Gruppe von Menschen bei einer Tätigkeit, beispielsweise beim Essen beobachtet, so fällt auf, wie unterschiedlich sie sich verhalten. Besonders gut ist dies bei Kindern zu sehen. Während ein Kind sehr beschäftigt mit seinem Essen ist, sich nicht ablenken läßt und gerne und viel ißt, kann man ein zweites nur mit Mühe beim Essen halten. Jedes Geräusch, jede Ablenkung wird willkommen aufgenommen, es ißt meist wenig, stochert manchmal lustlos im Essen herum, während es mit den Augen schon wieder ganz woanders ist. Ein drittes Kind widmet sich seinem Essen gründlich und systematisch. Schmeckt ihm das Essen nicht, so weigert es sich ruhig und beharrlich, ohne laut zu werden, macht vielleicht den Mund einfach nicht mehr auf. Ein viertes Kind verlangt schon früh ein bestimmtes Essen, ißt bald mit den Erwachsenen mit. Hat es Hunger, so weiß es dies laut, kraftvoll und mitunter recht heftig mitzuteilen, so daß es niemand überhören kann.

Man spricht hier von den Temperamenten des Menschen. Jeder Mensch weist ein bestimmtes Temperament auf, welches oft eine Mischung von »reinen« Temperamenten ist. Die Kenntnis von den Temperamenten kann eine große Hilfe auch in der Familie sein.[1]

Der Begriff »Temperament« geht auf lateinischen Ursprung zurück und bedeutet das richtige Verhältnis, das rechte Maß oder auch die gehörige Mischung. Schon Hippokrates (460–377 v. Chr.) stellte die Lehre von den vier Temperamenten auf. Das Temperament äußert sich in seelischen Vorgängen, zeigt sich aber bis in die körperliche Gestalt.

---

[1] Caroline von Heydebrand: Vom Seelenwesen des Kindes. Stuttgart 1983

Man kennt ein individuelles Temperament, welches der einzelne Mensch hat. Es kann sich im Leben verändern.

Daneben tritt ein Temperament als Begleiter des Lebensalters in Erscheinung. So weisen Kinder insgesamt ein sanguinisches Temperament auf, während beispielsweise im Alter das melancholische Temperament dominiert. Diese Lebensalter-Temperamente hängen mit der Entwicklung des Menschen im Lebenslauf zusammen. Sie helfen Aufgaben wahrzunehmen, die zur allgemeinen Entwicklung gehören. So muß das Kind zunächst die Welt mit seinen Sinnen erfahren, sie sehen, hören, schmecken, riechen und tasten. Dazu muß es sinnenwach sein. Einem Kind, welches ein individuelles melancholisches Temperament hat, fällt das schwer. Das Lebensalter-Temperament des Kindes, das sanguinische, betont jedoch gerade die Fähigkeit der vielfältigen Sinneswahrnehmungen. Dadurch kann sich das Kind mit der Welt auseinandersetzen, sie über die Sinne erleben. Ebenso sind die Anforderungen in anderen Lebensaltern anders und verlangen eine entsprechende Reaktion.

Was sind Temperamente?

Das Temperament gibt ein Verhältnis an. Es läßt sich mit den vier Grundelementen Erde, Wasser, Luft und Wärme (Feuer) verdeutlichen. Die Elemente treten fast nirgends allein auf, sondern sind immer gemischt. So ist Erde und Wasser verbunden im Schlamm, Luft und Wasser in der Gischt, in bewegtem Wasser, Wärme und Luft im warmen Sommerwind, aber auch im flackernden Feuer, Erde und Luft im Sandsturm. Diese vielfältigen Mischungen machen erst unsere Umwelt aus und sorgen für eine bestimmte Prägung einer Region, einer Landschaft.

Beim Menschen geht man nicht von den Elementen aus, sondern von den vier Wesensgliedern: dem stofflichen Körper, unserem Lebensorganismus, dem eigentlich Lebendigen (Ätherleib), der Seele mit ihren Gefühlen und Empfindungen (Astralleib) und dem Ich, der Persönlichkeit des Menschen (s. S. 18 ff.). Das Zusammenwirken dieser vier Wesensglieder ist bei den einzelnen Menschen unterschiedlich ausgeprägt. Es können einzelne oder mehrere dominieren. Ist dies der Körper mit seiner Schwere, seinen physikalischen, logisch aufgebauten Naturgesetzen, so wird der ganze Mensch davon geprägt. Er nimmt das Leben ernst, manchmal schwer, ist gründlich und systematisch. Dies ist der Melancholiker. Dominiert das Ich, die Persönlichkeit des Menschen, so zeigt sich stark das Individuelle, das Selbstbewußtsein, der eigene Wille. Dies ist das cholerische Temperament. Ist die Lebensorganisation vorherrschend, so finden die fließenden, rhythmischen Kräfte ihren Ausdruck: Ruhe, Stetigkeit und Ausdauer sind Eigenschaften dieses Menschen. Hier spricht sich das phlegmatische Temperament aus. Beim sanguinischen Temperament herrscht die Seele vor mit Empfindungen, vielseitigen Wahrnehmungen, der Ungeduld und Wachheit. Dieser Mensch lebt stark in der Umgebung, nimmt alles auf und empfindet mit der Umwelt. Dies ist der Sanguiniker.

Temperament	betontes Wesensglied
Choleriker	Ich
Sanguiniker	Seele
Phlegmatiker	Lebendige
Melancholiker	Physische Leib

Die einzelnen Temperamente

Der Choleriker

Sein Element ist das Feuer, die Wärme. Er ist willensstark und aktiv, steht gern an erster Stelle, ist dominant. Von Gestalt her ist der Choleriker eher kompakt, athletisch gebaut. Sein Wille treibt ihn zu großen Leistungen an. Er steckt sich weite Ziele. Diese Tatkraft zeigt sich auch im körperlichen Bereich. Schon als Kind sind Choleriker kräftig, stampfen mit den Füßen auf, um ihre innere Spannug loszuwerden. Sie neigen dazu, wilde Spiele zu machen und Mutproben zu bestehen. Auf der anderen Seite ist der Choleriker sehr empfindlich – wie das Feuer. Bläst man es an, flackert es. Choleriker sind verletzlich, brauchen viel Bestätigung ihrer Person und Tüchtigkeit. Sie sind oft Frühaufsteher, wollen den neuen Tag erleben.

Bei der Ernährung lieben sie feste Kost, die zu überwinden ist. Weiche Nahrung wie Breie, die so gut wie keinen Widerstand erfordern, wird ungern gegessen. Kräftiges Vollkornbrot und pikante Speisen werden bevorzugt. Bei Krankheiten neigt der Choleriker zu fiebrigen Erkrankungen und eher heftigen Reaktionen.[2]

Sanguiniker

Der Sanguiniker ist dem Element der Luft zugeneigt, ein leichtblütiger Mensch. Er ist sozial und gesellig. Man hat ihn mit einem Vogel verglichen: leicht und fröhlich, sinnesfreudig und schnell. Er liebt die Abwechslung, die Anregung durch äußere Reize. Im Extremen neigt er zu Übertreibungen, redet zuviel und nimmt es mit der Wahrheit nicht so genau. Bei ihm besteht die Gefahr, daß er sich zu wenig konzentrieren kann, weshalb ihm im Alltag ein Rhythmus – der ihm Mühe bereitet – besonders gut tut.

---

[2] U. Renzenbrink: Temperamente und Zeitkrankheiten. I–IV. »Ernährungsrundbrief« Nr. 51–54 (1984/85)

Die Bedeutung der Temperamente

Bei Kindern erkennt man den Sanguiniker oft deutlich: vor lauter Interesse an der Umwelt steht ihnen der Mund offen, die Ohren hören alles, um ja nur keine Eindrücke zu verpassen. Der Sanguiniker kann aufgrund seiner reichen Phantasie viele Ideen hervorbringen. Er kann sich in fremde Situationen einfühlen und anderen Menschen gut anpassen.

Bei der Ernährung ist er auf Abwechslung bedacht. Er bevorzugt wenig, aber leichte Kost. Manchem Sanguiniker ist das Essen lästig, andere genießen ausgesuchte Köstlichkeiten, ohne jedoch zuviel zu sich zu nehmen, wie es dem Phlegmatiker leicht passieren kann.

Von Gestalt her ist er eher schlank, oft nicht sehr groß.

Bei Krankheiten neigt der Sanguiker zu entzündlichen Prozessen im Bereich der Atmungsorgane, der Haut, allen Organen, die der Außenwelt zugewandt sind. Auch für Nervosität ist der Sanguiniker anfällig.

Phlegmatiker

Dieses Temperament ist verbunden mit dem Element des Wassers. Der runde, in sich ruhende Wassertropfen verdeutlicht es, nicht der bewegte Wildbach. Der Phlegmatiker ruht in sich. Von Gestalt her ist er eher dicklich. Seine Stoffwechselprozesse dominieren, was sich auch in starker Körperbeobachtung äußern kann. Oft fällt eine Trägheit auf, ein Festhalten an Gewohnheiten und Traditionen. Er liebt und braucht den Rhythmus. Im Extremen führt dies zu zwanghaftem Handeln, zur Pedanterie. Phlegmatiker haben im allgemeinen ein gutes Gedächtnis und sind recht musikalisch – dazu verfügen sie auch leichter als die anderen Temperamente über die Ausdauer zum Üben! Die phlegmatischen Kinder lernen gut Gedichte, Verse und das Einmaleins, haben aber ihre Schwierigkeiten bei Aufgaben, die kreatives Denken erfordern, wenn man ihnen nicht viel Zeit läßt.

Phlegmatiker sind meist sehr anhängliche und verläßliche Freunde, sie passen sich gut anderen Menschen an und vermögen sich in sie hineinzuversetzen. So überraschen Phlegmatiker oft durch ihre Fähigkeiten beim Theaterspiel. Diese Anpassung hat aber ihre Grenzen. So wie beim Wasserkrug ein Tropfen zum Überlaufen führen kann, so kann auch der Phlegmatiker bei zu großen Zumutungen sehr aggressiv werden.

Beim Essen kaut er nicht gern, hat eine Vorliebe für weiche Speisen und Brote. Schwer verdauliche Nahrung belastet ihn sogar, da seine Verdauung manchmal etwas schwach ist. Er ißt gern und oft mit einer Hingabe, die schon Spott erregt hat.

Er neigt zu Durchfällen. Auch für Erkältungskrankheiten mit zu starker Drüsentätigkeit ist er anfällig. Die zu geringe körperliche Tätigkeit kann zu Erschlaffung und Frieren führen.

Melancholiker

Der Melancholiker ist mit dem Element der Erde, der Festigkeit verbunden. Er ist ruhig, nach innen gekehrt. Ihm scheint Vitalität zu fehlen, während beispielsweise der Phlegmatiker vor Vitalität strotzt. Er reagiert wenig auf äußere Reize, neigt manchmal zum Grübeln. Er liebt Klarheit und Genauigkeit. Ungern steht er im Mittelpunkt, entzieht sich schnell der allgemeinen Aufmerksamkeit. Oftmals hat er Probleme, soziale Bindungen zu knüpfen, da er sehr verschlossen wirkt. Dann wiederum kann er durch seinen Humor überraschen. Melancholiker sind oft musikalisch, mathematisch und naturwissenschaftlich begabt, da ihnen die logischen Gesetze entgegenkommen und nicht das quellende, schwer zu begrenzende Lebendige. Innerlich sind sie ähnlich wie der Choleriker leicht zu verletzen und sehr empfindlich. Der Melancholiker ist willensstark wie der Choleriker, äußert dies aber in stiller Hartnäckigkeit und stetem Tatendrang, ohne sich durch Widerstände beirren zu lassen oder laut seine Forderungen zu stellen.

Der Melancholiker liebt kräftige Kost, kaut gern wie der Choleriker. Allerdings neigt er eher zu Verkrampfungen und Verhärtungen, im Verdauungsbereich zur Verstopfung.

Die Bedeutung der Temperamente

An Krankheitstendenzen treten bei ihm Kälte und Abbau auf. Da er sich nur schwer öffnen kann, können sich auch im seelischen Bereich Stauungen ergeben.

Umgang mit den einzelnen Temperamenten

Um ein Temperament anzuregen oder ein zu ausgeprägtes Temperament zu lenken, sind Möglichkeiten in allen Lebensbereichen denkbar. Dies gilt auch für die Ernährung.[3] Hierbei bieten sich zwei Möglichkeiten:

a) durch die Art der Zubereitung
b) durch die Art der Lebensmittel

Wie ist es zu verstehen, daß Lebensmittel eine Wirkung auf das Temperament haben? Relativ deutlich ist es, wenn man sich nur die äußere Zubereitungsform eines Lebensmittels anschaut. So regt ein hartes, kräftiges Brot den Willen an, denn der Essende muß sich damit intensiv auseinandersetzen, kräftig kauen und einspeicheln, um es in sich aufzunehmen. Diese Willensleistung ist dem Choleriker und auch dem Melancholiker gemäß, während man die beiden anderen Temperamente besonders am frühen Morgen damit überfordern kann.

Etwas komplizierter ist es, dies auch für Lebensmittel zu verstehen. Wenn der Mensch sein Temperament lebt, so verbraucht er bestimmte Kräfte. Durch die Nahrung erhält er neue Anregungen. Ist das Lebensmittel in seiner Kräftekonfiguration ähnlich gestaltet wie die verbrauchten Kräfte, so stützt es das Temperament. Ist es anders strukturiert, so braucht man davon vielleicht mehr oder der Organismus unternimmt verstärkt eigene Anstrengungen.

Soll man nun einem Menschen die Speisen gemäß seines Tempe-

---

[3] U. Renzenbrink: Die sieben Getreide. Dornach 1981. S. 147–155

ramentes geben oder besser die entgegengesetzen, um das Temperament nicht zu stark zu stützen?

Die Antwort hängt von der jeweiligen Lebenssituation ab. Das Beispiel des cholerischen Kindes verdeutlicht es: Wenn es nach der Mahlzeit die Gelegenheit hat, gemäß seines Temperamentes herumzutollen, ausgiebig zu spielen oder bei größeren Kindern auch eine komplizierte Aufgabe zu lösen, die seine Kräfte fordert, so ist die »cholerische Anregung« durch das Essen berechtigt. Soll das Kind aber nach der Mahlzeit zwei Stunden stillsitzen und zuhören, was ihm sowieso schwerfällt, so ist ein leichteres Essen sinnvoller. Also immer dann, wenn der Mensch sein Temperament nicht leben, aber auch nicht transformieren kann, ist eine Ausrichtung der Lebensmittel darauf nicht sinnvoll. Der Erwachsene setzt sich natürlich viel mehr als das Kind durch seine inneren Kräfte über die Extreme seines Temperamentes hinweg und lernt sich zu »beherrschen«. Auf der anderen Seite nutzen beispielsweise Sportler solche Lebensmittel, die das Cholerische, Willensmäßige unterstützen wie beim Getreide der Hafer, um die geforderten Höchstleistungen zu erbringen.

Choleriker

Der Choleriker braucht Anregungen, Auslauf und Aufgaben. Auch in der Ernährung liebt der Choleriker Widerstand und Aktivität. Süße Speisen, die ihm »entgegenkommen«, sind auf die Dauer nichts. Pikante, kräftige Kost ist gefragt wie grobes Brot, Knäckebrot, körnige Getreidespeisen oder Rohkost, besonders von Wurzelgemüse. Von den Getreiden stützt der Hafer das cholerische Temperament. Auch der Roggen, der viel Verdauungskräfte fordert, ist geeignet. Die leichten Getreide wie Reis und Hirse werden meist nicht so gern gegessen. Auch die Konsistenz und der Geschmack spielen eine Rolle. So mag der Choleriker einen körnig gekochten Reis, pikant oder scharf gewürzt, obwohl der Reis dem Phlegmatiker zugeordnet ist. Die Zubereitungsart und die kräftigen

Gewürze verändern ihn. Milchreis wird er weniger schätzen. Auch fettere Gerichte, die den Wärmehaushalt anregen, sind beliebt. Ebenfalls anregend wirken die sonnengereiften Früchte und Fruchtsäfte. Sie entschlacken zugleich den Organismus, sind auch für den Melancholiker geeignet.

Sanguiniker

Er liebt den Wechsel, das Neue. In der Ernährung sollte er möglichst regelmäßig die Mahlzeiten einnehmen. Er bevorzugt das liebevoll angerichtete Essen oder interessiert sich gar nicht dafür, weil er sich anderem zuwenden möchte. Daneben kaut er nicht gern, nicht aus Trägheit, sondern weil das Essen schnell gehen soll. Beim Getreide stützt die Hirse das sanguinische Temperament. Auch Früchte und Blütentees sind ihm gemäß. Damit die belasteten Sinne und Nerven unterstützt werden, empfehlen sich wärmende Tees wie von Lavendel, Ackerschachtelhalm oder Johanniskraut. Auch farbenfrohe Rohkost von Möhren oder Rote Bete ist geeignet. Die Kost für den Sanguiniker sollte gut und phantasievoll gewürzt sein, öfter neue Rezepte beeinhalten.

Der Sanguiniker liebt das Süße. Dem sollte man nicht zu sehr nachgeben und das Verlangen mit süßem Obst und natürlichen Süßungsmitteln decken. Bitteres und Scharfes ist ihm oft nicht angenehm. Manchmal kann es aber stärkend sein, bittere Salate oder ab und an Bittertees wie Schafgarbe zu geben, wenn die Sanguinik zu stark ausgeprägt ist.

Phlegmatiker

Er sollte nicht zu schwere Kost erhalten, um seine Verdauung nicht zu überfordern. Besonders sind Säuren wie bei Sauermilchprodukten (Yoghurt, Dickmilch), Sauerkraut und Obstspeisen geeignet. Letzere stärken auch durch ihren Eisengehalt.

Da der Phlegmatiker nicht gern kaut, liebt er oft das Weiche,

Cremige wie Pudding, Breie oder Sahnetorten. Diese Tendenz sollte man nicht zu sehr unterstützen. Allerdings kann der warme, gekochte und ausgequollene Getreidebrei zum Frühstück eine große Anregung sein. Diese Speise durchwärmt und bringt seinen Stoffwechsel in Schwung, während ihm ein Brot »wie ein Stein« im Magen liegen bleibt, weil er es am Morgen noch gar nicht genügend kauen und verdauen mag.

Bei Rohkost sind Salate geeignet. Wurzelgemüse sollten fein gerieben oder gedünstet gegeben werden. Gutes Würzen kann viel harmonisieren, hier kommen die Doldenblütler wie Koriander, Kümmel oder Petersilie und Lippenblütler wie Thymian oder Basilikum in Frage. Von den Getreiden stützt der Reis das phlegmatische Temperament. Auch die fettreichen Nüsse essen Phlegmatiker gern, wobei man aber die Menge begrenzen sollte. Bei den Genußmitteln kann dem Phlegmatiker empfohlen werden, nicht zu viel schwarzen Tee zu trinken, da dieser die Dominanz des Ätherleibes verstärkt.[4]

Melancholiker

Sein Problem ist die Tendenz zur Verhärtung und Verkrampfung. So sollte die Ernährung leicht, aber anregend sein. Günstig ist es, süße Komponenten einzubauen wie Obst, Fruchtsäfte oder Speisen mit natürlichen Süßungsmitteln. Beim Getreide stützt der Mais das melancholische Temperament. Er wird als Polenta oder gedünsteter Maiskolben in der Ernährung verwendet. Der Melancholiker sollte bei kräftigen Speisen wie Fleisch oder Wurst, aber auch Hülsenfrüchten zurückhaltend sein, da sie ihn zusätzlich beschweren. Dagegen kaut er gern und kann dies auch an Brot, Gemüsen oder Rohkost ausleben. Insgesamt sorgt man dafür, daß der Melancholiker genügend Wärme in der Nahrung erhält. Der Melancholiker mag keine radikalen Veränderungen bei seinen gewohnten Speisen.

[4] R. Steiner: Ernährung und Bewußtsein. »Themen aus dem Gesamtwerk«. Bd. 7 Stuttgart 1981. S. 60–63

Die Bedeutung der Temperamente

Bei den Genußmitteln wirkt der Kaffee stärkend auf den physischen Leib, intensiviert also die sowieso vorhandene Dominanz. Daher sollten melancholische Menschen wenig davon trinken. Ähnliches gilt für Kakao. Da dieser allerdings immer mit Süßem verzehrt wird, hebt sich die Schwere teilweise auf.

Temperament und Ernährung

Temperament	beliebte Konsistenz	Kaufreudigkeit	Getreide	Geschmack
Choleriker	kräftig, hart	groß	Hafer	pikant, scharf
Sanguiniker	weich	eher klein	Hirse	süß
Phlegmatiker	weich	klein	Reis	säuerlich
Melancholiker	kräftig, fest	groß	Mais	salzig

In jeder Familie kommen unterschiedliche Temperamente vor. Wie wird man ihnen allen gerecht?

Zum einen sind ausgeprägte Einzeltemperamente selten, und zum anderen ist es auch notwendig, daß andere Komponenten gestärkt werden. So gibt es beispielsweise einmal ein leichtes Mittagessen für den Sanguiniker und Phlegmatiker, ein anderes Mal einen kräftigen Bratling für den Choleriker. Wichtig ist es zu erkennen, daß es unterschiedliche Bedürfnisse gibt, die auch bei einer Mahlzeit berücksichtigt werden können. Häufig ist festzustellen, daß die Menschen eigentlich ihre Vorlieben und Abneigungen für Speisen bereits aufgrund der Temperamente eingerichtet haben. Keineswegs soll die Betrachtung der Temperamente zu starrem Verhalten führen, sondern das Bewußtsein für die Verschiedenheit wecken. Damit hat man eine Möglichkeit, ausgleichend oder anregend einzuwirken.

3. Die gemeinsame Mahlzeit

Die gemeinsame Mahlzeit in der Familie, unter Freunden oder bei Tischgemeinschaften hat neben der Funktion des Essens auch eine gemeinschaftsbildende Bedeutung: Es kommt zum Gespräch, zum sozialen Miteinander. Nicht umsonst lädt man sich gute Freunde zum Essen ein.

Das Essen spricht die Seele an, erzeugt positive und negative Empfindungen. Gerade diese äußeren Eindrücke beeinflussen das Eßverhalten oft mehr als vernüftige Argumente. Daher hat sich überall eine Eßkultur entwickelt. Erst die gegenseitige Rücksicht und Toleranz schaffen die Grundlage für die Gemeinsamkeit.

Tischsitten

Tischsitten regeln die Tischgestaltung, den Gebrauch von Besteck und Gedeck und legen die wünschenswerten Verhaltensweisen fest. Dies sind zunächst Vereinbarungen einer kulturellen Gemeinschaft, wie das Essen am Tisch (in anderen Kulturen wird auf dem Boden gesessen und gegessen), das Vermeiden unangenehmer Geräusche, der Gebrauch des Eßbestecks, die Regeln der Höflichkeit. Sie müssen erlernt werden. Die Kinder erüben sie mit den täglichen Mahlzeiten, mit der Nahrungsaufnahme in der Familie, im sozialen Miteinander. Über die grundlegenden Tischsitten herrscht Einigkeit. Teilweise gibt es aber auch erstarrte Formen, die gerade von Jugendlichen kritisiert werden und dazu führten, daß neue, unkonventionelle Eßsitten sich verbreiteten wie Fast Food (s. S. 299).

Die gemeinsame Mahlzeit

Tischgestaltung

Die Umgebung spielt beim Essen eine große Rolle. Dazu gehört sowohl der Speiseraum wie auch die Gestaltung des Tisches und die Anrichtung der Speisen. Nichts ist unklüger, als in einer Gemeinschaftseinrichtung einen lieblosen, dunklen Speiseraum zu wählen. Die Stimmung der Essensteilnehmer wird dadurch sehr beeinflußt. Daher ist eine angemessene Ausstattung, ein sorgfältig und liebevoll gedeckter Tisch, gern mit etwas Blumenschmuck, eine wichtige Voraussetzung. Die Ausstattung zu Hause oder in einem Speisesaal braucht dabei überhaupt nicht aufwendig zu sein, sie sollte nur dem Anlaß angemessen sein. Im Alltag wird dies einfach sein, zu Festeszeiten oder am Sonntag wählt man eine aufwendigere Gestaltung.

Tischspruch und Tischgebet

Am Beginn einer Mahlzeit ist eine kurze Zeit der Ruhe, der Besinnung hilfreich. Häufig kommen die Menschen hektisch oder erfüllt von ihrer vorigen Tätigkeit zum Essen. Ein Tischspruch oder ein Tischgebet – je nach innerer Einstellung – hilft, aus dem Alltagsgeschehen aufzutauchen und sich den anderen Menschen und dem bevorstehenden Essen bewußt zuzuwenden. Gerade kleine Kinder nehmen diesen gemeinsamen Beginn mit einem regelmäßig wiederkehrenden Spruch oder Lied gern an. Der gemeinsam gesprochene Wunsch »Guten Appetit« oder »Gesegnete Mahlzeit« schließt diese Phase ab und eröffnet das Essen.

Hier folgen einige Tischsprüche für Familien mit Kindern, aber auch Erwachsene. Bei Tischgemeinschaften eines Mittagstisches oder einer größeren Runde sollte auch die Speisenfolge bekannt gegeben werden. Jeder möchte wissen, was ihn erwartet. Bei weniger bekannten Rezepten ist manchmal auch eine kleine Erklärung beispielsweise zu neuen Lebensmitteln oder dominanten Gewürzen sinnvoll.

Tischsprüche

Es keimen die Pflanzen in der Erdennacht,
Es sprossen die Kräuter durch der Luft Gewalt
Es reifen die Früchte durch der Sonne Macht.

So keimet die Seele in des Herzens Schrein,
so sprosset des Geistes Macht im Licht der Welt
So reifet des Menschen Kraft in Gottes Schein
Rudolf Steiner

Erdenspeise, Erdenbrot
Unserm Leibe bist du not.
Wenn wir dich mit Freuden essen,
Sei der Himmel nicht vergessen,
Der in aller Erdenkraft
Wunder wirkt und Leben schafft.
Heinz Ritter

Möge uns auch diese Speise
Stärken auf der Lebensreise.
Mög sie werden guten Sinnen.
Wahres Reden und Beginnen,
Kraft im Glücke und im Schmerz,
Wache Seele, frohes Herz,
Daß wir alle unsre Zeit
Leben in der Ewigkeit.
H. Stehr

Die gemeinsame Mahlzeit

Jedes Tierlein hat sein Essen,
Jedes Blümlein trinkt von Dir,
Hast auch unser nie vergessen –
Lieber Gott, wir danken Dir.
L. Mense

Wir reichen unsere Hände,
und danken für die Spende,
Der lieben Erde, wo alles wächst,
dem lieben Regen, der's benetzt,
der lieben Sonne, die's bescheint,
dem lieben Gott, der uns vereint.
Johannes Kühn

Gemeinsam lasset uns das Mahl beginnen
Mit Danken und mit einer Schau nach innen
Und mit der Bitte, daß der Pflanze Wachstumskraft,
In uns gewandelt, neues Leben schafft.

Erde, die uns dies gebracht
Sonne, die es reif gemacht
Liebe Sonne, liebe Erde
Euer nie vergessen werden
Christian Morgenstern

Tischgespräche

Zu einer entspannten Mahlzeit gehört zweifelsohne das Tischgespräch. Allerdings sind nicht alle Gespräche dazu geeignet. Obwohl heute »Arbeitsessen« abgehalten werden, ist diese Verbindung der Bekömmlichkeit der Speisen nicht unbedingt zuträglich. Auch das Gespräch über heikle Themen am Familientisch ist unpassend. Die Familienmahlzeit ist ein wichtiger Ort der Kommunikation, aber man sollte sich auf neutrale Themen einigen und Konflikte nach der Mahlzeit lösen. Tischgespräche sollten nicht vom Essen abhalten, ablenken oder gar die Bekömmlichkeit beeinträchtigen.

Ebenso sind alle ablenkenden Tätigkeiten neben dem Essen wie Zeitunglesen oder Fernsehen für die Verträglichkeit des Essens negativ anzusehen. Laut einer Umfrage der Deutschen Gesellschaft für Ernährung[1] wird in jeder zweiten Familie während des Essens Musik gehört und in jeder fünften ferngesehen! Daß unter solchen Bedingungen keine Gemeinschaft entsteht, dürfte offensichtlich sein.

Die Imbißkultur – Fast Food

In der heutigen Zeit haben sich die Eßbedürfnisse gewandelt. Weite Arbeitswege und kurze Mittagspausen führen zu veränderten Mahlzeiten. So entstand in unserem Jahrhundert eine neue Art der Gastronomie, die von Kritikern auch als »Unkultur des Essens« angesehen wird: Fast Food, das schnelle Essen. Man benutzt auch den Begriff »Imbiß« dafür. Mit Beginn der Industrialisierung wurde der Imbiß notwendig für die meisten Arbeiter, da es damals oftmals keine Essenspausen während der Arbeit gab, also nebenbei

---

[1] Ernährungsbericht 1984. Hrsg. Deutsche Gesellschaft für Ernährung. Frankfurt S. 123

gegessen werden mußte. Heute hat sich der Imbiß auch in der Freizeit verbreitet als schnelles Essen ohne großen Aufwand.

Das bekannteste Gericht ist der »Hamburger«, eine weiches Brötchen aus hellem Mehl, belegt mit einer Frikadelle aus Rindfleisch, gewürzt mit Ketschup und mit einem Salatblatt garniert. Angeblich sollen deutsche Einwanderer aus Hamburg in den USA diese Speise entwickelt haben. Dieser »Hamburger« wird vielfältig variiert. Andere Imbißspeisen sind Würstchen, Pommes frites, zuckerhaltige Limonaden und Colagetränke.

Der Nährstoffgehalt ist unausgewogen. Meist ist zuviel Eiweiß und Fett enthalten. Es fehlt an Ballaststoffen und Vitaminen. Dazu muß die Qualität der Rohwaren berücksichtigt werden.

Ein Grundsatz der Fast Food-Kettenbetriebe ist es, Speisen immer gleicher Qualität und gleichen Geschmacks anzubieten. So müßte theoretisch ein Hamburger in den USA genauso schmecken wie in Deutschland. Dieser Grundsatz mag die Herstellung vereinfachen, führt jedoch zu einer Standardisierung und Verflachung. Nationale und regionale Besonderheiten eines Landes, eines Gebietes gehen verloren.

Der hohe Rindfleischverbrauch in den Fast Food-Betrieben wird von Umwelt- und Dritte-Welt-Gruppen besonders angegriffen.

Ökologisch sehr bedenklich bei der Fast Food Ernährung ist auch die Verpackung in Wegwerfgeschirr und die daraus folgenden Müllprobleme. Das Plastikgeschirr fördert zudem bei der meist jugendlichen Kundschaft eine Wegwerfmentalität, steht also jeder Umwelterziehung entgegen.

Die Fast Food-Restaurants werden zum großen Teil von Jugendlichen zwischen 13 und 18 Jahren besucht. Sie können hier mit ihrem Taschengeld essen, weil es billig ist. Diese Kinder und Jugendlichen, aber auch erwachsene Kunden wissen häufig, wie aus einer Umfrage hervorgeht, daß Fast Food-Speisen nicht sonderlich zu empfehlen sind. Sie essen sie aus anderen als gesundheitlichen Erwägungen wie Zusammentreffen mit der eigenen Clique (Geselligkeit):

Die Imbißkultur – Fast Food

- es ist billig
- man wird schnell satt
- man braucht keine Tischsitten zu beachten, kann zum Beispiel kleckern, mit den Händen essen usw.
- man weiß, was einen erwartet, da die Speisen durch Vorfertigung gleich aussehen und schmecken[2]

Viele sehen in dem Verhalten der Jugendlichen auch einen Protest gegen die Essenskultur der Erwachsenen. Dazu kommt, daß in etlichen Familien die Bedeutung der gemeinsamen Mahlzeit abnimmt. Wenn zu Hause nicht gekocht wird, sondern nur Fertiggerichte aufgewärmt werden oder die Mahlzeiten nebenbei, beispielsweise beim Fernsehen eingenommen werden, so kann man von Jugendlichen nicht erwarten, in ihrer Freizeit auf gepflegte Eßkultur Wert zu legen. Das Vorbild der Erwachsenen ist prägend.

Nachdenklich sollte die Art des Essens machen. Die Restaurants oder Imbißbuden sind karg und wenig gemütlich, die Nahrungsaufnahme erfolgt schnell, oft allein und nebenbei. Zu einer gesunden Ernährung gehört aber auch die innere Ruhe, nur bei entspanntem Essen wird die Bekömmlichkeit gefördert. Dies alles entbehrt die Fast Food-Verpflegung. So passen Fast Food-Restaurants zwar in unsere schnellebige, streßreiche Zeit, tragen aber nicht zu einer ausgeglichenen Lebensweise mit gesunder Ernährung bei.

---

[2] »Fast Food«-Eßunkultur oder zeitgemäßer Ernährungsstil? Schriftenreihe Verband der Diplom Oecotrophologen e. V. H. 7 Wissenschaftl. Tagung Kiel 1986

III. Besondere Empfehlungen

1. Ernährung in Schwangerschaft und Stillzeit

In der Schwangerschaft wächst ein Kind heran. Der Organismus der Mutter stellt sich darauf ein. Das Kind erhält über das Blut der Mutter Nährstoffe, die es für sein Wachstum benötigt. Der Mutterkuchen, die Plazenta, stellt für den Nährstofftransport eine Schranke dar. Hier können unerwünschte Stoffe zurückgehalten werden. Allerdings trifft dies nicht auf alle schädlichen Substanzen zu. So dringen Alkohol und Nikotin ebenso durch wie auch Coffein und bestimmte Schadstoffe. Daher ist es wichtig, daß die werdende Mutter sich in dieser Zeit besonders sorgfältig ernährt.

Ebenso große Aufmerksamkeit wie den Lebensmitteln sollte der Anbauqualität gezollt werden. Gerade in dieser Zeit ist eine innere Anregung, ein »in Regsamkeit bringen« durch die Nahrung wichtig. Daher ist Produkten aus ökologischem Anbau, in biologisch-dynamischer Qualität der Vorzug zu geben.

Die Nahrungsmenge ist in der Schwangerschaft erhöht. Nicht richtig ist die veraltete Ansicht, daß die werdende Mutter »für zwei« essen müßte.

Es wird eine überwiegend lacto-vegetabile Vollwertkost auf Getreidegrundlage empfohlen. Sie enthält Getreide, Milch und Milchprodukte, Fette und Öle, Gemüse, Obst und Nüsse. Die tierischen Produkte Fleisch, Fisch und Eier können mäßig in der Nahrung enthalten sein. Verzichtet werden sollte auf Genußmittel wie besonders Alkohol und Nikotin, auch bei den coffeinhaltigen wird sehr zur Zurückhaltung geraten. Auf Zusatzstoffe wie Konservierungsmitel oder Farbstoffe sollte ebenfalls verzichtet werden.

Man bereitet die Speisen so schonend wie möglich zu, salzt wenig und verwendet viele Kräuter und Gewürze. Täglich sollte eine Rohkost oder ein Salat enthalten sein. Oft gibt es in der Schwangerschaft einen vorherrschenden Geschmack:

1.–3. Monat: sauer   dazu empfehlenswert: milchsaure Gemüse, Sauermilchgetränke
4.–6. Monat: süß   dazu empfehlenswert: vollwertige Süßspeisen, Trockenfrüchte
7.–9. Monat: gemischt

Empfehlenswerte Lebensmittel	zu meidende oder einzuschränkende Lebensmittel
Gemüse, roh und gedünstet Salate Obst Vollkorngetreide wie Hirse, Reis, Gerste, Dinkel, Weizen (keine blähungsfördernde Zubereitung) Müsli Vollkornbrot Vollkornteigwaren natürliche Süßungsmittel (Honig, Rübensirup, Obstdicksäfte) Milch, Sauermilchprodukte Mandeln, Nüsse (wenig Haselnüsse) Säfte, Kräutertee	stark blähende Hülsenfrüchte Nikotin Alkohol (Spirituosen, Wein, Bier) Kaffee, schwarzer Tee, Kakao Colagetränke weißes Mehl und Produkte daraus Weiß-, Toastbrot, helle Brötchen isolierte Zuckerarten (weißer, Trauben-, Fruchtzucker) Fleisch, Fisch, Eier, Wurstwaren Limonaden, Brausen

Stillzeit

In der Stillzeit bildet die Mutter Milch für ihr Kind. Dies erfordert Kraft und zusätzliche Nahrung. Dazu kommt, daß einige Bestandteile der Nahrung auch in die Milch übertreten können. Von daher sollte die stillende Frau sehr auf ihre Nahrung achten.

Von besonderer Bedeutung für die Milchbildung ist Ruhe und Regelmäßigkeit. Gerade in der ersten Zeit ist dies häufig schwer zu erreichen. Es vereinfacht aber vieles. So fällt es leichter, wenn bereits in der Schwangerschaft auf einen rhythmischen Tagesablauf geachtet wurde und diese rhythmischen Elemente beispielsweise bei der Mahlzeitenfolge oder dem Speiseplan auch in der Stillzeit Anwendung finden.

In der Ernährung sollte man am Anfang mit vielen Lebensmitteln vorsichtig sein. Besonders blähende Gemüse (Kohlarten, Hülsenfrüchte) sind zunächst zu meiden, da die Blähungen verursachenden Substanzen in die Milch übergehen können. Dies gilt auch für rohe Zwiebelgewächse (Zwiebeln, Knoblauch), manchmal auch bei gekochten. Wenn das gestillte Kind unter Blähungen leidet, sollte die Mutter viel blähungshemmenden Tee wie von Fenchel, Kümmel oder Gänsefingerkraut trinken.

Sehr saure Lebensmittel sind ebenfalls einzuschränken, da sie die Milchbildung beeinträchtigen können.

Immer häufiger gibt es Kinder, die keine Kuhmilch vertragen und sich dies durch Hautreizungen, aber auch Blähungen und Koliken äußert. Dies kann bereits auftreten, wenn die stillende Mutter Kuhmilch zu sich nimmt, das Kind die Milch nur indirekt durch die Mutter erhält. In solchem Fall kann man zunächst versuchen, mit einem speziellen homöopathischen Medikament[1] oder sonst durch Weglassen Abhilfe zu schaffen.

Zur Anregung der Milchbildung sollte viel getrunken werden. Dazu sind geeignet: Kräuter- und milde Früchtetees, stille Wasser,

---

[1] W. zur Linden: Geburt und Kindheit. 13. Aufl. Frankfurt 1991

mit Wasser verdünnte Säfte oder Getreidekaffee. Das früher empfohlene Malzbier enthält etwas Alkohol und ist daher nicht anzuraten.

Nach der ersten Zeit wird vieles vertragen. Dies müßte dann individuell ausprobiert werden.

Lebensmittel, die die Milchbildung fördern	zu meidende Lebensmittel
rohe Möhren, Möhrensaft	Kohlarten (außer Brokkoli, Blumenkohl)
wenig Blumenkohl, gedünstet	
Rohkost, Salate (nichts blähendes)	Hülsenfrüchte (Ausnahme Linsen)
Hafer-, Gerstenschleim und -brei	evtl. Zwiebelgewächse
Flockenmüsli	keine blähungsfördernde Zubereitung von Getreide
Milch, Sauermilchprodukte	Genußmittel
Kräutertee (Kümmel, Fenchel, Anis je 1 TL),	stark kohlensäurehaltige Getränke
Milchbildungstee (Weleda)	saure Säfte, Limonaden, Brausen
stilles Mineralwasser	Zitrusfrüchte, Beeren
Malzkaffee	Malzbier (alkoholhaltig)
Schlehenelixier, -saft	saure Zutaten wie Essig, Sauerkonserven
Mandeln, Mandelmus, Mandelmilch	Petersilie, scharfe Gewürze
natürliche Süßungsmittel	isolierte Zucker

2. Ernährung von Säuglingen

Die beste Nahrung für den Säugling ist die Muttermilch. Daher ist es optimal, das Kind fünf Monate lang voll zu stillen. Für viele Mütter klappt es nach der Geburt auch problemlos. Aber manchmal kommt einiges dazwischen: Das Kind kommt zu früh oder muß ärztlich betreut werden, mit dem Abpumpen klappt es nicht, es sind Mehrlingsgeburten, durch Nervosität und Aufregung bildet sich zuwenig Milch, das Kind vermag an den Brustwarzen der Mutter nicht zu nuckeln, die Mutter wird krank und braucht starke Medikamente, man hat ein Pflege- oder Adoptivkind... Bei einigen Fällen hilft fachkundige Hilfe durch Stillgruppen.[1]

Sonst erhält das Kind eine andere Nahrung. In früheren Zeiten holten sich die Eltern eine Amme, die bereits ein eigenes Kind stillte und nun noch dem fremden Kind ihre Milch gab. Dies ist heute kaum möglich. Aber der Gedanke war richtig: Die Frau bildet die optimale Nahrung für ein Menschenkind. Jede Tiermilch weist eine andere Zusammensetzung auf, die speziell für Entwicklung und Wachstum des jeweiligen Tierjungen bestimmt ist. Als Tiermilch kommt für den Menschen die Kuhmilch in Frage, die kulturell zu unserer Ernährung gehört. Sie muß aber für den Säugling verdünnt werden. Etwas besser angepaßt ist die Stutenmilch. Die Entwicklung solcher »Flaschenkinder« war oft etwas verzögert, da mit der einfachen Verdünnung nicht alle Nährstoffbedürfnisse abgedeckt wurden. Daneben gab es viele hygienische Probleme, den kleinen Säuglingen wurden für Erwachsene harmlose Mikroorganismen ge-

---

[1] Arbeitsgemeinschaft freier Stillgruppen (AFS). Postfach 31 11 12, 7500 Karlsruhe 31

fährlich. Dazu kam, daß ihnen auch der immunologische Schutz durch Abwehrstoffe in der Muttermilch fehlte.

So war es ein großer medizinischer Fortschritt, als man genauer die Zusammensetzung der Muttermilch bestimmen und angepaßtere Säuglingsnahrungen entwickeln konnte. Ebenso wurde die Bedeutung des Auskochens und der peniblen Sauberkeit bei den Flaschen und Saugern durchgeführt.

Die Muttermilch weist einige Besonderheiten auf. Ihr Eiweißgehalt liegt sehr niedrig, der Zuckergehalt ist dagegen sehr hoch. Der Fettgehalt ist etwas höher als bei Kuhmilch, Mineralstoffe sind wenig, aber ausreichend enthalten. Alle Nährstoffe liegen in leichtverdaulicher Form vor, so daß der Säugling wenig verdauen muß. Die Zusammensetzung der Muttermilch ist so optimiert, daß eine hohe Ausnutzung möglich ist und wenig Ausscheidungsstoffe entstehen.

Flaschennahrung

Eine Flaschennahrung muß leichtverdaulich und angepaßt sein an den Bedarf des Säuglings. Hier teilen sich die Meinungen. Die naturwissenschaftlich orientierten Mediziner verstehen unter bedarfsangepaßt lediglich eine Gleichheit der Nährstoffe wie in der Muttermilch. Dies ist die sogenannte adaptierte Nahrung. Von reformerischer und Naturkostseite wird dagegen neben einem Nährstoffoptimum auch ein Angebot an Vitalität und Formkräften verstanden, wie sie in einem gewachsenen Lebensmittel vorhanden ist, nicht aber in einem Nährstoffgemisch aus isolierten Einzelsubstanzen. Diese Lebensmittel werden nach den Bedürfnissen des Säuglings ausgewählt und »aufgeschlossen«, so daß sie leichtverdaulich sind. Grundlage ist verdünnte Kuhmilch. Dazu tritt Getreide als Schleim oder eine Zubereitung aus dem vollen Korn.

Das Getreide wird feinst geschrotet, eingeweicht, gekocht und nachgequollen. Für die ganz kleinen Säuglinge wird dieser Brei durch ein Sieb gegeben: Man erhält Schleim ohne gröbere Bestandteile. Fertig im Handel gibt es Reisschleim und Hirseschleim, der häufig so vorbereitet ist, daß er nur noch aufquellen muß. Aber auch bei dieser aufgeschlossenen Nahrung kann empfohlen werden, den Schleim bei der Flaschenzubereitung noch etwas zu rühren, um individuelles, menschliches Handeln zu übertragen.

Neben dem Getreideanteil und der Milch kommt zur Flaschennahrung ein Süßungsmittel, welches den restlichen Kohlenhydratanteil deckt. Neben der leichteren Verdauung regt der süße Geschmack sinnliche und seelische Prozesse an. Nicht umsonst ist auch die Muttermilch recht süß. Als Süßungsmittel bei ganz kleinen Säuglingen eignet sich Milchzucker (nur in Verbindung mit Öl oder Fett, weil er sonst abführt), später hat sich Vollrohrzucker oder Ahornsirup bewährt. Honig sollte wegen seiner Säuren, Hormone und Enzyme anfangs nicht gegeben werden.

Um den Fettanteil zu decken, wird etwas linolsäurehaltiges Öl wie von der Sonnenblume oder Weizenkeimöl zugeben.

Eine Flaschennahrung besteht dann aus folgenden Bestandteilen:

1.–3. Monat	Halbmilch (½ Milch, ½ Wasser) Reis- oder Hirseschleim Süßungsmittel Öl
4.–7. Monat	⅔ Milch (⅓ Wasser) Getreideschleim/-zubereitung Süßungsmittel Öl
ab 8. Monat	⅘ bis Vollmilch Getreidezubereitung Süßungsmittel Öl, Sahne

Eine weitere empfehlenswerte Alternative ist die Säuglingsnahrung mit Mandelmus, die von dem anthroposophischen Gemeinnützigen Gemeinschaftskrankenhaus Herdecke entwickelt wurde. Hier wird im ersten Vierteljahr kein Getreide gegeben. Dies ist hilf-

Ernährung von Säuglingen

reich für Kinder, die die heimischen Getreidearten nicht vertragen. Das Mandelmus liefert Eiweiß und Fett, so daß der Milchanteil geringer ist. Dazu kommt ein Süßungsmittel wie Milchzucker bei den kleine Säuglingen und Vollrohrzucker bei den größeren. Ab dem 4. Monat wird auch eine Getreidezubereitung dazugeben.[2]

2. Tag – 3. Monat	Drittelmilch Mandelmus Milchzucker/Vollrohrzucker
4. Monat – 5. Monat	Halbmilch Mandelmus Getreidezubereitung Süßungsmittel
ab 6. Monat	⅔ Milch Mandelmus Getreidezubereitung Süßungsmittel

Die Flaschennahrung wird anfangs 5–6 mal täglich gegeben. Dabei steigen die Trinkmengen langsam an. Mit der Einführung der Beikost, also mit Gemüse- und Milchbrei werden die Flaschen dann ersetzt.[3]

Beikost

Im 6. Monat führt man dann die erste Breimahlzeit ein: Sie ersetzt das Stillen am späten Vormittag. Hierbei ist es günstig, mit Gemüse zu beginnen, da das Kind jetzt diese Nährstoffe, besonders auch das Eisen benötigt. Geeignet sind am Anfang Möhren, später auch Blu-

---

[2] Beratungen zur Säuglingsernährung. Aus der Kinderabteilung des Gemeinnützigen Gemeinschaftskrankenhauses Herdecke in Verbindung mit dem Verein für ein erweitertes Heilwesen
[3] Kühne: Säuglingsernährung. 4. Aufl. Bad Liebenzell 1991

menkohl, Kohlrabi, Pastinaken, Brokkoli, Rote Bete, Fenchel oder Zucchini. Beim Selbstzubereiten sollte unbedingt ökologische Ware genommen werden. Bei Rote Bete muß man leider inzwischen wegen des Nitratgehaltes generell zurückhaltend sein und das Gemüse nicht zu oft geben. Die Gemüse werden geputzt, zerkleinert, schonend gedünstet und dann püriert und mit etwas Butter oder Öl versetzt. Auf Salz sollte im ganzen ersten Lebensjahr verzichtet werden, da es die noch nicht voll ausgereiften Nieren des Kindes belasten würde. Bei den Kohlgemüsen (Blumenkohl, Brokkoli) können empfindliche Kinder mit Blähungen reagieren. Es hilft oft, beim Dünsten einen Teebeutel mit Fenchel oder Kümmel mitzukochen oder entsprechenden fertigen Tee zuzugeben. Gemüsebreie brauchen nicht gesüßt zu werden. Manche Kinder haben allerdings beim Übergang von der Muttermilch große Probleme mit dem neuen Geschmack. Da ist es anfangs hilfreich, den Brei mit etwas zerdrückter Banane oder einen süßen feingeraspelten Apfel anzurichten. Später wird diesem Gemüsebrei dann vorbereitetes Getreide oder auch Kartoffel zugefügt, damit er sättigender wirkt. Etwa ab 9./10. Monat vertragen die Kinder schon etwas gröbere Bestandteile. Manche Kinder haben aber auch noch Mühe und können weiter fein pürierte Kost erhalten.

Als zweite Mahlzeit – etwa ab 7. Monat – wird der *Milchbrei* eingeführt. Er besteht aus Kuhmilch, Wasser, Getreide und eventuell einem natürlichen Süßungsmittel. Der Getreideanteil sollte wiederum gut aufgeschlossen sein, also eingeweicht, aufgekocht und nachgequollen werden. Dies gilt auch für Flocken. Hier bietet der Handel empfehlenswerte Getreidenahrungen in Demeter-Qualität an (Holle, barnhouse, Sunval), die bereits diese Verarbeitungen hinter sich haben, so daß ein kurzes Kochen, Umrühren und Nachquellen genügt. Die Milchbreie sollen mit Wasser gekocht werden, die Milch wird erst zum Nachquellen hinzugefügt. Dies schont die Nährstoffe und macht den Brei bekömmlicher für das Kind.

Bei Kindern, die keine Milch vertragen, gibt man zu dem Brei Mandelmus und ab und zu etwas von dem calciumreichen Sesammus. Ein Naturkosthersteller bietet eine Nahrung an, die diese Zutaten für milchfrei ernährte Kinder enthält (barnhouse).

Als dritte Mahlzeit (etwa 8. Monat) wird nachmittags der *Getreide-Obst-Brei* eingeführt. Es soll eine Mahlzeit sein, die vor allem Vitamine und Kohlenhydrate zuführt und wenig Eiweiß. Daher ist es ungünstig, wenn Eltern regelmäßig Fruchtyoghurts oder gar Quarkspeisen den kleinen Kindern geben. Gerade der eiweißreiche Quark sollte erst im 2. Lebensjahr gefüttert werden. Auch Yoghurt ist von seinem Säuregehalt zu mächtig für viele Kinder. Man gibt ihn gern löffelweise als Abführhilfe (nicht zur Nahrung!). Wenn *ab und an* Sauermilchspeisen vom Kind verzehrt werden – möglichst zur warmen Jahreszeit –, dann ist die mildgesäuerte Dickmilch mit Obst geeigneter.

Der Getreide-Obst-Brei enthält Obst und Getreideanteil wie Flocken, gekochte Breie, Vollkornzwieback oder auch Knäckebrot. Ein Süßungsmittel ist nur dann erforderlich, wenn das Obst nicht genügend Süße mitbringt. Dies ist im Winter und Frühjahr des öfteren der Fall.

Als letzte Mahlzeit wird morgens das Stillen (9.–11. Monat) ersetzt. Beim Frühstück zeigen sich bereits große Unterschiede bei den Kindern. Während manche Kinder noch eine Flasche mit warmer Milch-Getreidezubereitung trinken, essen andere einen gekochten Getreidebrei ähnlich dem abendlichen Milchbrei. Die kräftigen und robusteren Kinder verlangen auch schon nach Brot. Es tut aber auch diesen Kindern gut, etwas Warmes beispielsweise als Getränk zu erhalten. Auch Flockenmüsli ist morgens geeignet, wenn man die Flocken am Abend vorher einweicht und eventuell morgens kurz aufkocht. Müsli mit gröberen Bestandteilen ist erst für ältere Kinder anzuraten.

3. Ernährung von Kindern und Jugendlichen

Die Ernährung richtet sich beim Kind nach dem Entwicklungs- und Allgemeinzustand aus.[1] So wird ein Kind in Wachstumszeiten mehr und wahrscheinlich eiweißreicher essen als in Zeiten relativer Wachstumsruhe. Betrachet man sich das Wachstum von Kindern über das Jahr verteilt, so fällt auf, daß sie nicht gleichmäßig jeden Monat ein Stückchen wachsen, sondern daß es Wachstumsschübe gibt, die meist im Herbst und Frühjahr liegen. Ferner erlebt man in der Zeit vor der Schulreife einen Streckungsvorgang, ebenso in der Vorpubertät, wo ein großes Längenwachstum stattfindet. In diesen Zeiten haben die Kinder viel Appetit. Trotzdem werden sie meist nicht dicker, sondern oft eher dünner, weil die Energie der Nahrung für die Körperentwicklung benötigt wird. In den Zeiten danach füllt sich die Körpermasse auf. Die Kinder erscheinen proportionierter, der große Appetit läßt nach. Für solche Wachstumszeiten empfiehlt es sich, mehr Eiweiß, am besten in Form von Milchprodukten anzubieten. Tatsächlich trinken viele Kinder im Alter von 12–14 Jahren größere Mengen Milch oder essen viel Quark.

Neben dem körperlichen Wachstum findet eine seelisch-geistige Entwicklung statt, die sich beim Kleinkind im Aufrichten und Laufenlernen, Sprechen und Denken deutlich zeigt. Mit Beginn des Kindergartenalters im 4. Lebensjahr entwickeln sich soziale Fähigkeiten, das Kind beginnt sich in eine Gruppe zu integrieren, eine erste Lösung vom Elternhaus findet statt. Mit dem Zahnwechsel ist die Kleinkindperiode abgeschlossen. Das Kind wird um das 7. Jahr schulreif. Das Schulkind setzt sich stärker mit seiner Mitwelt in

---

[1] U. Renzenbrink: Ernährung unserer Kinder. 8. Aufl. Stuttgart 1990

Kontakt, lernt bewußt und nimmt verstärkt geistige Inhalte auf. Diese Entwicklungsphase endet mit der Pubertät. Man spricht jetzt vom Jugendlichen, der seine individuelle Persönlichkeit entwickelt und dies oft in Absetzung von seiner Umwelt äußert. So lassen sich drei Entwicklungsperioden unterscheiden:

1. Kleinkind 1.–7. Jahr
2. Schulkind 7.–14. Jahr
3. Jugendliche 14.–21. Jahr

Kleinkindperiode

In dieser Zeit ab etwa dem 2. Lebensjahr wird das Kind schrittweise an die Erwachsenenkost herangeführt. Zunächst bekam der Säugling eine flüssige Kost, danach eine breiartige, und nun beginnt die Nahrung immer gröber und fester zu werden. Das Kind ißt Brot und braucht kaum noch pürierte Nahrung.

Da das Kleinkind alles nachahmt, was es in seiner Umgebung aufnimmt, sind die Eltern auch Vorbild für das Kind. Es geht nicht, daß es ein Vollkornbrot bekommt, während die Eltern lieber helles Brot essen, ebenso wird das Kind nach Fleisch verlangen, wenn die Eltern es gern und häufig essen. Die Eltern müssen also ihre Ernährungsgewohnheiten überdenken und vielleicht ändern. Nie ist eine Gewöhnung an die Vollwertkost so leicht wie in diesem Alter der Kinder. In den ersten Jahren wird die Grundlage der späteren Ernährungsgewohnheiten gelegt. Bereits mit Beginn der Kindergartenzeit kommen die Einflüsse durch Verwandte, Freunde und Bekannte zum Tragen. In diesem Alter kann man dem Kind noch deutlich machen, daß zu Haus eine bestimmte Art der Ernährung üblich ist und woanders eine andere.

Viele Kinder besitzen einen Nahrungsinstinkt, der sie essen läßt, wenn sie Hunger haben. Man kann diesen Nahrungsinstinkt jedoch auch schwächen, indem unregelmäßig gegessen oder häufig zwischendurch genascht wird, so daß kein richtiger Hunger mehr vorhanden ist. Für Kleinkinder bewähren sich fünf regelmäßige Mahlzeiten, wobei das 2. Frühstück und die Nachmittagsmahlzeit nur Zwischenverpflegungen darstellen. Kinder sollten mit Hunger und Freude essen. Bevor sich ein kleines Kind zu viel Essen auf seinen Teller häuft, sollte man es bremsen oder selber die Portionen auffüllen. Oftmals benötigen die Kinder weniger, als die Erwachsenen meinen. Es gibt leider viele übergewichtige Kinder (ca. 15% der Klein- und 25% der Schulkinder).

Schulkind

Mit der Schulzeit beginnt eine Zeit des konzentrierten Lernens. Damit das Kind eine gute Ernährungsgrundlage dafür hat, sollte es ein ausreichendes Frühstück zu Hause einnehmen. Manche Kinder bevorzugen einen warmen Getreidebrei, andere mögen ein Flockenmüsli mit Obst und Nüssen oder gern ein Brot mit Belag und ein Glas warme Milch. Für die Pausenmahlzeit kann dann ein Brot und Obst oder Gemüsestückchen (Möhre, Kohlrabi) mitgegeben werden. Dabei sollte man zurückhaltend mit der Abwechslung sein. Kinder mögen oft lieber längere Zeit den gleichen Käse auf dem Brot und keine wechselnden Brotsorten. Auch sollten die Eltern überlegen, wie das Pausenbrot nach drei Stunden Aufenthalt in der nicht immer pfleglich behandelten Schultasche aussieht. Man verzichtet dann darauf, weiche Gemüse wie Tomaten oder Obst wie Bananen mitzugeben. Auch mit Gemüsestückchen belegte Brote werden von den Kindern nicht mehr gemocht, wenn die Tomate den Käse aufweicht oder färbt. Daher gibt man Gemüsestückchen besser getrennt mit und beschränkt sich auf leicht zu essende, transportsichere Lebensmittel.

Wichtig ist für Schulkinder auch das Trinken. Getränkeautomaten bieten oft keine wünschenswerte Alternative. Abgepackte Kleinpackungen mit Schulmilch sind kritisch zu sehen, wenn es sich um künstlich aromatisierte und gezuckerte Milchmischgetränke handelt. Auch die abgepackten Säfte sind aufwendig in der Verpakkung und verführen oft zu Spritzereien. Am günstigsten wären Kräuter- oder Früchtetees, Säfte oder Mineralwasser, die mitgegeben oder in der Schule ausgeschenkt werden.

Jugendliche

Mit Beginn der Pubertät ändert sich viel beim Jugendlichen. Es erwacht der Wille der eigenen Persönlichkeit, der Jugendliche will alles selber kennenlernen und erproben. Dies trifft auch auf die Ernährung zu: Die Extreme wollen erlebt werden wie scharfe Gewürze, übersüße Backwaren, Genußmittel, Fast food. Gerade bei der Ernährung kann sich der eigene Wille deutlich von dem der Eltern absetzen. Dies ist die Voraussetzung für die Individualität. Zu Hause kann man die Jugendlichen gern selber kochen lassen, damit sie lernen, für andere zu kochen, und die Freude erleben, etwas zu schaffen und vielleicht sogar neue, eigene Rezepte auszuprobieren.

Grundlagen der Ernährung – die Qualität

Für die Kinderernährung gilt selbstverständlich, daß die Lebensmittel eine hohe Qualität aufweisen sollen. Man sollte auf die Art des Anbaus achten und auch bei fertig gekauften Waren auf Zusätze verzichten. Man sollte sich überlegen, welche Eindrücke ein Kind erhält, wenn es gefärbte Puddings vorgesetzt bekommt? Wie soll ein Kind Geschmack entfalten, wenn es nur künstliche Aromastoffe erlebt?

Eiweiß

Eiweiß ist besonders notwendig für den wachsenden Organismus. Entscheidend ist die Eiweißart und -qualität. Jedes Kind gedeiht gut bei einer lactovegetabilen Ernährung. Milch und Milchprodukte sind neben dem Getreide wichtige Eiweißlieferanten. Je nach Alter des Kindes werden folgende Milchmengen (einschließlich Milchprodukte) vom Forschungsinstitut für Kinderernährung empfohlen:

Kleinkinder ¼ l
Grundschulkinder ½ l
Jugendliche ¾ l

Weitere Eiweißquellen sind Nüsse und Mandeln. Tierische Nahrung außer der Milch müssen nicht gegeben werden. Allerdings sollte man auch nicht zwangsweise vegetarische Kinder heranziehen. Wenn in der Familie üblich, können Fleisch und Fisch mäßig in der Kost enthalten sein.

Kohlenhydrate

Von den Kohlenhydraten ist das Getreide an erster Stelle zu nennen. Hirse, Reis, Hafer und Polenta sind bei den Kindern am beliebtesten. Jugendliche mögen gern Grünkern mit seinem pikanten Geschmack. Eine Maisvarietät, das Popcorn, läßt sich leicht selbst zubereiten und ist ein beliebter Knabberartikel. Beim Brot mögen die meisten Kinder ein aromatisches, gut durchgebackenes Vollkornbrot. Wer es irgendwie ermöglich kann, sollte mit Kindern einmal Brötchen backen, wobei sie das Mahlen des Getreides, das Ansetzen und Kneten des Teiges und das Backen miterleben. Mit zugesetzten Gewürzen ist man bei Kindern zurückhaltend. Besonders begehrt ist oft das Knäckebrot. Es eignet sich auch für eine Zwischenmahlzeit.

Süßes

Kinder mögen fast alle Süßes. Allerdings sollte dieses Bedürfnis nicht durch weißen oder andere isolierte Zucker befriedigt werden. Natürliche Süßungsmittel sind eine mögliche Alternative. Manche Eltern wollen auf alles Süße in der Kindernahrung verzichten (s. S. 231). Fast immer suchen sich die Kinder dann woanders ihre Süße, oft in unkontrollierten Mengen. Daher ist es besser, von vornherein vollwertige süße Speisen und viel Obst anzubieten.

4. Ernährung des älteren Menschen

Welche Bedeutung hat die Ernährung im Alter? Sie soll natürlich wie in anderen Lebensabschnitten den Menschen mit Nahrung versorgen, seine Kräfte anregen. Wenn die Lebenskräfte im hohen Alter nachlassen, ist weniger Nahrung notwendig, wie sich es auch im praktischen Leben bestätigt. So weisen Menschen ab 60 Jahren häufig Übergewicht durch zuviel Essen auf. Bei sogenannten Hochbetagten ab 80 Jahren findet man überwiegend normal- oder sogar untergewichtige Menschen im Gegensatz zum Bevölkerungsdurchschnitt. Ein Fehler war, daß man bis vor wenigen Jahren meinte, das geringere Essen nun besonders anreichern zu müssen. So wurden Eiweißkonzentrate in Altersheimen ausgegeben, eine Kraftquelle, die nicht mehr benötigt wird und, wie sich später zeigte, auch von Körper nicht mehr verwertet wurde und sogar Belastungen hervorrief.

Im Alter verändert sich der Organismus. So verlangsamt sich der Stoffwechsel, die Sinne lassen nach, die Hauternährung geht zurück, Krankheiten können auftreten. Für die Ernährung ist dabei bedeutsam, daß auch oft Geschmacks- und Geruchsempfindungen abnehmen, daß das Kauvermögen geringer wird durch Zahnprothesen und bestimmte Lebensmittel wie Nüsse oder kleine Saaten schlecht zu essen sind. Das Durstgefühl nimmt ab, obwohl normaler Flüssigkeitsbedarf vorhanden ist. Die nachlassende Verdauungsfähigkeit und Stoffwechseltätigkeit verlangt angepaßtere Speisen. Mit einer entsprechenden Ernährung kann darauf eingegangen werden.

Rhythmus

Der Organismus wird gestützt durch eine natürliche Lebensweise. Gerade die Beachtung von Rhythmen hilft, Kräfte zu »sparen« (s. Kapitel II.1). So sollte mehr als in jungen Jahren auf regelmäßige Mahlzeiten, auf kräftigeres Essen am Mittag und mäßiges Essen am Abend gelegt werden. Die Bevorzugung jahreszeitlich reifer Lebensmittel wirkt zusätzlich stützend.

Wärme – Kälte

Oftmals ist im Alter eine Schwächung des Wärmeorganismus zu beobachten. Der alte Mensch friert leichter, kann sich wechselnden Temperaturen nicht mehr so schnell anpassen. Der Wärmeorganismus wird von der Ernährung aus durch warme Speisen oder Getränke am Anfang der Mahlzeit unterstützt. Danach wird auch Rohkost von Gemüse oder Salaten meist gut vertragen.

Flüssigkeit

Auch im Alter sollte genügend getrunken werden (s. S. 235), also mindestens 1 l Flüssigkeit neben der festen Nahrung. Dies ist besonders wichtig, da durch zu wenig Flüssigkeit bestimmte Krankheiten gefördert werden. Hilfreich kann es sein, sich eine bestimmte Menge täglich hinzustellen.

Qualität

Die Stoffwechseltätigkeit verlangsamt sich im Laufe des Lebens bis ins Alter. So verträgt der alte Mensch oft weniger und muß auf die Art der Lebensmittel und deren Zubereitung achten. Zwei Komponenten sind wichtig:

– die sehr vitalen, rohen Lebensmittel

erfordern starke eigene Verdauungskräfte, die im Alter oft nicht mehr vorhanden sind. Dies betrifft rohes, eingeweichtes Getreideschrot (Frischkorn) oder zu viel rohes Wurzelgemüse.

– die hochverarbeiteten »mineralisierten« Lebensmittel

Diese Lebensmittel erfordern kaum Verdauungsarbeit, das heißt Abbautätigkeit in Magen und Darm. Dafür muß der Organismus um so mehr Stoffwechselaktivität leisten, um sie in menschliche Substanz zu verwandeln. Er muß eigene Kräfte aufwenden, da er aus dem Nahrungsabbau dieser Lebensmittel keine Anregung erhalten hat. Es besteht die Gefahr, daß sie nicht integriert werden und als Ablagerungen eine Belastung darstellen. Zu diesen Lebensmitteln zählen die meisten isolierten Stoffe wie Zusatzstoffe, aber auch Zucker oder hochverarbeitete Fertigprodukte.

Einzelne Lebensmittel

Getreide

Bei Vollkorngetreide sollte man im Alter ausprobieren, was verträglich ist. Oft sind die »leichteren« Getreidearten Hirse, Reis und Hafer bessser geeignet. Dinkel ist manchmal verträglicher als Weizen. Brot sollte aus fein gemahlenem Schrot und ohne ganze Körner hergestellt sein. Auch Getreidezubereitungen wie Bulgur, Grützen oder Polenta sind meist gut bekömmlich. Eventuell verwendet man mehr Graumehl als Vollkornmehl zum Backen und Kochen.

Obst

Alle Früchte sind wertvolle Lebensmittel gerade im Alter. Sie liefern Süße, Flüssigkeit und Mineralstoffe im natürlichen Verband. Besonders ist auf reifes Obst zu achten.

Gemüse

Alle Gemüsearten zählen zu einer gesunden Ernährung im Alter. Die meisten werden gedünstet bekömmlich sein. Als Rohkost kommen die verschiedenen Salate oder Gemüsefrüchte wie Gurke, Tomate, Kürbis in Betracht, die Verträglichkeit von rohem Wurzelgemüse ist dagegen unterschiedlich.

Milch

Milch spielt auch im Alter noch eine Rolle. Es werden aber die gesäuerten Milchprodukte empfohlen, da sie leichter verdaulich sind. Aber ein Glas frische Milch täglich kann empfohlen werden. Milch unterstützt die plastischen Kräfte, also den Aufbau. Sie ist in erster Linie ein Getränk für Kindheit und Jugend, wird daher nur in begrenzter Menge im Alter empfohlen.

Fleisch und Fisch

Nahrung vom tierischen Organismus stützt die irdische Seite des Menschen (s. S. 99), führt also zum Materiellen, Festen und Realen. Dies ist aber nicht die altersgemäße Anregung. Besser ist es, die Leichte und Lockerheit durch Früchte und Getreide zu betonen. So ist ein mäßiger Verzehr anzuraten.

5. Ernährung von Männern und Frauen

Häufig wird in Familien bestätigt, daß Männer und Frauen andere Vorlieben bei Speisen haben. So bevorzugen Männer tierische Produkte, mögen Gebratenes und käftige Aromen. Frauen stellen eher um auf eine vegetabile Kost mit Getreide als Schwerpunkt. Sie verwenden mehr heimische Kräuter zum Würzen. In der Statistik kann man die Unterschiede erkennen.[1]

Männer essen insgesamt mehr, da sie in der Regel größer und kräftiger sind. Die Bedarfszahlen liegen auch höher. Männer essen etwas mehr Fleisch, Fisch und Wurstwaren als Frauen. Bei Frauen dominiert prozentual zur Gesamtmenge Käse, Kartoffeln und Brot. Männer essen beim Fett mehr Margarine, während der Butterverzehr bei beiden gleich hoch ist, das heißt, daß die Frauen relativ mehr Butter bevorzugen.

Frauen essen mehr Obst. Besonders deutlich wird dies bei heimischen Arten. Während Männer dabei sehr zurückhaltend sind, verzehren sie etwas mehr Südfrüchte, aber relativ immer noch weniger als Frauen. Auch der Gemüseverzehr liegt bei Frauen relativ höher. Auffallend ist dies bei Salaten und roh verzehrten Gemüsen wie Gurken und Tomaten. Gemüsekonserven werden dagegen mehr von Männern gegessen – wahrscheinlich durch Kantinennahrung bedingt. Nur Zwiebeln verbrauchen Männer und Frauen gleich.

Frauen verzehren dafür mehr Süßigkeiten, Schlagsahne und Eis. Schokolade wird von beiden Geschlechtern gleich viel bevorzugt. Da Frauen eine insgesamt niedrige Verbrauchsmenge haben, ist der

---

[1] Ernährungsbericht 1984. Hrsg. Deutsche Gesellschaft für Ernährung. Frankfurt S. 13–35

prozentuale Zuckerverbrauch dadurch höher als bei Männern. Der durchschnittliche Zuckerverbrauch ist bei beiden Geschlechtern etwa gleich. Männer trinken mehr zuckerhaltige Erfrischungsgetränke, während Frauen mehr Süßwaren (Gebäck, Pralinen) und Kuchen bevorzugen.

Bei den Genußmitteln liegen die Männern vorn. Dies gilt für Kaffee, Tee und Colagetränke, in besonderem Maße aber für alkoholische Getränke. Da verbrauchen Männer die dreifache Menge an Bier, die zweifache Menge an Wein, Spirituosen und die anderthalbfache Menge an Sekt. Der geringste Unterschied ist beim Kaffee zu verzeichnen.

Die tierischen Produkte Fleisch, Wurst und Fisch regen vor allem das reale, auf irdisch-materielle Gegebenheiten gerichtete Denken und Tun an.

Gemüse und Obst besonders roh gegessen stärken das Vitale, Leichtigkeit und Lockerheit.

Zucker stellt die Grundlage unserer Muskel- und Nerventätigkeit dar. Sein süßer Geschmack erzeugt ein Wohlbefinden und stärkt in gewisser Weise das Bewußtsein (s. S. 115). Die Gefahr liegt im zu hohen Verbrauch, in der Zucker- und Naschsucht. Die Werte liegen bei den Frauen recht hoch.

Diese Unterschiede im Lebensmittelverbrauch deuten in die Richtung, daß Männer mehr das Reale, Irdische, Frauen mehr das Vitale, Intuitive in sich anregen. Diese Aussagen beziehen sich auf die Durchschnittsdaten, zeigen also einen Trend. Der individuelle Mensch kann einen sehr davon abweichenden Lebensmittelverbrauch haben und damit auch andere Impulse stützen.

6. Ernährung bei Berufstätigkeit

Im Alltag bleibt heute meist wenig Zeit zum Zubereiten und Kochen der Speisen. Ein großer Teil der Menschen ist berufstätig, aber auch beispielsweise Mütter mit Kleinkindern können nicht viel Zeit zur Mahlzeitenbereitung aufbringen. Daher sind für den Alltag einfache, schnell zuzubereitende Rezepte notwendig. Vollwertkost gilt oft zu Unrecht als aufwendig. Das Prinzip jeder gesunden Ernährung ist gute Vorplanung. Man muß sich vorher überlegen, was man essen will, welche Zutaten man benötigt und welche Vorbereitungen notwendig sind.

Nicht immer ist es für Berufstätige möglich, am Arbeitsplatz in der Kantine zu essen. Auch das regelmäßige Essen in Gaststätten und belegte Brote sind meist keine dauerhafte Alternative. Man kann sich aber durchaus fertige Speisen zu Hause zubereiten und mitnehmen. Dazu sind geeignet: Salate, Getreidesalate mit Gemüse oder Obst, Milchspeisen, fertig gebackene Bratlinge, warme Grützen im Thermogefäß, um nur einige zu nennen.

Ist man auf ein nicht vollständig befriedigendes Essen in einer Gemeinschaftsverpflegung angewiesen, so sollte man bei den anderen Mahlzeiten ausgleichen und ergänzen. Meist mangelt es an frischem Salat und Obst. Für den Abend lassen sich zu Hause auch leichte Gerichte wie Suppen zubereiten, die mit Gemüse und Getreideschrot aufgewertet sind.

Die Zubereitung von Getreide kann länger dauern, aber sie erfordert nur wenige Handgriffe, dafür Quellzeit. So kann man Getreide (ganzes Korn) bis zu 10 Stunden einweichen, also in der Nacht oder am Tage, wenn man zur Arbeit geht. Danach wird es gekocht, und man läßt es quellen, ebenfalls über Tag oder in der Nacht. Dann hat man am Abend oder Morgen ein fertiges Getreide, das mit etwas Öl, Gemüse, Salat oder Obst ein vollwertiges Essen ergibt. Schneller geht es mit den Getreideprodukten Bulgur, Cous-Cous, Grützen oder Grieß, die nur ½ Std. Koch- und Quellzeit benötigen und dann fertig sind. Bratlinge aus Getreideschrot mit Gemüse, Gewürzen, Quark und eventuell Ei lassen sich fertig braten und im Kühlschrank ein paar Tage aufbewahren. Diese Beispiele zeigen, daß auch solche Kost schnell und schmackhaft zuzubereiten ist. Die Umstellung liegt meist in der Vorausplanung und notwendigen Vorbereitung.

IV. Formen der Fehlernährung

Unterernährung und Magersucht

Die geeignete und angemessene Ernährung eines Menschen ist ein Pendeln um die richtige Mitte. Einmal wird zuviel, einmal zuwenig gegessen, es gibt Tage mit einseitiger und Tage mit ausgeglichener Kost. Erst wenn die Einseitigkeit zunimmt, also zur Regel wird, kann man von einer Fehlernährung sprechen, beispielsweise wenn über längere Zeit zuwenig oder zuviel gegessen wird.

Die Bedingungen für die Art der Ernährung liegen in äußeren und inneren Faktoren. Äußere Faktoren betreffen die Verfügbarkeit, das Vorhandensein von Nahrung. Viele Menschen leiden auch heute noch unter Nahrungsmangel. In Kriegs- und Krisengebieten gibt es Hunger und nachfolgend Unterernährung. Innere Faktoren kommen aus dem Menschen selbst. In extremer Form kommt es zu Eßstörungen wie Magersucht, Fettsucht oder Bulemie.

Für Nahrungsmangel in einer Region oder bei einem Volk gibt es natürliche Ursachen wie Mißernten durch extreme Witterung oder Naturkatastrophen. Meist aber sind es vom Menschen hervorgerufene Ursachen wie Kriege, Umweltzerstörung und politische Gründe. So stellt sich der Nahrungsmangel häufig als soziales Problem dar. Hilfe von außen durch Nahrungsmittellieferungen können kurzfristig Not lindern, verbessern aber kaum die Mangelsituation, da sie an den Ursachen nichts ändern.

Bei der Unterernährung erhält der Mensch zu wenig Nahrung. Es kommt zunächst zur Abmagerung, dann zu Funktionsstörungen, nachlassender Willenstätigkeit und Apathie. Starke Unterernährung kann zum Tode führen.

Formen der Fehlernährung

Magersucht

Daneben gibt es Unterernährung aus inneren, seelischen Gründen. Diese Krankheit nennt man Magersucht. Sie tritt vorwiegend bei jungen Mädchen, selten Jungen auf. Sie geht einher mit einem gestörten Körperverhältnis. Das Ideal einer überschlanken Figur herrscht vor. Um dies zu erreichen, wird kaum noch Nahrung zu sich genommen. Die Magersucht ist demnach keine Ernährungskrankheit, sondern eine seelische Erkrankung, die in die Hand eines erfahrenen Arztes gehört. Neben einer angemessenen Aufbaukost werden auch Therapien notwendig sein.

Überernährung und Fettsucht

Das Gegenbild der Unterernährung ist die Überernährung. Sie tritt auf, wenn ein reichliches Nahrungsangebot vorliegt und man sich beschränken muß, Verzicht üben muß. Übergewicht war schon immer ein Problem, früher der reicheren Schichten, heute der Industrieländer. Die Abnahme schwerer körperlicher Arbeit ohne Verminderung der Nahrungsmenge führt auch zu Übergewicht. Die Definition des Übergewichtes hängt von gesellschaftlichen Normen und Moden ab. Zuwenig wird oft auf konstitutionelle Unterschiede der Menschen bei der Festlegung vom Übergewicht eingegangen. Allerdings sollte »der schwere Knochenbau« auch nicht als Ausrede genommen werden.

Übergewicht wird heute nicht als Krankheit gesehen – nur bei stark gesteigertem Körpergewicht, der Fettsucht. Es gilt aber als Risiko für Folgekrankheiten. Auch deshalb ist eine Normalisierung des Körpergewichts anzustreben. Keineswegs sollte dies durch schnelle, aber einseitige Diäten, sogenannte Crash-Diäten, erfolgen. Sie versprechen rasche Erfolge, haben aber keine dauerhafte Wirkung. Eine veränderte Ernährung, die langsame Ausbildung anderer Eßgewohnheiten und körperliche Betätigung sind notwendig.

Fettsucht (Adipositas)

Besonders deutlich wird das Übergewicht an der Fettsucht. Ihre Ursachen liegen ebenfalls im seelischen Bereich. Die Einstellung zum Essen ist gestört, der Mensch erkennt nicht mehr die normale Sättigung, es kommt zur ungehemmten Zufuhr an Lebensmitteln mit nachfolgender, teilweiser extremer Gewichtszunahme. Auch hier liegt oft schon ein suchtbestimmtes Krankheitsverhalten vor. Der Hinweis auf eine notwendiges Abnehmen, auf die Durchführung einer Diät, nutzt meist wenig, haben diese Menschen doch bereits zahlreiche erfolglose Diätversuche hinter sich, die sie mutlos machten. So muß auch diese Krankheit ärztlich betreut werden. Neben dem Erlernen von neuen Eßgewohnheiten sind weitergehende Therapien erforderlich.

Bulemie

Eine neuere Form von Eßstörung erscheint wie die kombinierte Form von Fett- oder Magersucht. Dies ist die Bulemie, die Eß-Brechsucht. Hier pendeln die betroffenen Menschen, überwiegend Frauen, zwischen Heißhungerattacken mit übermäßiger Nahrungsaufnahme und anschließendem Erbrechen. So steht einem triebhaften Verhalten, einem übermächtigen Wollen nach Essen das kontrollierte Verhalten des Denkens an die Folgen mit der Lösung des Erbrechens gegenüber. Bulemische Patienten sind äußerlich unauffällig, meist normal- oder idealgewichtig.

Diese Eßstörung ist ebenfalls eine Erkrankung, die wie Mager- oder Fettsucht therapeutisch angegangen werden muß.

Diese drei erwähnten Eßstörungen Magersucht, Fettsucht und Bulemie sind nicht leicht zu beheben. Während andere Süchte häufig durch Vermeidung des Auslösers wie beispielsweise Alkohol begrenzt werden, müssen alle Menschen essen. Jede Mahlzeit ist eine Versuchung, in das alte Fehlverhalten zurückzufallen.

Die Zunahme der Eßstörungen – Schätzungen gehen bei Bulemie

Formen der Fehlernährung

und Magersucht von 1–5% der Frauen aus, hat sicherlich verschiedene Ursachen.[1]

Ein Grund, warum sich solche Störungen gerade beim Essen zeigen, liegt auch in der einseitigen abstrakten Sicht der Ernährung, dem »Kaloriendenken«, begründet. Die Beurteilung der Lebensmittel nur nach ihrem Energiewert, als ob etwas »dick« macht, führt zu falscher Einstellung gerade bei jungen Mädchen. Menschen, die Angst um ihre Figur haben, führen häufig Diäten durch, bei denen sie täglich nur eine äußerst knappe Kalorienmenge essen dürfen. Dies wird an Kalorientabellen überprüft. Damit entfremden sie sich den Lebensmitteln, der Beginn von Fehlbeurteilungen mit nachfolgend falschen Ernährungsgewohnheiten ist gelegt.

Fehlernährung

Eine Fehlernährung liegt vor, wenn einseitig gegessen wird. Sie tritt oft auf, wenn die Nahrung sehr knapp ist und nur wenige Lebensmittel gegessen werden können. Sie ist dann eine Vorstufe der Unterernährung. Auch bei extremen Kostformen oder einseitigen Ernährungsrichtungen kann Fehlernährung auftreten. So ist beim starkem Eiweißmangel die Krankheit Kwashiorkor bei kleinen Kindern in armen Ländern verbreitet. Vitaminmangelkrankheiten sind bei einer Kost ohne ausreichend Obst und Gemüse bekannt. Die übliche Zivilisationskost führt mit ihrem hohen Fettgehalt und Zuckeranteil ebenfalls zu Fehlernährung (s. S. 16). Wir sind heute durch den Überfluß an Nahrungsmitteln, dem übermäßigen Genießenwollen bis zum Suchtverhalten gefährdet.

Während bei Fehlernährung aus Mangel ein größeres Nahrungsmittelangebot und manchmal besseres Ernährungswissen helfen kann, erfordert das Vermeiden von Fehlernährung im Überfluß ein bewußtes Ernährungsverhalten mit Verzichtenkönnen.

[1] J. Bockemühl: Krankhafte Störungen der Eßgewohnheiten. Magersucht und »Freßsucht«. Merkblatt Nr. 129 Vereins für ein erweitertes Heilwesen. Bad Liebenzell 1987.

v. Ernährung als Heilkost

1. Ernährung und Zahngesundheit

Karies und Parodontose sind heute die häufigsten Zahnerkrankungen. Bei beiden ist der Einfluß der Ernährung unbestritten, wenngleich sie nicht nur durch falsche Ernährung hervorgerufen werden. Weitere Ursachen können sein: erbliche Disposition, Krankheitseinflüsse, Medikamenteneinnahme oder Schwermetallbelastung.

Bei der falschen Ernährung spielten hauptsächlich die isolierten, hochverarbeiteten Lebensmittel eine Rolle, allen voran der Zucker, aber auch helles Mehl und klebrige Süßigkeiten. Auch salzhaltige Knabbereien wie Chips schädigen aufgrund ihres Anteils an leicht abbaubaren Kohlenhydraten. In vielen Naturvölkern, die keinen Zugang zu unserer hochverarbeiteten Zivilisationskost haben, sind Zahnschäden unbekannt.[1]

Was kann man zur Verbesserung seiner Zahngesundheit tun? Die Bakterien, die den Zahnschmelz angreifen, ernähren sich von Nahrungsresten, die sich zwischen den Zähnen ablagern. Daher ist Mundhygiene, das regelmäßige Zähneputzen nach den Mahlzeiten, wichtig. Die beste Art der Putztechnik lasse man sich und vor allem den Kindern beim Zahnarzt zeigen.

In der Ernährung minimiere man weitgehend die Süßigkeiten, isolierte Zucker und helle Mehle. Statt dessen sind dunkle Brote zu bevorzugen, die das Kauen und damit die Speichelbildung anregen. Obst und rohe Gemüsestückchen sind als Zwischenmahlzeit in Verbindung mit einem Brot als Pausenfrühstück für Schulkinder und Berufstätige zu empfehlen. Ebenso ist dem ausreichenden Calcium-

---

[1] H. Lauffer: Unsere Zähne – Opfer der Zivilisation. Merkblatt Nr. 132 Verein für ein erweitertes Heilwesen. Bad Liebenzell 1988

angebot in der Nahrung Aufmerksamkeit zu schenken: Milch und Milchprodukte als Calciumquelle sind ebenso zu nennen wie Nüsse und Ölsaaten, aber auch Gemüse wie Sauerkraut und Grünkohl.

Natürliche Süßungsmittel greifen auch die Zähne an, wenn sie in konzentrierter Form, beispielsweise als Brotbelag, verzehrt werden. Als Süßungsmittel im Gebäckteig verliert sich ihre starke Konzentration. Ihr Vorteil ist, daß sie neben Zucker noch wichtige Begleitsubstanzen aufweisen und daher den Stoffwechsel nicht einseitig belasten wie isolierte Zucker (s. S. 231).

Was ist mit sogenannten zahnschonenden Zuckern (Zuckeraustauschstoffen) wie Xylit oder Isomalt? Sie greifen die Zähne nicht an, weil sie im Mund nicht verdaut werden können wie andere Zuckerarten. Sie gelangen unverdaut in den Darm, werden erst dort teilweise aufgespalten. Der Stoffwechsel wird durch diese isolierten Zucker ebenso einseitig belastet wie durch den weißen Zucker. Daher sind auch sie kritisch zu sehen. Außerdem verändern sie nicht das Ernährungsverhalten, die Kinder essen weiterhin viel Süßes, bleiben an diesen Geschmack gewöhnt.

Häufig wird zur Zahnerhaltung die Verwendung von Fluor empfohlen. Fluor ist ein natürliches Spurenelement, welches aber nur in geringen Mengen in Zahn und Knochen vorhanden ist. Daher ist seine Anwendung wegen möglicher Nebenwirkungen sehr umstritten. Will man Fluor anwenden, so sind fluoridhaltige Heilwasser zu empfehlen, in denen Fluorid begleitet von einem Spektrum anderer Mineralstoffe vorkommt.[2]

Die Zahngesundheit kann durch solche Ernährungsumstellungen verbessert werden. Das erfordert aber eine dauerhafte Neuorientierung und ein Einhalten dieser Regeln.

---

[2] P. Kühne: Das Spurenelement Fluor – seine Bedeutung in der Nahrung. »Ernährungsrundbrief« Nr. 66 (1988) Bad Liebenzell S. 4–13

2. Stärkung der Abwehrkräfte – Ernährung und Immunität

Unser Immunsystem ist Teil unseres biologischen Selbst, unseres Organismus. Alle lebendigen Strukturen erhalten sich nicht durch Stillstand, sondern durch ständige, geregelte Bewegung oder Tätigkeit. So ist beispielsweise unser Organismus ständig in einem Ab- und Umbau begriffen. Stoffe werden verändert, verbunden, gelöst, abgelagert oder ausgeschieden. Nach etwa sieben Jahren besitzt unser Körper keine der alten Substanzen mehr: Sie wurden ausgetauscht. Ein Leben in steriler Atmosphäre würde uns krank und anfällig machen. Wir erleben dies im Frühjahr, wenn wir nur »in der Stube gehockt« haben und die frische Luft uns sogleich niederwirft: Wir erkälten uns. Das Immunsystem vermag nicht die vielen fremden Einflüsse sofort zu überwinden. Ebenso ist es mit dem ständigen Verzehr einer sterilen Nahrung: Sie fordert unser Immunsystem nicht, macht es schwach und uns anfällig. Nicht umsonst steckt das Kleinkind alles in den Mund: Zum einen verinnerlicht es diese Gegenstände durch das Ertasten und Erschmecken, zum anderen lernt es das mikrobielle Milieu seiner Umgebung kennen und sich dagegen behaupten. Dieser Vorgang ist nichts anderes als ein Aufbau und eine Stärkung der Abwehrkräfte.

Auch an Nahrungsmitteln bildet sich das Immunsystem beim Säugling. So erhält das Kind erst Muttermilch und wird dann schrittweise an die Erdennahrung herangeführt. Hierin liegt auch der Grund, weshalb man eine Säuglingsnahrung nicht mit zu vielen verschiedenen Lebensmitteln mischen sollte. Es gibt nämlich neben der Unterforderung auch eine Überforderung des biologischen Organismus. Die täglichen Anforderungen entsprechen eher einem mehr oder minder rhythmischen Pendeln zwischen starker und schwacher Anforderung.

Nur dieses tägliche Training durch die Anforderungen führt dazu, daß sich ein gesundes, kräftiges Immunsystem entwickeln und erhalten kann. Von solchem Immunsystem werden auch kurzzeitige starke Anforderungen besser überstanden, das heißt man erkrankt beispielsweise nicht, obwohl eine »Grippewelle« herrscht.

Wie lassen sich diese Aussagen auf die Ernährung anwenden?

1. Das Beispiel des kleinen Kindes verdeutlicht recht gut, daß Aufbau und Erkraftung des Immunsystems schrittweise, in langsamer Entwicklung geschehen soll. Diese Tatsache sollte bei jeder Nahrungsumstellung bedacht werden. Wer jahrelang nur ein einseitige Zivilisationskost zu sich genommen hat, der kann durch eine abrupte Umstellung auf eine rohkostreiche Vollwertkost mit teilweise ganz neuen Nahrungsmitteln sein Immunsystem überfordern.

2. Ferner ist zu beachten, daß ein naturbelassenes Lebensmittel eine wesentlich größere Anforderung an den Organismus stellt als eine gekochte, aus minderwertigen Rohwaren hergestellte Speise. Das ist ganz deutlich daran zu erkennen, daß beispielsweise ein Vollkornweizen wesentlich mehr Inhaltsstoffe und natürliche Kräftegefüge besitzt als ein weißes Mehl. Der Organismus muß sich damit auseinandersetzen und diese Stoffe abbauen und die Kräfte überwinden. Die Zunahme von Nahrungsmittelallergien gerade gegenüber vielen naturbelassenen Lebensmitteln wie Weizen, Milch oder einem Gemüse wie Sellerie ist sicherlich ein Zeichen von Überforderung eines durch Zivilisationskost geschwächten Immunsystems.

3. Ebenso bewirkt eine übliche Zivilisationskost eine zu schwache Forderung des Immunsystems. Dazu tritt eine Belastung: Fremdstoffe, Reste von Bioziden oder Medikamenten erfordern einen Abbau bzw. Entgiftung vom Organismus, die unser Immunsystem unrhythmisch und spontan fordert und auf Dauer überfordert.

4. Der Organismus benötigt für seine Abwehrtätigkeit verschiedene Stoffe wie Spurenelemente oder Vitamine. Folgende gelten als

Bestandteil von zelleigenen Abwehr- und Entgiftungssystemen: Selen, Schwefel, Eisen, Zink und die Vitamine C und E. Es ist bekannt, daß beispielsweise Mineraldüngung und saurer Regen den Pflanzen die Aufnahme gerade von solchen selteneren Spurenelementen erschwert. Die Minerale des Düngers treten als Konkurrenz auf wie Schwefel (als Bestandteil des Thomasphosphats) gegenüber Selen (s. S. 125). Auch können die Spurenelemente unlöslich in Komplexen gebunden werden wie beispielweise Zink in Phosphorverbindungen. Die Pflanzen enthalten dann weniger dieser Substanzen. Daher sollten Lebensmittel bevorzugt werden, die aus biologisch-dynamischem oder kontrolliert biologischem Anbau stammen.

So können als Voraussetzung für eine Stärkung des Immunsystems angesehen werden:
1. Das Immunsystem wird durch langsame stetige Anforderungen aufgebaut und gestärkt.
2. Naturbelassene Lebensmittel stellen eine größere Anforderung an unser Immunsystem als übliche Zivilisationskost.
3. Konventionelle Kost mit stark verarbeiteten Lebensmitteln unterfordert unser Immunsystem. Fremdstoffe, Rückstände und Schadstoffe belasten es zusätzlich, ohne aufbauend zu wirken.
4. Es gibt besondere »Schutzstoffe«, die das Immunsystem für seine Aufgaben benötigt.

Stärkung des Immunsystems:

Der Nahrungsabbau findet im Verdauungssystem statt. Daher ist die erste Maßnahme einer gesunden Verdauung das ausreichende Kauen und die ruhige, nicht zu schnelle oder hektische Nahrungsaufnahme. Sie erleichtern die nachfolgenden Verdauungsprozesse und leiten die »Überwindung« des Fremden, der Nahrung, ein. Beim Magen werden seelische Gestimmtheiten die Verdauungsfähigkeiten mitbestimmen. Hier kommt es auf eine »seelische Hygiene« an. Ärger, Streß, Ängste sollten vor der Mahlzeit bewältigt bzw. zurückgestellt werden. Dazu verhilft oft eine kurze Besinnung, ein Tischspruch oder ein Gebet, um seine Gedanken und Empfindungen vom Alltagsgeschehen zu lösen.

Besondere Aufmerksamkeit muß einer guten Tätigkeit der Darmflora gewidmet werden. Hier liegen bei vielen Menschen Schädigungen vor. Oftmals genügt eine Ernährungstherapie allein nicht, ärztlich verordnete Heilmittel wie beispielsweise Symbioselenkung müssen ergänzen. Wie eine Ernährung gestaltet sein sollte, die die Darmflora aufbaut, ist in der nachfolgeden Tabelle aufgeführt.

Ernährungshinweise zur Stärkung der Darmflora
- tägliche Zufuhr von milchsauren Speisen
  a) Sauermilchprodukte wie Yoghurt, Sauermilch, Schwedenmilch, Buttermilch
     oder Molke
  b) milchsaure Getränke wie Brottrunk, Kwaß, milchsaure Gemüsesäfte oder Sauerkrautsaft oder milchgesäuertes Gemüse wie z. B. Sauerkraut
- täglich eine Portion Rohkost oder Salat essen
  Dabei sollte Gemüse der Jahreszeit aus biologisch-dynamischem Anbau genutzt werden. Es empfiehlt sich Wurzel-, Blatt- und Fruchtgemüse zu kombinieren.
- basenreiche Lebensmittel bevorzugen
  täglich ein Stück Obst
  viel Gemüse aller Art, roh und gegart
  Gemüsebrühe (aus ausgekochten Gemüseabfällen) trinken
- säurereiche Lebensmittel vermindern wie
  tierische Eiweiße: Fleisch, Fisch, Wurst und Eier
  Weißmehl und Produkte daraus, isolierte Zucker (weißer Zucker, Trauben- oder Fruchtzucker, Sorbit)
  raffinierte Fette und Öle
  Schokolade, andere Kakaoprodukte, Süßigkeiten
  Kaffee, schwarzer Tee, Alkohol

– ballaststoffreiche Ernährung anstreben
mit Vollkornprodukten (Brot, Getreidespeisen, Vollkornnudeln)
viel Gemüse und Obst

Nahrungsmittel, die mit Zusatzstoffen versehen sind, werden konsequent weggelassen.

Organe, die besonders der Entgiftung dienen, sollen gestärkt werden. Dies ist in erster Linie die Leber. Ernährungshinweise sind in der folgenden Tabelle zu finden. Daneben werden die Ausscheidungen angeregt, was für die Nieren eine Entlastung und Stärkung bewirkt.[1] Hier sind Tees aus Brennessel, Birke oder Schachtelhalm angezeigt. Beim Getreide wirken Reistage in diese Richtung. Die Nahrung sollte wenig Kochsalz, dafür viel Obst und Gemüse enthalten.

Nach der Entgiftung und Ausscheidung ist besonders ein vollwertiger Aufbau und Anregung des Stoffwechsels wichtig. Diese Kost wird dann Alltagsnahrung, mit viel Gemüse und Obst, Vollkorngetreide verschiedenster Art, Milch und Milchprodukten, Ölsaaten wie Sesam und Sonnenblumenkerne oder hochwertigen Ölen, Nüssen sowie Gemüse- und Fruchtsäften.

Ernährungshinweise zur Stärkung der Leberfunktion
– Anregung durch Bitterstoffe
  a) Kur mit Bittertees z. B. 3–4 Wochen täglich 2 x Bittertee wie von Löwenzahn, Wermut, Enzian oder Tausendgüldenkraut trinken, auch in der Alltagskost des öfteren Bittertees als Getränk zu sich nehmen.
  b) Gemüse mit Bitterstoffen essen wie Endivien, Radicchio, Schwarzwurzel, Zuckerhut
  c) Gewürze mit bitterer Komponente wie Löwenzahn, Kamille, Estragon, Eberraute, Wermut

---

[1] U. Renzenbrink: Umweltkrise. Immunschwäche. Wie ernähren wir uns? Dornach 1988

- höhere Kohlenhydrate wie
  Getreidespeisen, besonders Roggen und Gerste, Vollkornbrot
- mäßige Eiweißzufuhr
  Bevorzugung pflanzlicher Eiweiße in Getreide, Nüssen, Ölsaaten sowie Milch und Milchprodukte
- mäßige Fettzufuhr
  Vermeiden schwerer tierischer Fette, gehärteter Fette
  Bevorzugen kaltgepreßter Öle, Ölsaaten und Butter
- Unterstützung der Entgiftungsfunktionen durch schwefelhaltige Lebensmittel
  Zwiebelgewächse: Knoblauch, Zwiebeln, Porree, Schnittlauch
  Kreuzblütler: Kresse, Senf, Meerrettich
- kein Alkohol

Wärme ist die Grundlage unserer seelischen und geistigen Entfaltung. Das Immunsystem, welches dem Schutz der biologischen Individualität dient, also zentral mit der Ich-Organisation verbunden ist, braucht ebenfalls diese Wärmekomponente. So wäre nichts falscher, als nur Rohkost oder sogar Frischkorngetreide zu geben. Der Organismus muß bei diesen Lebensmitteln selber alle Wärmeprozesse erbringen und wird oftmals damit überfordert. Daher spielen die gegarten Speisen eine große Rolle. Es sollte täglich eine warme Mahlzeit gegessen werden. Manche Menschen benötigen auch morgens einen warmen Getreidebrei zur Anregung des Stoffwechsels. Öle, Ölsaaten und Nüsse enthalten die verstofflichte Sonnenwärme wie auch Früchte jeglicher Art. Getreide sollte sorgfältig eingeweicht, gekocht und nachgequollen werden bzw. bei Teigen auf ausreichende Ruhezeiten geachtet werden. Überhaupt ist es wichtig, auf ausgereifte Lebensmittel zurückzugreifen.

Wichtig ist eine langsame Ernährungsumstellung. Sie kann gut mit ein paar Fastentagen oder Entgiftungs- und Ausscheidungskuren begonnen werden. Darauf folgt eine vollwertige Aufbaukost.

3. Die Frühjahrskur

Frühling ist Aufbruch, Umkehr und Wendepunkt. So wurde er seit alters her zur Befreiung von Ballast und zum Neubeginn genutzt. Im Sinne einer ganzheitlichen Lebensweise hilft eine Frühjahrskur dem Menschen zur Besinnung, Reinigung und Aufbau. Die Frühjahrskur umfaßt den körperlichen, seelischen und geistigen Bereich. Sie besteht nicht aus Vorschriften, sondern sollte vom einzelnen Menschen, von der Familie individuell gestaltet werden. Hierzu einige Anregungen:

1) Rückblick
   - Bestandsaufnahme der Situation, Anschauen der Gewohnheiten, seelisches Befinden, körperliche Beschwerden
2) Reinigung
   - Veränderungswünsche und -vorstellungen, gute »Vorsätze« fassen
   - knappe Ernährung, evtl. Durchführung einer Fastenzeit
3) Aufbau
   - körperliche Bewegung, besonders im Freien wie Spaziergänge, sportliche Aktivitäten, bewußtes Atmen in guter Luft
   - kräftigende, vitale Ernährung
   - Hautstoffwechsel anregen durch frische Luft, Wasseranwendungen, Förderung der Ausscheidungen
   - Anregungen und neue oder wieder aufgenommene Impulse im seelischen und geistigen Gebiet

Für die Ernährung bedeutet dies, daß der Organismus zunächst von altem Ballast befreit wird. Hierzu kann man eine kurze Fastenzeit durchführen (s. Fasten) oder eine energiemäßig knappe Ernäh-

Die Frühjahrskur

rung bevorzugen, die Genußmittel wie Kaffee, schwarzen Tee, Alkohol und Nikotin weglassen. Dafür ißt man viel Rohkost und kein tierisches Eiweiß von Fleisch, Fisch, Eiern und Quark, wenig Salz und keine scharfen Gewürze. Milchsaure Säfte wie besonders Sauerkrautsaft und Selleriesaft werden zur Förderung der Darmreinigung und Ausscheidung empfohlen. In dieser Zeit trinkt man reichlich kalorienfreie Getränke wie Kräuter-, Früchtetee, Mineral- oder Heilwasser. Unterstützend wirkt ein Safttag, an dem nur eine Menge von 0,75 – 1,25 l Gemüsesaft neben den kalorienfreien Getränken zu sich genommen wird.

In der Aufbauzeit wird die Ernährung verstärkt angereichert mit frischem jungen Grün von Kräutern und Wildsalaten (Löwenzahn, Brennessel, Schafgarbe), Sprossen von Getreide oder Ölsaaten. Damit nimmt man die dynamische Komponente des Frühlings in sich auf und regt die Stoffwechselprozesse an. Dazu treten leichte Getreidespeisen von Hirse, Gerste und Hafer. Gesäuerte Milchprodukte wie Dickmilch, Naturyoghurt, Butter- oder Schwedenmilch tragen zur Eiweißernährung bei. Öle mit einem hohen Anteil ungesättigter Fettsäuren wie Sonnenblumen- oder Leinöl runden die feste Nahrung ab.

Die Frühjahrskur führt man am besten im zeitigen Frühjahr – der traditionellen Fastenzeit – Ende Februar bis Anfang April durch. Die Dauer richtet sich nach individuellen Möglichkeiten, günstig ist ein Zeitraum von drei bis vier Wochen.

3. Fasten

In der christlichen Kultur gibt es seit alters her die Fastenzeit nach Fasching, und vor dem Osterfest. Karneval heißt frei übersetzt (carne val) »Fleisch, lebe wohl«, denn es begannen am Aschermittwoch die fleischlosen Wochen mit knapper Nahrung. Diese christliche Fastenzeit von 40 Tagen geht auf das Neue Testament zurück. Daneben gibt es Erfahrungen mit dem Fasten bei verschiedenen Reformbewegungen, wo es aus gesundheitlichen Gründen gepflegt wurde. Auch als Krankheitsvorbeugung und sogar zur Heilung oder Linderung bestimmter Krankheiten werden Fastenkuren durchgeführt. Nicht zuletzt wird gefastet, um sein Körpergewicht zu reduzieren und zu »entschlacken«.

Was ist Fasten?

Beim Fasten verzichtet man auf feste Nahrung und auf Genußmittel wie Kaffee, schwarzen Tee, Alkohol und Nikotin für eine bestimmte Zeit. Dadurch treten tiefgreifende Veränderungen in unserem Organismus auf, da er keine Nahrung zugeführt bekommt und sich anders versorgen muß. Er greift auf die Vorräte des Körpers zurück. So wird Fettgewebe abgebaut, Ausscheidungen angeregt und Ablagerungen angegangen. Der Stoffwechsel verändert sich, um mit einem Minimum auszukommen. So wirkt das Fasten umwandelnd und reinigend auf den Organismus. Gleichzeitig treten auch im seelisch-geistigen Bereich Veränderungen auf. Zunächst ist eine große Willensanstrengung des Fastenden nötig, um das anfangs auftretende Hungergefühl zu überwinden und sich auch gegenüber seiner Umwelt durchzusetzen. Fastenkuren wirken stärkend auf den Willen des Menschen. Ebenfalls läßt sich eine gewisse »Leichtigkeit« feststellen, die beflügelnd und anregend auf die Lebensgestaltung wirken kann. Nicht zuletzt verfügt der Fastende über mehr Zeit, da die Mahlzeiten entfallen. Diese Zeit sollte man bewußt für bislang aufgeschobene Tätigkeiten körperlicher, seelischer und geistiger Art nutzen.

Die Fastenkur wirkt somit ganzheitlich auf den Menschen. Bei solch einem »Eingriff« ist es notwendig, vorher mit einem Arzt zu klären, ob ein Fasten aus gesundheitlichen Gründen möglich ist. Dies gilt verstärkt für nicht ganz gesunde Menschen oder bei längeren Fastenkuren, die besser unter ärztlicher Aufsicht stattfinden sollten.

Welche Fastenkuren wählt man?

Es gibt verschiedene Fastenarten wie das Teefasten, die Xaver-Mayr-Kur, das Heilfasten nach Buchinger oder das Saftfasten. Besonders das Saftfasten kann auch zu Hause durchgeführt werden. Da hierbei eine geringe Menge an Energie durch die Säfte aufgenommen wird, fällt es vielen Menschen leichter, diese Kur neben ihren Alltagsaufgaben durchzuführen.

Saftfasten

Beim Saftfasten dürfen Gemüse- und bestimmte Fruchtsäfte in einer begrenzten Menge von etwa ¾–1 ¼ l Saft täglich neben kalorienfreien Getränken zu sich genommen werden. Die Säfte sind reich an Vitaminen, Mineralstoffen, Aroma- und Farbstoffen, aber arm an Energie und Hauptnährstoffen. Bei Fruchtsäften darf man nur zuckerarme Säfte auswählen. Besser geeignet sind Gemüsesäfte.

Beim Saftfasten kann man wählen, ob man sich auf einen Mischsaft mehrerer Gemüsesorten beschränkt oder ob man verschiedene Einzelsäfte trinkt. Bei den Einzelsäften sollte man nicht zu viele verschiedene wählen, um den Organismus nicht zu stark anzuregen bzw. manchmal auch zu belasten.

Was vor dem Fasten zu beachten ist

Bevor man mit dem Saftfasten beginnt, sollte man einige Dinge klären. Zunächst legt man in etwa die Fastendauer fest und stimmt sie mit seinen familiären und gesellschaftlichen Verpflichtungen ab. Leider erleben Fastende oft, daß Mitmenschen wenig Verständnis für die zeitweilige Nahrungsenthaltung aufbringen oder sich sogar bemühen, den Fastenden zum Essen zu überreden. Daher geht man Essenseinladungen und Feiern lieber aus dem Weg oder legt sie zumindest nicht in die Anfangszeit des Fastens. Auch sollte man in dieser Zeit nicht gerade schwere körperliche oder geistige Tätigkeiten zu erbringen haben.

Oft hilft es, mit Menschen, die bereits Erfahrung mit Fastenkuren haben, sich auszutauschen. Gut ist es auch, wenn man bei Freunden oder in der Familie andere Fastenwillige findet.

Damit auch die seelischen und geistigen Bedürfnisse beachtet werden, sollte man sich leichte sportliche Betätigungen wie beispielsweise Spaziergänge oder Gymnastik und geistige Anregungen wie in Literatur oder Kunst aussuchen.

Die Fastenzeit

Eine Fastenkur, die länger als 2 oder 3 Tage dauert, besteht aus vier Stufen: Zunächst beginnt man mit einem *Einstimmungstag* für den Organismus, danach folgen die *Saftfastentage*, ein Tag des *Fastenbrechens* und die *Aufbautage*.

a) Einstimmungstag
Er soll den Körper einstimmen und den Darm reinigen. Am Entlastungstag wird entweder nur Obst gegessen wie 1–1½ kg Äpfel oder Rohkost und zur Darmreinigung Sauerkrautsaft oder Mineralwasser bzw. schwefelhaltiges Heilwasser getrunken.

b) Saftfastentage
Während der Fastentage werden keine festen Nahrungsmittel und keine Genußmittel (Kaffee, schwarzer Tee, Alkohol und Nikotin)

Fasten

zu sich genommen. Es werden ¾–1¼ l Gemüsesaft und zusätzlich 1½ l Mineralwasser oder ungesüßter Kräuter- oder Früchtetee getrunken. Die kalorienfreien Getränke wie Tee oder Wasser werden zwischendurch reichlich, die Gemüsesäfte dagegen langsam schluckweise aufgenommen. Der Stoffwechsel verändert sich. Die Fastenzeit kann unterschiedlich lang sein. Beim Fasten zu Hause sind 5–14 Tage auch während des normalen Alltags möglich. In Kliniken wird länger gefastet.

c) Fastenbrechen
Der erste Tag der Nahrungsaufnahme wird Fastenbrechen genannt. Es ist sehr wichtig, langsam und mit wenig Essen zu beginnen, da der Körper sich erst wieder auf Nahrung einstellen muß. Das erste Essen wird in Ruhe verzehrt und gut gekaut, da die Verdauungssäfte wieder aktiviert werden müssen. Empfohlen werden morgens ein Stück Obst wie einen Apfel, mittags eine warme, salzarme Gemüsesuppe mit frischen Kräutern und ein Stück dünn mit Butter bestrichenes Knäckebrot, am Abend einen Naturyoghurt oder Dickmilch mit Obst. Mineralwasser und Kräutertee können getrunken werden.

d) Aufbautage
Die folgenden Tage nach dem Fastenbrechen wird eine salzarme, leichtverdauliche, möglichst vegetarische Kost gegessen. Die Aufbautage machen etwa ⅓ der Fastentage aus. Sie helfen auch, nicht sofort in alte, falsche Gewohnheiten zurückzufallen. Es sollen keine tierischen Lebensmittel außer Milchprodukten verzehrt werden. Auch auf scharfe Gewürze oder blähende Speisen sollte verzichtet werden. Leichte Getreidespeisen, Obst, Salat, Gemüse und Sauermilchprodukte eignen sich gut.

Eine Fastenzeit könnte so aussehen:

Einstimmungstag	1 Tag
Saftfastentage	5–9 Tage
Fastenbrechen	1 Tag
Aufbautage	2–3 Tage
insgesamt	9–14 Tage

Bei längerem Fasten verlängern sich die Saftfasten- und Aufbautage. Wer nicht so viel Zeit aufbringen kann, probiert nur einen Tag in der Woche oder am Wochenende zu fasten. Solch kurzes Fasten wirkt natürlich nicht so intensiv.

Ausklang

»Der Mensch ist, was er ißt!« soll der Philosoph Ludwig Feuerbach geäußert haben. Diese Aussage stimmt so nicht. Der Mensch ist nicht, was er ißt. Aber er ist, was er aus seinem Essen macht, wie er es auswählt, verdaut, es in seinen Stoffwechsel eingliedert und sich seinen Körper daraus aufbaut. Dies zeigt, daß Ernährung eine individuelle Gestaltung braucht. Dabei will dieses Buch helfen. Mit der Kenntnis über grundlegende Wirkungen von Lebensmitteln und Zubereitung soll sich jeder seine eigene, ihm verträgliche Ernährung schaffen. Dies ist dann eine bewußte, dem Menschen gemäße Ernährung, die Freude und Gesundheit vermitteln kann.

Anhang

Institutionen:

Arbeitskreis für Ernährungsforschung e.V.
Zwerweg 19
75378 Bad Liebenzell
Zeitschrift: Ernährungsrundbrief (4 × jährlich)

Forschungsring für biologisch-dynamische Wirtschaftsweise
Baumschulenweg 11
64295 Darmstadt
Zeitschrift: Lebendige Erde (6 × jährlich)

Verein für ein erweitertes Heilwesen e.V.
Johannes-Kepler-Straße 58
75378 Bad Liebenzell
Merkblätter für eine bewußte Lebensführung in Gesundheit und Krankheit

Sachregister

Ätherkräfte 19, 35, 41, 78
Ätherleib 285
Aflatoxine 165
Ahornsirup 211, 233
Alkohol 16, 36, 243 f., 305
Amaranth 191
Anbau, ökologischer 142
Aromabildung 73, 159
Ausmahlungsgrad 174

Backen 67 f.
Ballaststoffe 121, 127
Barley-water 242
Bier 182
Bildekräfte 19, 78
Blanchieren 60
Blausäure 164, 223
Bohnen 205
Braten 64, 104
Brot 193 f.
Brottrunk 242, 342
Buchweizen 190
Bulemie 331 f., 333
Bulgur 176
Butterschmalz 64, 110

Choleriker 286 ff.
Cholesterin 109, 217
Cola 243 f.
Cornflakes 190
Cous-Cous 177, 280

Dämpfen 61
Darren 68

Demeter-Lebensmittel 35, 46
Dinkel 174, 178
Dreigliederung der Pflanzen 40, 82, 196
Dünsten 60

Eier 74, 99, 102, 257, 276
Einkochen 89 f.
Einwecken 89
Eiweiß 94 ff., 318
Eiweißbedarf 103
Erbsen 204
Erdnuß 228
Ernährung in Schwangerschaft 305
Ernährung, anthroposophisch orientierte 34

Fast Food 29, 295, 299, 318
Fasten 346 f.
Fett 66, 94, 103
Fettsucht 331
Fisch 99, 253, 256, 324
Flaschennahrung 310
Fleisch 253 f., 278 f., 324
Fritieren 64 f.
Fruchtsaft 211 f., 245
Fruchtzucker 114 ff.
Früchtetee 238
Frühjahrskur 345

Garen 55
Garziehen 60

Geflügel 99
Geliermittel 91, 115, 122
Gemüse 196, 313, 323
Gemüsesäfte 241
Genuß 20
Genußmittel 21, 138, 243 f., 294, 305, 326, 345 f.
Gerste 171, 181
Getreide 25, 28, 50, 170, 215, 277, 280, 310, 319, 323 f., 327
Getreide, Verträglichkeit 172
Getreide, Zubereitung 173
Getreidekaffee 182, 243
Gewürze 246
Glycogen 114, 269
Grieß 176
Grillen 69 f.
Grünkern 178 f.
Grütze 176
Guarana 243 f.

Hafer 171, 186, 291
Haferflocken 187 f.
Hartweizen 174
Haselnuß 226
Haysche Trennkost 33
Hefe 193
Hirse 60, 133, 171, 183 f., 189, 292
Honig 233
Hülsenfrüchte 76, 96, 115, 138, 201 ff.

Inulin 114
Isomalt 117, 338

Jahreszeitenrhythmus 261
Johanni 279

Käse 74, 219 f.
Kaffee 243 f., 294
Kakao 243 f., 294
Karies 252, 337

Kartoffel 25, 76, 102, 142, 164, 196, 198 f., 200
Keime 76
Kinderernährung 315
Kleber 174
Kochen 59
Kohlenhydrate 94, 110, 247, 269, 319
Konservierung 81 f., 92
Kräuter 246
Kräutersalz 252
Kräutertee 239
Kürbiskerne 222
Kwaß 242

Lagerung 87
Landwirtschaft 44
Lebensmittelqualität 39
Leinsamen 222 f.
Linsen 205

Magersucht 331 f.
Mahlzeit 295, 317
Mahlzeitenrhythmus 271
Mais 25, 188 f., 293
Malzextrakt 235
Mandel 227, 283
Mandelmus 311
Mandeln 225, 283
Maronen 225, 230
Mate 244
Mehl 174
Melancholiker 286, 289 f., 293
Michaelizeit 281
Mikrowelle 52, 70
Milch 58, 99, 214 ff., 313 f., 318, 324, 338
Milchallergien 218
Milchzucker 115
Mineralstoffe 94, 123
Mineralwasser 237, 349 f.

Sachregister

Mohn 222 f.
Molke 242
Mutterkorn 166
Muttermilch 307 ff., 339

Nachtschattengewächse 25
Natural Hygiene 33
Nüsse 225, 283, 344

Obst 207 f., 235, 292, 323 f., 342
Obstdicksäfte 234
Ochratoxine 165
ökologischer Anbau 45, 142, 305
Öle 50, 311 f., 344
Organrhythmus 267, 270
Ostern 275

Pektin 114
Pfingsten 277
Pflanze, Dreigliederung der 196
PH-Wert 136
Phlegmatiker 286, 288, 292, 293
Pilze 76
Pistazien 229
Polenta 190

Quinoa 192

Reformernährung 30 f.
Reis 25, 142, 171, 180, 291
Rhythmus 261, 269, 273, 288, 319
Rind 277
Rösten 69
Roggen 171, 185
Rohkost 31, 36, 57, 75, 78 f., 235, 291 ff., 342, 345
Rohmilch 216
Rohrohrzucker 116
Rückstände 160 ff.

Säuerung 88
Säuglingsernährung 309
Säuglingsnahrung 181
Säure-Basen-Haushalt 134
Saftfasten 348
Salmonellen 166
Salz 251
Sanguiniker 286 f., 288, 292
Sauermilch 216, 219, 342
Schadstoffe 160 ff.
Schimmelpilze 165
Schmoren 62
Schnellkochtopf 61
Schrot 176
Senf 222, 247
Sesam 222 f.
Sojabohne 202
Solanin 200
Sonnenblumenkerne 222 f.
Sorbit 115 f.
Sorghum 183
Speisesalz, jodiertes 252
Spurenelemente 94, 123, 340
Stärke 95, 111 ff., 121
Stärkung der Abwehrkräfte 339
Stillzeit 307
Südfrüchte 208 f.
Süßungsmittel, natürliche 91, 231, 319

Tee 244
Tee, schwarzer 243
Teigwaren 177
Temperamente 284, 287, 288, 290, 291, 294
Tischgebet 296
Tischspruch 296
Traubenzucker 115 f.
Trockenfrüchte 234
Trocknung 88

Übergewicht 332

Sachregister

Verarbeitungsqualität 46
Vitamine 94, 144, 340
Vollrohrzucker 118, 233, 312
Vollwerternährung 32
Vollwertkost 31, 316
Vorzugsmilch 216

Wärme 56, 58, 66, 247, 319, 344
Walnüsse 226
Wasser 236
Weihnachten 282
Weizen 171 f., 177

Wurst 255

Xylit 115, 117, 338

Zahngesundheit 337 f.
Zellulose 95, 119 f.
Zöliakie 189, 192
Zucker 111 f., 116, 121, 269, 319, 337
Zucker, brauner 117
Zuckeraustauschstoffe 117
Zuckerrübensirup 116, 232
Zusatzstoffe 167, 305